T0132808

Kohlhammer

Der Autor

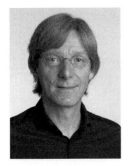

Prof. Dr. Thomas Meyer ist Neurologe und Leiter der ALS-Ambulanz der Charité – Universitätsmedizin Berlin. Seit 1991 beschäftigt er sich mit der ALS. Forschungsaufenthalte führten ihn an das California Pacific Medical Center in San Francisco, an die Mount Sinai School of Medicine in New York sowie an das Max-Delbrück-Centrum für Molekulare Medizin in Berlin. Seine neurologische Ausbildung absolvierte er in den Jahren 1996–2001 an der Charité sowie an der Universität Ulm. Seine Promotion und Habilitation widmeten sich molekular-genetischen Fragestellungen bei der ALS. 2002 gründete er an der Charité die ALS-Ambulanz, die sich zu einem spezialisierten Versorgungs- und Studienzentrum entwickelt hat. Er ist Mitgründer der Versorgungs- und Forschungsplattform »Ambulanzpartner« und Autor zahlreicher wissenschaftlicher Veröffentlichungen zur ALS.

© tompollack.de

Thomas Meyer

Amyotrophe Lateralsklerose (ALS)

Ein Wegweiser – Antworten und Hilfen

Verlag W. Kohlhammer

1. Auflage 2021

Alle Rechte vorbehalten
© W. Kohlhammer GmbH, Stuttgart
Gesamtherstellung: W. Kohlhammer GmbH, Stuttgart

Print:
ISBN 978-3-17-036841-5

E-Book-Formate:
pdf: ISBN 978-3-17-036842-2
epub: ISBN 978-3-17-036843-9
mobi: ISBN 978-3-17-036844-6

Inhalt

Vorwort zur 1. Auflage 17

I   **Grundsätzliche Fragen zur ALS** 19
     1   Was ist ALS? 19
     2   Was bedeutet der Begriff »Amyotrophe Lateralsklerose«? 19
     3   Was bedeutet »Motoneuron-Erkrankung«? 20
     4   Seit wann ist die ALS bekannt? 20
     5   Wer bekommt ALS? 21
     6   Warum ich? 21

II   **Fragen zu Vorkommen und Häufigkeit der ALS** 22
     7   Wie viele Menschen in Deutschland leiden an ALS? 22
     8   Nach welchen Kriterien ist die ALS eine seltene Erkrankung? 22
     9   Stimmt es, dass die ALS in ihrer Häufigkeit zunimmt? 22
   10   Was ist ein typisches Alter für den Beginn der ALS? 23
   11   Erkranken Männer und Frauen gleichermaßen häufig? 24
   12   Gibt es Geschlechterunterschiede bei der ALS? 24
   13   Können Kinder an ALS erkranken? 24
   14   Gibt es Regionen mit einer besonderen ALS-Häufigkeit? 25
   15   Gibt es Häufigkeitsunterschiede der ALS in Deutschland? . . . 26
   16   Gibt es in Deutschland ein ALS-Register? 26
   17   Warum ist die ALS in Deutschland relativ unbekannt? 27

III   **Fragen zur Diagnosestellung** 28
   18   Wie sicher ist die Diagnose einer ALS? 28
   19   Wie häufig ist die Fehldiagnose einer ALS? 29
   20   Ist die ALS schwer zu diagnostizieren? 29
   21   Kann jeder Neurologe die ALS diagnostizieren? 30
   22   Was bedeutet »erstes Motoneuron« und »zweites
        Motoneuron«? 30
   23   Welche Tests sind notwendig, um eine ALS zu
        diagnostizieren? 30
   24   Was bedeutet Elektromyografie (EMG)? 31
   25   Was kann im EMG festgestellt werden? 32
   26   Kann mit dem EMG die Diagnose einer ALS gestellt werden? 32
   27   Warum wird das EMG nicht bei jeder Untersuchung
        wiederholt? 33

28	Ist im EMG die ALS-Prognose erkennbar?	33
29	Was bedeutet Elektroneurografie?	33
30	Was bedeutet MEP?	34
31	Was bedeutet Liquordiagnostik?	34
32	Gibt es einen Labor-Test für ALS?	35
33	Welche Bedeutung hat der Biomarker Neurofilament Light Chain (NF-L)?	35
34	Gibt es einen Gen-Test für ALS?	36
35	Ist die ALS im MRT erkennbar?	36
36	Wann ist eine Muskelbiopsie erforderlich?	37
37	Wann ist eine Nervenbiopsie erforderlich?	37
IV	**Fragen zu Varianten und Verläufen der ALS**	**38**
38	Was ist eine progressive Muskelatrophie (PMA)?	38
39	Ist die PMA eine »echte« ALS?	38
40	Hat die PMA eine andere Prognose im Vergleich zur typischen ALS?	38
41	Was ist eine Primäre Lateralsklerose (PLS)?	39
42	Ist die Primäre Lateralsklerose (PLS) eine »echte« ALS?	39
43	Hat die PLS eine andere Prognose im Vergleich zur typischen ALS?	39
44	Was ist eine spastische Variante der ALS?	39
45	Was ist ein Flail-Leg-Syndrom?	40
46	Was ist ein Flail-Arm-Syndrom?	40
47	Was ist eine axiale ALS?	41
48	Was ist eine Progressive Bulbärparalyse?	41
V	**Fragen zur Demenz bei der ALS**	**43**
49	Gibt es eine ALS-Demenz?	43
50	Was ist Frontotemporale Lobärdegeneration (FTLD)?	43
51	Was ist Frontotemporale Demenz (FTD)?	43
52	Wie häufig ist die FTD bei der ALS?	44
53	Gibt es besondere Risiken für eine FTD?	44
54	Wie ist eine FTD erkennbar?	44
55	Gibt es einen Test für die FTD?	45
56	Was ist der Unterschied zwischen FTD und Alzheimer-Erkrankung?	45
57	Welche Auswirkungen hat die FTD für die ALS-Behandlung?	45
VI	**Fragen zu Erkrankungen, die Ähnlichkeiten mit der ALS aufweisen**	**46**
58	Kann die ALS mit anderen Erkrankungen »verwechselt« werden?	46
59	Ist ein Irrtum in der ALS-Diagnose möglich?	46

60 Was ist eine Spinale Muskelatrophie (SMA) und
    wie unterscheidet sie sich von der ALS? 47
61 Was ist eine Spinobulbäre Muskelatrophie (SBMA)
    und wie unterscheidet sie sich von der ALS? 47
62 Was ist eine Immunneuropathie und wie unterscheidet
    sie sich von der ALS? 48
63 Was ist eine multifokale motorische Neuropathie (MMN)
    und wie unterscheidet sie sich von der ALS? 48
64 Was ist eine degenerative motorische Neuropathie
    und wie unterscheidet sie sich von der ALS? 49
65 Was ist eine Spastische Spinalparalyse (SSP) und
    wie unterscheidet sie sich von der ALS? 49
66 Was ist eine zervikale Myelopathie und wie unterscheidet
    sie sich von der ALS? 50
67 Was ist eine Einschlusskörperchenmyopathie und
    wie unterscheidet sie sich von der ALS? 50
68 Wie unterscheidet sich eine Multiple Sklerose (MS)
    von der ALS? 51
69 Ist es sinnvoll, eine »zweite Meinung« zur Diagnose
    und Prognosestellung der ALS einzuholen? 51

VII Fragen zur Prognose und zum ALS-Verlauf 53
70 Ist eine Vorhersage des Verlaufes möglich? 53
71 Verläuft die ALS in Schüben? 53
72 Wie bedeutet die ALS-Funktionsskala (ALS-FRS)? 54
73 Was bedeutet »Progressionsrate«? 54
74 Habe ich einen schnelleren oder langsamen Verlauf der ALS? 54
75 Was ist die Todesursache bei der ALS? 55
76 Führt die ALS immer zum Tod? 55
77 Gibt es »Wunder« bei der ALS? 55
78 Wie ist die Überlebenszeit mit ALS? 56
79 Ist eine Vorhersage der Überlebenszeit möglich? 56
80 Ist die bulbäre ALS mit einer ungünstigen Prognose
    verbunden? 56
81 Was sind die wichtigsten Faktoren, die das Überleben
    mit ALS bestimmen? 57
82 Kann ich selbst dazu beitragen, eine Verlangsamung
    der ALS zu erreichen? 57
83 Gibt es eine gutartige Form der ALS? 57
84 Gibt es Phasen der Verlangsamung der ALS? 58
85 Gibt es einen Stillstand bei der ALS? 58

VIII Fragen zu Symptomen der ALS 59
86 Was sind typische Anfangssymptome der ALS? 59
87 Was bedeutet Parese? 59
88 Was bedeutet Myatrophie? 60

89	Was bedeutet Dysarthrie?	60
90	Was bedeutet Dysphagie?	60
91	Was bedeutet Sialorrhoe?	61
92	Was ist ein Bulbärsyndrom?	61
93	Wie häufig ist ein Bulbärsyndrom?	61
94	Ist ein Bulbärsyndrom immer Bestandteil der ALS?	62
95	Was sind Faszikulationen?	62
96	Ist es ein gutes Zeichen, wenn die Faszikulationen nachlassen?	62
97	Was ist eine Spastik?	63
98	Ist eine Spastik immer Bestandteil der ALS?	63
99	Was ist eine Kontraktur?	63
100	Was ist ein Lymphödem?	64
101	Was ist ein Dekubitus?	65
102	Was bedeutet Hypoventilation?	65
103	Was bedeutet Hustenschwäche?	65
104	Was bedeutet respiratorische Insuffizienz?	66
105	Was bedeutet Obstruktion?	66
106	Was bedeutet Aspiration?	67
107	Was sind Symptome einer Atemfunktionsstörung?	67
108	Was bedeutet Vitalkapazität?	68
109	Was bedeutet Kohlendioxid-Narkose?	69
110	Ist die ALS in jedem Fall mit Atemnot verbunden?	69
111	Was ist pathologisches Lachen oder pathologisches Weinen?	69
IX	**Fragen zu seltenen Symptomen oder Folgeerscheinungen der ALS**	**71**
112	Ist die ALS mit Schmerzen verbunden?	71
113	Ist die Herzmuskulatur bei der ALS betroffen?	71
114	Ist das Kreislaufsystem bei der ALS betroffen?	72
115	Ist das Verdauungssystem bei der ALS betroffen?	72
116	Ist die Harnblase bei der ALS betroffen?	73
117	Warum kann es zu einer »Verstopfung« (Obstipation) kommen?	74
118	Warum kann es zu einer Rötung, Kälte oder Schwellung der Arme und Beine kommen?	74
119	Ist das Riechen und Schmecken betroffen?	74
120	Ist das Fühlen bei der ALS betroffen?	75
121	Ist das Hören bei der ALS betroffen?	75
122	Ist das Sehen bei der ALS betroffen?	75
123	Warum sind die Augenmuskeln bei der ALS meist ausgespart?	76
124	Stimmt es, dass die Augenmuskulatur auch betroffen sein kann?	76
125	Was bedeutet »Locked-In-Syndrom« bei der ALS?	77
126	Stimmt es, dass die ALS in ein »Wachkoma« übergehen kann?	77

X		Fragen zum ALS-Risiko	78
	127	Ist ALS erblich?	78
	128	Welches ALS-Risiko haben meine Kinder?	78
	129	Was ist eine »sporadische« ALS?	79
	130	Was ist eine »familiäre« ALS?	79
	131	Wie erkenne ich eine erbliche Form der ALS?	80
	132	Was ist genetische Penetranz?	80
	133	Unter welchen Umständen ist eine genetische Diagnostik sinnvoll?	80
	134	Gibt es eine Möglichkeit, sich vor der ALS zu schützen?	81
XI		Fragen zur Ursache der ALS	82
	135	Was ist die Ursache der ALS?	82
	136	Ist die ALS eine Autoimmunerkrankung?	82
	137	Was ist die Glutamathypothese der ALS?	83
	138	Gibt es Toxine, die eine ALS verursachen können?	84
	139	Kann eine Borrelien-Infektion eine ALS verursachen?	84
	140	Kann der Kontakt zu Amalgam eine ALS verursachen?	84
	141	Kann eine Krebserkrankung eine ALS verursachen?	85
	142	Können psychische Belastungen eine ALS verursachen?	85
	143	Können körperliche Belastungen eine ALS verursachen?	86
	144	Können Narkosen und Operationen eine ALS auslösen?	86
XII		Fragen zu den grundsätzlichen Möglichkeiten der ALS-Behandlung	88
	145	Ist die ALS heilbar?	88
	146	Welche Möglichkeiten der Lebensverlängerung sind bei der ALS möglich?	88
	147	Was bedeutet »Maximaltherapie« bei der ALS?	88
	148	Was bedeutet nicht-invasive Behandlung?	89
	149	Was bedeutet Palliativmedizin?	89
	150	Was bedeutet Therapiezieländerung?	90
	151	Benötige ich einen Hausarzt bei der ALS-Behandlung?	90
	152	Ist es erforderlich, dass mein Hausarzt oder Neurologe Erfahrungen mit der ALS hat?	91
	153	Welche Bedeutung haben alternativmedizinische Verfahren?	91
	154	Können alternativmedizinische Verfahren schädlich sein?	92
	155	Welche Bedeutung hat Akupunktur?	92
	156	Welche Bedeutung haben ALS-Ambulanzen in der Behandlung?	92
	157	Was ist in einer ALS-Ambulanz zu erwarten?	93
XIII		Fragen zur Medikamentenbehandlung der ALS	95
	158	Welche Medikamente kommen bei der ALS zur Anwendung?	95
	159	Wie ist der Wirkmechanismus von Riluzol?	95
	160	Was ist die richtige Dosis von Riluzol?	96

161	Ist es sinnvoll, Riluzol einzunehmen, wenn die Erkrankung trotzdem fortschreitet?	96
162	Wie kann ich erkennen, ob Riluzol wirkt?	96
163	Welche Nebenwirkungen von Riluzol sind zu erwarten?	96
164	Muss Riluzol zu bestimmten Zeiten eingenommen werden?	97
165	Welche Behandlungsmöglichkeiten bestehen bei einer Depression?	97
166	Welche Behandlungsmöglichkeiten bestehen bei Angst und Unruhe?	99

XIV	**Fragen zu Möglichkeiten der Symptomlinderung**	**100**
167	Welche Behandlungsmöglichkeiten bestehen bei einer Schlafstörung?	100
168	Welche Behandlungsmöglichkeiten bestehen bei Muskelkrämpfen?	100
169	Welche Behandlungsmöglichkeiten bestehen bei Faszikulationen?	101
170	Welche Behandlungsmöglichkeiten bestehen bei einer Spastik?	102
171	Was sind Spasmolytika?	103
172	Welche Nebenwirkungen haben Spasmolytika?	103
173	Wie funktioniert eine Spastik-Behandlung mit Botulinumtoxin?	104
174	Ist eine Botulinumtoxin-Behandlung schmerzhaft?	104
175	Welche Medikamente sind bei Speichelfluss wirksam?	105
176	Welche Behandlungsmöglichkeiten bestehen bei pathologischem Lachen oder Weinen?	105
177	Welche pharmakologischen Behandlungsmöglichkeiten bestehen bei Atemanstrengung?	106
178	Was bedeutet »Doppeleffekt« in der Medikamenten-behandlung?	107
179	In welchen Situationen ist die Behandlung mit Benzodiazepinen sinnvoll?	107
180	In welchen Situationen ist die Behandlung mit Morphinen sinnvoll?	108
181	In welchen Situationen ist die Behandlung mit Sauerstoff sinnvoll?	108
182	In welchen Situationen ist die Behandlung mit Cannabis sinnvoll?	108
183	Wie kann eine Obstipation behandelt werden?	110
184	Wie kann eine Harnblasenstörung behandelt werden?	110
185	Welche Behandlungsmöglichkeiten bestehen bei Schmerzen?	111
186	Ist die Einnahme von Vitaminen (Vitamin E, Vitamin B12) von Vorteil?	111
187	Ist die Einnahme von Kreatin von Vorteil?	112
188	Was bedeutet »Off-Label«-Medikation?	112

XV   Fragen zur Ernährung bei ALS **114**

189   Wie kommt es zum Gewichtsverlust bei der ALS? 114

190   Welche Abstufungen der Mangelernährung sind
zu unterscheiden? 114

191   Kann eine Mangelernährung auch ohne Schluckstörung
entstehen? 115

192   Wie häufig ist eine Schluckstörung? 115

193   Wie verläuft die Schluckstörung? 115

194   Welche Bedeutung hat die Ernährung
für die Verlaufsprognose? 116

195   Was ist ein kritisches Gewicht bei der ALS? 117

196   Stimmt es, dass ALS-Patienten einen besonders hohen
Energiebedarf haben? 117

197   Was ist unter einer negativen Energiebilanz zu verstehen? ... 118

198   Wie wird der Energiebedarf bei der ALS errechnet? 118

199   Welche Anpassungen in der Nahrungsauswahl sind
bei einer Schluckstörung zu beachten? 119

200   Welche Anpassungen in der Nahrungszubereitung
sind bei einer Schluckstörung zu beachten? 119

201   Welche Anpassungen während der Mahlzeiten sind
bei einer Schluckstörung zu beachten? 120

202   Was ist unter Dysphagie-Produkten zu verstehen? 121

203   Was ist eine »Trinknahrung«? 121

204   Kann eine Trinknahrung ärztlich verordnet werden? 121

205   Wie ist die Verträglichkeit von Trinknahrung
einzuschätzen? 122

206   Was ist eine PEG? 122

207   Ist eine PEG-Anlage ambulant möglich? 122

208   Wann ist der »richtige« Zeitpunkt für eine PEG? 123

209   Wie lange kann ich eine PEG »hinausschieben«? 123

210   Wie risikovoll ist eine PEG? 124

211   Ist eine PEG schmerzhaft? 125

212   Kann ich nach Anlage einer PEG weiter essen? 125

213   Kann ich mit einer PEG-Sonde baden gehen oder duschen? 126

214   Kann ich mit einer PEG-Sonde auf Reisen gehen? 127

215   Woraus besteht eine Sondennahrung? 127

216   Kann ich mein »eigenes« Essen über die PEG-Sonde
verabreichen? 127

217   Ist eine Gewichtszunahme nach PEG-Anlage möglich? 128

218   Können Medikamente über eine PEG verabreicht werden? .. 129

219   Was ist eine Ernährungspumpe? 129

220   Wie lange hält eine PEG-Sonde? 130

221   Kann ich eine PEG-Sonde wieder entfernen lassen? 130

222   Was ist ein Port und in welchen Situationen ist ein
Portkatheter sinnvoll? 131

223 Was ist eine nasogastrale Sonde und in welchen Situationen
ist diese »Magensonde« sinnvoll? 131

224 Gibt es Medikamente gegen unerwünschten
Gewichtsverlust? 132

XVI Fragen zur Beatmungstherapie **133**

225 Wie kann bei der ALS eine Atemfunktionsstörung
entstehen? 133

226 Was bedeutet Hypoventilation? 133

227 Was bedeuten Vitalkapazität (VK), FVC oder SVC? 134

228 Welche Relevanz hat die Vitalkapazität? 134

229 Wie zeigt sich eine Hypoventilation? 134

230 Welche Behandlungsmöglichkeiten sind bei einer
Hypoventilation möglich? 134

231 Was ist eine Maskenbeatmung? 135

232 Was bedeutet »NIV«? 136

233 Wann ist eine Maskenbeatmung notwendig und sinnvoll? .. 136

234 Wie und wo erfolgt die Anpassung einer Maskenbeatmung? 137

235 Welcher Nutzen ist von einer Maskenbeatmung
zu erwarten? 138

236 Wie viele Stunden pro Tag ist eine Maskenbeatmung
erforderlich? 139

237 Welche Belastungen der Maskenbeatmung sollten
abgewogen werden? 139

238 Kann eine Maskenbeatmung von Nachteil sein? 140

239 Was sind die möglichen Schwierigkeiten
einer Maskenbeatmung? 140

240 Wie lange kann eine Maskenbeatmung durchgeführt
werden? 141

241 Welche Nebenwirkungen hat die Maskenbeatmung? 142

242 Kann ich auf eine Maskenbeatmung verzichten? 143

243 Was bedeuten »Sekretverhalt« und »Sekretmanagement«? ... 144

244 Was bedeutet »Hustendefizienz«? 145

245 Was ist ein Hustenassistent? 146

246 Welche Bedeutung hat ein Hustenassistent
in der ALS-Behandlung? 146

247 Wie oft sollte ich einen Hustenassistenten anwenden? 147

248 Was bedeutet »invasive Beatmungstherapie«? 147

249 Was ist eine Trachealkanüle? 148

250 Wird eine invasive Beatmungstherapie nur im Notfall
eingeleitet? 148

251 Werden die Kosten der invasiven Beatmung von
den Krankenkassen übernommen? 149

252 Wie häufig werden ALS-Patienten mit einer invasiven
Beatmung behandelt? 149

253 Wie ist die unterschiedliche Häufigkeit der invasiven Beatmung innerhalb von Deutschland und Europa zu erklären? 150

254 Was sind mögliche »Nebenwirkungen« einer invasiven
Beatmung? 151

255 Was sind die »Gegenargumente« einer invasiven Beatmung? 152

256 Was sind die begrenzenden Faktoren einer invasiven
Beatmung? 153

257 Wie lange ist ein Leben mit invasiver Beatmung möglich? .. 154

258 Welche Symptome der Atemfunktionsstörung können
ohne Beatmungsgeräte gelindert werden? 155

259 Wie findet eine palliativmedizinische Behandlung
bei einer Atemanstrengung statt? 155

260 Welche Medikamente können bei einer Einengung
der Atemwege eingesetzt werden? 156

261 In welchen Situationen ist die Gabe von Morphinen
hilfreich? 156

262 In welchen Situationen ist die Gabe von Sauerstoff hilfreich? 156

263 Was bedeutet Therapiebegrenzung in der Beatmungstherapie? 157

264 Was bedeutet Therapiezieländerung in der Beatmungstherapie? 157

265 Ist die Beendigung von Beatmungstherapie statthaft? 157

XVII Fragen zur Physio- und Ergotherapie sowie Logopädie 159

266 Was sind Heilmittel? 159

267 Was ist die Zielstellung von Physiotherapie bei der ALS? 159

268 Gibt es eine ALS-spezifische Physiotherapie? 161

269 Kann Physiotherapie bei der ALS schädlich sein? 162

270 Kann eine körperliche Belastung schädlich sein? 163

271 Können motorische Einschränkungen durch eine
Physiotherapie verbessert werden? 163

272 Welchen Einfluss hat Wärme auf die Muskulatur? 164

273 Was ist Wärmetherapie? 164

274 Welche Häufigkeit und Dauer der Physiotherapie
ist empfehlenswert? 165

275 Wann ist eine Physiotherapie im Hausbesuch erforderlich? .. 166

276 Gibt es Physiotherapeuten, die auf ALS spezialisiert sind? ... 166

277 Was ist eine palliative Physiotherapie? 167

278 Gibt es Gründe, auf eine Physiotherapie zu verzichten? 167

279 Was eine Ergotherapie? 168

280 Was ist die Zielstellung von Ergotherapie bei der ALS? 168

281 Was ist bei der Ergotherapie zu erwarten? 169

282 Welche Häufigkeit und Dauer der Ergotherapie
ist empfehlenswert? 170

283 Welche Hilfestellung geben Ergotherapeuten
bei der Anpassung von Hilfsmitteln? 170

284 Kann eine Ergotherapie im Krankheitsverlauf beendet
werden? 171
285 Was ist Logopädie? 172
286 Was ist die Zielstellung von Logopädie bei der ALS? 172
287 Welche Häufigkeit und Dauer der Logopädie ist
empfehlenswert? 173
288 Gibt es eine ALS-spezifische Logopädie? 174
289 Welche Hilfestellung geben Logopäden bei der Anpassung
von Hilfsmitteln? 174
290 Kann eine Logopädie im Krankheitsverlauf beendet werden? 175
291 Worauf ist bei der Wahl einer Therapiepraxis zu achten? 175
292 Was ist eine Lymphdrainage? 176
293 Was ist ein Kompressionsstrumpf? 177
294 Was sind Zeichen der körperlichen Überlastung
bei der ALS? 178
295 Wo liegt die körperliche Belastungsgrenze bei der ALS? 179

XVIII Fragen zur Hilfsmittelversorgung **180**
296 Was sind Hilfsmittel? 180
297 Was ist unter Assistenztechnologie zu verstehen? 181
298 Was ist eine Orthese? 181
299 Was ist eine zervikale Orthese? 182
300 Was ist eine Peroneusorthese? 183
301 Was ist eine Lagerungsorthese? 184
302 Was ist eine Rumpforthese? 185
303 Kann das Tragen einer Orthese zu einer Zunahme
des Muskelabbaus führen? 186
304 Was sind mögliche »Nebenwirkungen« von Orthesen? 186
305 Warum können Orthesen so teuer sein? 187
306 Was ist ein Aktivrollstuhl? 187
307 Was ist der Unterschied zwischen einem Schieberollstuhl
und einem Aktivrollstuhl? 187
308 Ist die Zurüstung eines Elektroantriebs zum Faltrollstuhl
sinnvoll? 188
309 Was ist ein Multifunktionsrollstuhl? 188
310 Was ist ein Elektrorollstuhl? 189
311 Was ist ein Indoor-Elektrorollstuhl? 189
312 Was ist ein Elektrorollstuhl mit Sonderfunktionen? 190
313 Warum kann es sinnvoll sein, mehrere Rollstühle zu nutzen? 190
314 Führt der Gebrauch eines Rollstuhls zu einem schnelleren
Fortschreiten der ALS? 191
315 Was ist ein »Bewegungstrainer«? 191
316 Was ist eine elektronische Kommunikationshilfe? 192
317 Was ist eine Kopf-, Kinn- oder Augensteuerung? 192
318 Was ist eine Umfeldsteuerung? 193
319 Was ist ein Armroboter? 193

320	Was ist ein Essroboter?	....	194
321	Was ist eine Transferhilfe?	....	194
322	Wie erfolgreich ist ein Widerspruch zur Hilfsmittel-versorgung bei Krankenkassen?	....	195
323	Warum ist die Veranlassung der Hilfsmittelversorgung über ein spezialisiertes ALS-Zentrum von Vorteil?	....	195
324	Welche Bedeutung hat ein »Versorgungsmanagement«?	.....	196

XIX Fragen zur Teilhabe, dem Sozialleben und zu Grundsatz-entscheidungen **197**

325	Kann ich trotz ALS »alles« essen?	....	197
326	Kann ich trotz ALS Alkohol trinken?	....	197
327	Kann ich trotz ALS weiter berufstätig sein?	....	198
328	Kann ich trotz ALS verreisen?	....	198
329	Kann ich trotz ALS weiterhin Sport treiben?	....	199
330	Wie wirkt sich ALS auf die Sexualität aus?	....	200
331	Wie wirkt sich ALS auf Beziehungen und Partnerschaft aus?	201
332	Kann ich trotz ALS eine Schwangerschaft austragen und ein Kind bekommen?	....	202
333	Welche pflegerische Unterstützung ist notwendig und erhältlich?	....	202
334	Kann ich in meiner bisherigen Wohnung bleiben?	....	203
335	Welche Anforderungen stellt die ALS an eine barrierefreie Wohnung?	....	204
336	Was ist eine Patientenverfügung?	....	204
337	Für welche Situation eine Patientenverfügung sinnvoll?	.....	205
338	Was ist eine Vorsorgevollmacht?	....	205
339	Was bedeuten »Therapiebegrenzung« und »Behandlungs-abbruch«?	....	206
340	Sind ein Nahrungsverzicht und der Abbruch von Ernährungstherapie statthaft?	....	207
341	Welche Möglichkeiten der Sterbehilfe bestehen in Deutschland?	....	208
342	Wie kann ich eine psychologische Betreuung erhalten?	.....	208
343	Woran sterben Menschen mit ALS, die bereits eine künstliche Ernährung und Beatmungstherapie erhalten?	....	209
344	In welcher Situation kommt eine Palliativstation infrage?	...	209
345	Was ist ein Palliativ-Team?	....	210
346	In welcher Situation kommt ein Hospiz infrage?	....	210

XX Fragen zur Zukunft der ALS-Therapie und Forschung **212**

347	Wann ist mit einer wirksamen ALS-Therapie oder sogar Heilung zu rechnen?	....	212
348	Wie ist der Stand der ALS-Grundlagenforschung?	....	213
349	Wie findet ALS-Grundlagenforschung statt?	....	213
350	Was sind klinische Studien?	....	214

351   Was bedeuten Studien der »Phase 1«, »Phase 2«
       oder »Phase 3«? 214
352   Was bedeutet »doppelblinde« und »placebokontrollierte«
       Studie? 215
353   Was bedeutet »Versorgungsforschung«? 215
354   Sollte ich an einer klinischen Studie teilnehmen? 215
355   Was bedeutet es, an einer klinischen Studie teilzunehmen?   216
356   Welche Rolle spielt Gentherapie bei der ALS in
       der Zukunft? 216
357   Was sind ALS-Biomarker und welche Bedeutung haben
       sie für die Forschung? 217
358   Wie kann ich an Biomarker-Forschung teilnehmen? 217
359   Wie kann ich zur ALS-Forschung beitragen? 218

Weiterführende Links **219**

Vorwort zur 1. Auflage

Die Diagnose einer ALS ist für die Betroffenen und ihre Angehörigen mit drängenden und schwerwiegenden Fragen verbunden. In mehr als 20 Jahren der Betreuung von Menschen mit ALS an der Charité habe ich zahlreiche Fragen zur Diagnose, Prognose, Behandlung der ALS sowie zu den verschiedenen Auswirkungen der Erkrankung erfahren. Diese Fragen betreffen den gesamten Verlauf der ALS und unterschiedlichste Aspekte. Mehr als 350 dieser Fragen habe ich in diesem Buch zusammengetragen, thematisch geordnet und beantwortet. Dieses Buch im Frage-Antwort-Format ist als Ergänzung zum Patienten-Arzt-Dialog zu verstehen. Es soll Menschen mit ALS und deren Angehörigen die Möglichkeit geben, die für sie bedeutsamen Themen nachzulesen oder zu vertiefen.

Meine Antworten beruhen auf der Perspektive und Erfahrung eines spezialisierten Neurologen. Damit sind eine subjektive Sichtweise und fachliche Einschränkung verbunden. Dieses Buch erhebt damit keinen Anspruch auf medizinische und wissenschaftliche Vollständigkeit. Gerade die medizinisch-wissenschaftlichen Erkenntnisse – insbesondere zur Genetik und zu Biomarkern, aber auch zu Medikamenten und Hilfsmitteln – können raschen Veränderungen unterliegen. Daher werden bereits innerhalb einer Auflage einzelne Neuerungen zu erwarten sein, die im Buchformat nicht darstellbar sind. Allerdings sind die überwiegenden Fragen und Antworten vom medizinischen Wandel weitgehend unberührt und unverändert relevant.

Neben Betroffenen und ihren Angehörigen ist dieses Buch auch an ärztliche Kollegen sowie an Atmungs- und Ernährungstherapeuten, Physio- und Ergotherapeuten, Logopäden, Hilfsmittelversorger, Apotheker, Sozialarbeiter, Pflegeberater und andere Leser gerichtet, die in der Versorgung von Menschen mit ALS engagiert sind. Für Ergänzungs- und Verbesserungsvorschläge in Vorbereitung zukünftiger Auflagen dieses Buches bin ich sehr dankbar.

Möge dieser Leitfaden den Betroffenen eine Hilfe bei der Klärung offener Fragen sowie eine Orientierung bei den vielfältigen Entscheidungen sein, die im Verlauf der ALS unabdingbar entstehen.

Prof. Dr. Thomas Meyer

I   Grundsätzliche Fragen zur ALS

1   Was ist ALS?

Die Amyotrophe Lateralsklerose (ALS) ist eine schwere neurologische Erkrankung, die zu fortschreitenden Lähmungen der Betroffenen führt. Es handelt sich um eine neurodegenerative Erkrankung des motorischen Nervensystems. Darunter ist der fortschreitende Abbau (Degeneration) derjenigen Nervenzellen in Gehirn und Rückenmark zu verstehen, die für die Steuerung der Muskulatur verantwortlich sind. In der Folge der ALS entstehen fortschreitende Lähmungen (Paresen) oder eine unkontrollierte Muskelanspannung (Spastik) der Willkürmotorik. Diejenigen Muskelgruppen, die bewusst vom Menschen angespannt werden können, werden als Willkürmotorik bezeichnet. Die Zunge, die Schlundmuskulatur, die Rumpf- und Atemmuskulatur, aber vor allem die Extremitätenmuskeln gehören zur Willkürmotorik. Alle Muskelgruppen, die keiner willkürlichen Kontrolle des motorischen Nervensystems unterliegen, sind bei der ALS ausgespart. Dazu gehören die Herzmuskulatur sowie sämtliche Muskelgruppen der inneren Organe (z. B. Magen-, Darm- und Gefäßmuskulatur). Durch die gemeinsame Betroffenheit des Nerven- und Muskelsystems wird die ALS auch als eine neuromuskuläre Erkrankung bezeichnet.

2   Was bedeutet der Begriff »Amyotrophe Lateralsklerose«?

Die Abkürzung ALS steht für den medizinischen Begriff »Amyotrophe Lateralsklerose«. Es handelt sich um den medizinischen Namen, den der Erstbeschreiber der ALS für diese Erkrankung im Jahre 1874 vorgeschlagen hat. Dieser medizin-historische Begriff beschreibt Grundelemente der Erkrankung. »Amyotroph« lässt sich mit der Formulierung »ohne Muskeln« übersetzen. Das Wort »Lateralsklerose« steht für eine »seitliche Verkalkung«. Diese Formulierung zielt auf den Abbau des Seitenstranges im Rückenmark, der die zentrale motorische Nervenbahn im Rückenmark verkörpert und bei der ALS degeneriert. Eine freie Übersetzung des Begriffes der Amyotrophen Lateralsklerose bedeutet »Muskelschwund durch einen Abbau der Seitenstränge im Rückenmark«. Dieser Begriff ist ausschließlich historisch zu verstehen, da in der Begrifflichkeit nur die Veränderungen auf Rückenmarksebene beschrieben werden und auch der Lähmungscharakter im Wort nicht beschrieben wird. Der ALS-Begriff ist damit inhaltlich nicht »korrekt«, aber ein weltweit verbindlicher Name der zugrunde liegenden Erkrankung. Der weite Gebrauch eines historischen Krankheitsbegriffes ist nicht nur für die ALS typisch, sondern betrifft die gesamte Medizin. Beispiele für weitgenutzte historische Begriffe sind »Multiple Sklerose«, »Krebs«, »Arteriosklerose«, »Schlaganfall« und zahlreiche Bezeichnungen anderer schwerer Erkrankungen.

3 Was bedeutet »Motoneuron-Erkrankung«?

Der Begriff »Motoneuron-Erkrankung« lässt sich als »Erkrankung der motorischen Nervenzellen« übersetzen. »Moto« steht für das Wort »motorisch«, während das »Neuron« der medizinische Begriff für »Nervenzelle« darstellt. Motoneuron-Erkrankungen sind damit die Gesamtheit aller Erkrankungen, bei denen motorische Nervenzellen abgebaut werden Bei Motoneuronen-Erkrankungen können die folgenden Symptome auftreten: unvollständige Lähmungen (»Parese« genannt), vollständige Lähmungen (»Plegie« oder »Paralyse« genannt), Muskelschwund (»Myatrophie« genannt) oder eine unkontrollierte Muskelanspannung, die sich als Muskelsteifigkeit darstellt (»Spastik« genannt). Die ALS ist die häufigste Motoneuron-Erkrankung. Neben der ALS gehören auch andere Erkrankungen dazu, die diagnostische und prognostische Unterschiede zur ALS-Erkrankung aufweisen. Zur Gruppe der Motoneuron-Erkrankungen, die keine ALS verkörpern, gehören die Spinale Muskelatrophie (SMA, ► Frage 60), die Spinobulbäre Muskelatrophie (SBMA; auch Kennedy-Erkrankung genannt, ► Frage 61) sowie die Spastische Spinalparalyse (SSP, ► Frage 65), die unter bestimmten Umständen auch als Hereditäre Spastische Paraparese (HSP) bezeichnet wird. Die Symptomverteilung, der Schweregrad und die Dynamik der Symptomentwicklung zwischen diesen Erkrankungen sind sehr unterschiedlich. Für einen Spezialisten ist die Unterscheidung zwischen diesen Diagnosen möglich. In bestimmten Kliniken wird der Begriff der »Motoneuron-Erkrankung« auch synonym für die ALS benutzt, da sie die häufigste Motoneuron-Erkrankung des Erwachsenenalters darstellt. In Großbritannien und britisch-geprägten Gesundheitssystemen wird der Begriff Motoneuron-Erkrankung (Motor Neuron Disease; MND) anstelle des Wortes der ALS benutzt.

4 Seit wann ist die ALS bekannt?

Die ALS wurde erstmalig im Jahr 1874 vom französischen Neurologen Jean-Martin Charcot am Pariser Universitätskrankenhaus Hôpital de la Salpêtrière beschrieben. Er bezeichnete die Erkrankung als »Amyotrophe Lateralsklerose«. Bereits im Jahr 1850 hat der französische Neurologe François Aran die progressive Muskelatrophie (PMA, ► Frage 38) entdeckt. Zum damaligen Zeitpunkt ging man davon aus, dass die PMA und ALS unterschiedliche Erkrankungen seien. Heute ist bekannt, dass die PMA eine spezifische Variante der ALS darstellt. Damit wurde die ALS im weiteren Sinne erstmalig von Aran bereits 1850 charakterisiert. Die Namensgebung, die bis heute Gültigkeit hat, folgte dann 24 Jahre später durch Charcot.

5   Wer bekommt ALS?

Die ALS ist eine schicksalshafte Erkrankung, für die nach dem heutigen Stand der Medizin keine äußeren Ursachen bekannt sind. Damit ist die ALS in jedem Fall ohne »Eigenverschulden« zu betrachten. Bestimmte Erkrankungen sind mit einem Risikoverhalten verbunden (z. B. bestimmte Krebserkrankungen und Herz-Kreislauf-Erkrankungen durch Rauchen, Alkoholgenuss, körperliche Inaktivität usw.). Diese beeinflussbaren Risikofaktoren liegen bei der ALS nicht vor. Daher ist der Begriff der »Schicksalshaftigkeit« der ALS gerechtfertigt. Die Mehrheit der Betroffenen war vor der Diagnose einer ALS gesund und ohne wesentliche Vorerkrankungen. Die ALS tritt daher ohne Vorboten auf. Die Mehrheit der Betroffenen erkrankt im Alter zwischen 50 und 60 Lebensjahren. Männer und Frauen sind fast gleichermaßen betroffen: das männliche Geschlecht überwiegt geringgradig (1,5 : 1). Verschiedene Studien haben versucht, ein bestimmtes Profil von Menschen mit ALS zu identifizieren. Verschiedene Untersuchungsserien zeigen, dass Menschen mit ALS vor Erkrankungsbeginn schlanker und sportlicher sind als entsprechende Vergleichsgruppen. Weitere Studien haben nachgewiesen, dass Menschen mit ALS – in einer statistischen Betrachtung – einen höheren Bildungsstatus und ein überdurchschnittliches Einkommen aufweisen. Für viele Studienergebnisse zu Persönlichkeitsmerkmalen von ALS-Patienten liegen auch gegenteilige Untersuchungsergebnisse vor. Insgesamt lässt sich damit kein »Persönlichkeitsprofil« für Menschen mit ALS festlegen. Insgesamt kann grundsätzlich jeder Mensch im Verlauf des Lebens an ALS erkranken. Das Risiko für eine ALS ist erhöht, wenn eine familiäre (erbliche) Form der ALS vorliegt (▶ Frage 130).

6   Warum ich?

Die Frage »Warum hat mich die ALS getroffen?« beschäftigt fast alle Menschen mit ALS. In dieser Frage liegt die Vermutung oder Sorge, dass möglicherweise ein Ereignis in der eigenen Biografie als Krankheitsursache zugrunde liegt, das einem bisher nicht bewusst war. Die Sorge oder Vermutung ist jedoch medizinisch nicht begründet: Für die ALS liegen auch keine Ursachenfaktoren vor, die an einen Lebensstil oder andere biografische Ereignisse gebunden sind. Bestimmte Berufe, Ernährungsgewohnheiten, die Belastung mit Toxinen (Holzschutzmittel, Farben, Lacke und andere Chemikalien), Fremdkörper (Zahnfüllungen, Implantate) oder Infektionen (Borreliose) sind keine Ursachenfaktoren der ALS. Die Frage »Warum ich?« lässt sich vereinfacht so beantworten, dass die ALS »zufällig« entsteht. Hinter diesem »Zufall« sind bisher unverstandene molekulare Fehler zu vermuten, die zu einer schädlichen Ereignisabfolge auf zellulärer Ebene führen und die Degeneration der motorischen Nervenzellen einleiten. Zu einem geringeren Teil der ALS-Patienten sind bereits heute genetische Faktoren (Mutationen in »ALS-Genen«) bekannt, die von vorangehenden Generationen übertragen wurden oder in der eigenen Embryonalentwicklung entstanden sind (▶ Frage 130).

II   Fragen zu Vorkommen und Häufigkeit der ALS

7   Wie viele Menschen in Deutschland leiden an ALS?

In Deutschland sind vermutlich 6.000–8.000 Menschen an ALS erkrankt. Diese Zahl ist eine Annahme, die auf Studienergebnisse zur Häufigkeit der ALS in regionalen oder internationalen Patientenregistern (z. B. dem Schwäbischen oder dem Niederländischen ALS-Register) beruht. Die exakte Zahl der Betroffenen ist in Deutschland nicht bekannt, da bisher kein bundesweites ALS-Register besteht. Die Studienlage in den bisherigen Registern zeigte eine Häufigkeit von 8–10 Betroffenen pro 100.000 Einwohner. Unter der Annahme, dass die Häufigkeitsverteilung der ALS in der Region Schaben oder den Niederlanden sowie Deutschland weitgehend übereinstimmen, ist bei 80 Millionen Einwohnern in unserem Land von der genannten Zahl von etwa 8.000 Betroffenen auszugehen. Die Anzahl der Erkrankten pro 100.000 Einwohner wird als ALS-Prävalenz bezeichnet. Davon zu unterscheiden ist die ALS-Inzidenz. Diese Zahl beschreibt die Anzahl der Neuerkrankungen pro Jahr pro 100.000 Einwohner. Bei der ALS ist von etwa 1,5–2 Neuerkrankungen pro 100.000 Einwohner auszugehen. Damit treten in Deutschland 1.200–1.600 Neuerkrankungen pro Jahr auf. Diese Zahl entspricht auch der Anzahl der jährlichen Todesfälle infolge der ALS in Deutschland.

8   Nach welchen Kriterien ist die ALS eine seltene Erkrankung?

Die ALS erfüllt die formalen Kriterien der Europäischen Union (EU) einer »seltenen Erkrankung«, die mit einer Häufigkeit von weniger als 50 Betroffenen pro 100.000 Einwohner definiert ist. Die ALS tritt mit einer Häufigkeit von 10 pro 100.000 Einwohnern auf, sodass die genannten Kriterien einer seltenen Erkrankung erfüllt sind. Diese formale Einordnung hat vor allem für die Entwicklung und Zulassung von Medikamenten eine Bedeutung, die in der EU und den USA durch gesetzliche Regelungen gefördert werden. Innerhalb der »seltenen Erkrankungen« gehört die ALS jedoch zur Gruppe der »häufigen Seltenen«.

9   Stimmt es, dass die ALS in ihrer Häufigkeit zunimmt?

In Deutschland liegen bisher keine zuverlässigen Daten über die ALS-Häufigkeit und deren zeitlichem Verlauf vor. Allerdings konnte eine große Studie zur

Häufigkeitsentwicklung der ALS in den USA zeigen, dass (im Verlauf von den 1950er bis zu den 1990er Jahren) eine Zunahme der Häufigkeit um 30 % zu verzeichnen war. Die Studie wurde von einem Institut für Epidemiologie erstellt und veröffentlicht. Die Epidemiologie ist eine Teilwissenschaft der Medizin, die sich mit Häufigkeitsverteilungen, Veränderungen und Risiken von Erkrankungen in Bevölkerungsgruppen wissenschaftlich beschäftigt. In epidemiologischen Studien werden damit Faktoren der Diagnosegenauigkeit (z. B. durch veränderte diagnostische Möglichkeiten in den 1990er Jahren im Vergleich zu den 1950er Jahren) sowie eine veränderte Aufmerksamkeit bestimmter Diagnosen berücksichtigt. Damit sind die beschriebenen 30 % der Häufigkeitszunahme als »bereinigte Werte« und relevant zu betrachten. Trotz der fehlenden Datenlage in Deutschland zur Entwicklung der ALS-Häufigkeit ist (in Analogie zu den USA) zu vermuten, dass auch in Deutschland die Häufigkeit der ALS in den zurückliegenden Jahrzehnten zugenommen hat.

10   Was ist ein typisches Alter für den Beginn der ALS?

Das mittlere Erkrankungsalter bei der ALS beträgt 55 Jahre. Eine Erkrankung vor dem 18. Lebensjahr und nach dem 80. Lebensjahr ist jedoch sehr selten. Insbesondere der frühe Erkrankungsbeginn (vor dem 18. Lebensjahr) ist besonders selten. Eine Erkrankung nach dem 80. Lebensjahr ist ungewöhnlich, aber nicht so selten wie die jugendlichen Verlaufsformen der ALS. Eine Erkrankung vor dem 25. Lebensjahr wird als »juvenile ALS« (JALS) bezeichnet (»juvenil« lässt sich mit »jugendlich« übersetzen). Eine Erkrankung zwischen dem 25. und dem 40. Lebensjahr wird »frühe adulte ALS« genannt (»adult« lässt sich mit »erwachsen« übersetzen). Damit soll unterstrichen werden, dass in diesem Fall die ALS vor dem typischen mittleren Erwachsenenalter auftritt. Die juvenile und die frühe adulte ALS sind durch besondere Verlaufsmerkmale gekennzeichnet. Bei der frühen adulten ALS stehen schlaffe Lähmungen (Paresen, ▶ Frage 87) und ein Muskelschwund (Myatrophie, ▶ Frage 88) der Arme in Kombination mit einer Steifigkeit (Spastik, ▶ Frage 97) der Beine besonders häufig auf. Dieser Verlaufstyp ist auch bei der JALS bekannt. Jedoch ist bei der JALS die Variabilität des Krankheitsverlaufes sehr hoch. So ist eine chronische JALS bekannt, deren typischer Krankheitsverkauf 20–30 Jahre beträgt. Der bekannteste Patient mit einer chronischen JALS war der Astrophysiker Stephen Hawking. Im Gegensatz zur chronischen JALS ist auch eine akute Verlaufsform der JALS bekannt, die ein besonders hohes Erkrankungstempo aufweist. Bei der akuten JALS kommt es in rascher Abfolge zu schlaffen Lähmungen und einem ausgeprägten Muskelschwund sowie einer Einbeziehung der Atemmuskulatur. Die akute JALS kann innerhalb weniger Monate zum Tode führen – oder zur Notwendigkeit einer Beatmungstherapie.

11 Erkranken Männer und Frauen gleichermaßen häufig?

Männer und Frauen erkranken fast gleichermaßen an ALS. Das männliche Geschlecht überwiegt leicht. Das Geschlechterverhältnis beträgt 1,5 : 1. Dieses Verhältnis bedeutet, dass 15 ALS-erkrankten Männern etwa zehn betroffene Frauen gegenüberstehen. Auffällig ist jedoch, dass spezifische Verlaufsformen der ALS sehr dominant mit dem männlichen Geschlecht assoziiert sind (z. B. das Flail Arm-Syndrom, ▶ Frage 46). Die Ursache für den deutlichen Geschlechtsunterschied ist unbekannt. Diskutiert wird der Einfluss von Genen auf den Geschlechtschromosomen (X- oder Y-Chromosom), die das Risiko oder das Ausprägungsmuster der ALS bestimmen. Diese Hypothese wird durch andere neurologische Erkrankungen unterstützt, die Parallelen zur ALS aufweisen und durch Mutationen in einem geschlechtsbezogenen Gen verursacht werden. So kommt die Spinobulbäre Muskelatrophie (SBMA; Kennedy-Erkrankung ▶ Frage 61) nur bei Männern vor. Die SBMA führt zu Muskelschwund (Myatrophie) und Lähmungen (Paresen) der Zungen- und der Extremitätenmuskulatur – wie bei der ALS. Im Unterschied zur ALS schreiten jedoch die Lähmungen wesentlich langsamer fort. Die Ursache der SBMA liegt in Gen-Veränderung im Androgen-Rezeptor-Gen auf einem Geschlechtschromosom (X-Chromosom). Die SBMA zeigt, dass Motoneuron-Erkrankungen in geschlechtsabhängiger Weise (mit Bezug zu Veränderungen auf Geschlechtschromosomen oder durch hormonelle Prozesse) verursacht oder beeinflusst werden können.

12 Gibt es Geschlechterunterschiede bei der ALS?

Die ALS verläuft grundsätzlich bei beiden Geschlechtern in gleicher Weise. Das Erkrankungsalter, die Verlaufsgeschwindigkeit und die Krankheitsdauer zeigen keine wesentlichen Unterschiede. Bestimmte Verlaufsformen der ALS kommen beim männlichen oder weiblichen Geschlecht häufiger vor. So tritt eine Sonderform der ALS, das Flail-Arm-Syndrom (▶ Frage 46) überwiegend bei Männern auf (Verhältnis von Männern zu Frauen; 9 : 1). Im Gegensatz dazu tritt eine Sonderform der ALS mit einer Spastik der Zunge (Pseudobulbärsyndrom) in Kombination mit einer Verhaltensstörung (frontotemporale Demenz, FTD, ▶ Frage 51) überwiegend bei weiblichen Patienten auf. Diese geschlechterbezogenen Sonderformen der ALS sind insgesamt sehr selten.

13 Können Kinder an ALS erkranken?

Die Erkrankung von Kindern und Jugendlichen an ALS ist extrem selten. Der Beginn einer ALS vor dem 16. Lebensjahr wird nur im Ausnahmefall beschrieben. Allerdings treten im Kindes- und Jugendalter andere Motoneuron-Erkrankungen auf, insbesondere die Spinale Muskelatrophie (SMA, ▶ Frage 60) oder die Spastische Spinalparalyse (SSP, ▶ Frage 65), die ebenfalls mit Lähmungen

(Paresen, ▶ Frage 87), Muskelschwund (Myatrophie, ▶ Frage 88) oder Steifigkeit (Spastik, ▶ Frage 97) einhergehen können. Zumeist liegt diesen kindlichen Motoneuron-Erkrankungen eine genetische Ursache zugrunde

14 Gibt es Regionen mit einer besonderen ALS-Häufigkeit?

In Deutschland und Europa ist von einer ähnlichen Häufigkeit auszugehen. Dennoch sind regionale Unterschiede möglich, deren Ursachen noch nicht geklärt sind. Informationen über die Größe der regionalen Unterschiede ist von »ALS-Registern« zu erwarten, die derzeit in der Region Schwaben und anderen Bundesländern aufgebaut werden. Wiederholt wurden kleinere Orte beschrieben, in denen mehrere Menschen an ALS zeitgleich erkrankt sind. Das gilt auch für Unternehmen, in denen Arbeitskollegen mit kurzem Zeitabstand an ALS erkrankt sind. Diese Konstellationen waren über Jahrzehnte der Anlass für Hypothesen von Umweltfaktoren, die eine regionale oder kollektive Häufung von ALS bedingen. Diese externen Faktoren konnten bisher nicht identifiziert werden. Auch ist bisher unklar, ob es sich bei den Berichten tatsächlich um regionale Häufungen oder vielmehr um statistische Phänomene handelt. Darunter ist zu verstehen, dass im Auftreten von Erkrankungen keine statistische »Gleichverteilung« besteht. Dieses Phänomen ist beim Würfelspiel zu beobachten – so kann eine Zahl für mehrere Durchgänge besonderes häufig oder sogar hintereinander gewürfelt wird, obwohl die Zahl auf dem Würfel nur einmal vorkommt. In gleicher Weise ist erklärbar, dass die Diagnose einer ALS mehrfach hintereinander in der gleichen Gruppe gestellt wird. Im Gegensatz zu statistischen Effekten (einer scheinbaren ALS-Häufung) ist zu vermuten, dass genetische Faktoren zu einer realen Häufung der ALS in bestimmten Regionen beitragen. So kann es in Regionen mit geringer genetischen »Durchmischung« (z. B. durch Abgeschiedenheit der Bevölkerung auf Inseln) zu einem erhöhten genetischen Risiko der ALS kommen. Die Insel Guam ist ein seltenes Beispiel für eine tatsächliche regionale Häufung der ALS. In den 1940er–1960er Jahren war eine komplexe neurologische Erkrankung mit Ähnlichkeiten zur ALS die häufigste Todesursache in einigen Dörfern der Insel Guam. Die Erkrankung war eine Kombination von ALS, Parkinson-Syndrom und Demenz. Sie wurde als Guam-ALS-Parkinson-Demenz-Komplex bezeichnet. Als Ursache der regionalen Häufung wurden ursprünglich bestimmte Toxine vermutet, die von der regionalen Bevölkerung mit der Nahrung (Produkte der Palmfarne) verzehrt werden. Der New Yorker Neurologe und Buchautor Oliver Sacks hat in einem Buch »Die Insel der Palmfarne« über die Häufung der ALS auf Guam und die damit verbundenen Hypothesen berichtet. Oliver Sacks hat durch sein Buch »Zeit des Erwachens«, (das sehr erfolgreich verfilmt wurde) eine große Bekanntheit erlangt. Die Toxin-Hypothese der ALS-Häufung auf Guam konnte bisher nicht bewiesen werden. Eine alternative Hypothese besteht darin, dass sich genetische Faktoren innerhalb der abgeschlossenen Bevölkerung auf Guam angereichert haben. Tatsächlich hat die Häufigkeit des ALS-Parkinson-Demenz-Komplex auf Guam dramatisch abgenommen. Dieser Effekt könnte sowohl mit einer genetischen Durchmischung (größere Zuwanderung auf Guam mit verändertem genetischem Hintergrund), aber auch durch veränderte Ernährungsgewohnheiten (Verminderung der Toxinbelastung) erklärt werden. Die starke Häufung der ALS-ähnlichen Erkrankung auf Guam ist ein medizin-historisches Phänomen, das in seiner Ursache bisher noch nicht vollständig aufgeklärt ist. In Deutschland und Europa sind vergleichbare regionale Häufungen nicht bekannt.

15 Gibt es Häufigkeitsunterschiede der ALS in Deutschland?

Innerhalb von Deutschland sind keine wesentlichen Häufigkeitsunterschiede z. B. ein Nord-Süd- oder Ost-West-Gefälle bekannt. Ein regionales Risiko im Sinne einer geografischen Häufung ist nicht vorhanden. Das erste systematische ALS-Register in Deutschland untersucht die Region »Schwaben« in den Bundesländern Bayern und Baden-Württemberg. Hier zeigt sich, dass keine vollständige »Gleichverteilung« des ALS-Vorkommens besteht. So sind Kommunen mit einer größeren ALS-Häufigkeit dokumentiert, während andere Gemeinden (auch in unmittelbarer Nachbarschaft) eine geringere Häufigkeit aufweisen. Die Ursachen dafür sind noch weitgehend unverstanden. Außer einer statistischen Ungleichverteilung sind auch methodische Effekte zu diskutieren. Insgesamt sind diese regionalen und lokalen Unterschiede relativ gering.

16 Gibt es in Deutschland ein ALS-Register?

Ein bundesweites ALS-Register ist nicht vorhanden. Die Deutsche Forschungsgemeinschaft (DFG) hat ein lokales Register der Region »Schwaben« gefördert, das definierte Flächen der Bundesländer Bayern und Baden-Württemberg erfasst. Die Daten werden im Institut für Epidemiologie und der Klinik für Neurologie der Universität Ulm erfasst und ausgewertet. Weiterhin bestehen regionale Register in Nordrhein-Westfalen sowie in Rheinland-Pfalz, die jeweils von ALS-Zentren organisiert werden und ALS-Patienten der jeweiligen ALS-Ambulanz systematisch erfassen. Weitere Erkenntnisse werden durch Daten der Versorgungs- und Forschungsplattform »Ambulanzpartner« gewonnen, die nicht den formalen Status eines Registers trägt, aber mehr als 20 % aller ALS-Patienten in Deutschland in überregionaler Weise erfasst. Damit ist dieses Netzwerk die umfangreichste Datenerfassung für ALS-Erkrankungen in Deutschland. Auch im internationalen Vergleich sind bisher nur wenige ALS-Register etabliert. Allein in den Niederlanden ist eine nationale Erfassung aller ALS-Patienten bekannt. Die Erklärung liegt in der Zentralisierung des Gesundheitswesens und der Versorgungsstrukturen in den Niederlanden und der deutlich geringeren Bevölkerungszahl in dem genannten Land. Mit mehr als 100 gesetzlichen Krankenversicherungen, einer komplexen Struktur der Wissenschafts- und Versorgungslandschaft sowie der Selbstverwaltung von ärztlicher Versorgung ist in Deutschland eine Zentralisierung nach niederländischem Vorbild kaum realisierbar. In Deutschland liegt die Chance bei der Digitalisierung der Versorgungsprozesse in internet-basierten Strukturen, sodass auf diesem Weg eine Zusammenführung von Patientendaten möglich sein wird.

17   Warum ist die ALS in Deutschland relativ unbekannt?

Die ALS gehört mit zehn Betroffenen pro 100.000 Einwohner zu den häufigen Erkrankungen innerhalb der Gruppe der »seltenen Erkrankungen«. Trotz der relativen Häufigkeit ist die ALS in Deutschland recht unbekannt. Die geringe Bekanntheit der ALS ist mit den Besonderheiten der Erkrankung verknüpft: Aufgrund der Einschränkung in Mobilität und Kommunikationsfähigkeit ist es für die Betroffenen eine besondere Herausforderung, Öffentlichkeitsarbeit zu betreiben. Auch die Angehörigen der Betroffenen sind durch die pflegerische und psychosoziale Belastung nur mit großen Einschränkungen in der Lage, eine politische Arbeit zugunsten der ALS zu leisten. Die Anzahl der ALS-Neurologen ist in Deutschland ebenfalls sehr klein, sodass die von den ALS-Zentren ausgehende gesellschaftliche Aktivität für eine breite Aufmerksamkeit noch zu gering ist. Erst ab dem Jahr 2002 ist durch die Erkrankung des Künstlers Jörg Immendorff und des Fußball-Bundesligaprofis Krysztof Nowak (VfL Wolfsburg) die Erkrankung in die mediale Öffentlichkeit gerückt. Gemeinsam mit der Charité hat Jörg Immendorff die Öffentlichkeit gesucht, um in Charity-Aktionen, Talkshows und künstlerischen Aktionen auf die ALS aufmerksam zu machen. So unterstützte er im Jahr 2004 die Theaterproduktion »Theater ALS Krankheit«, die von Christoph Schlingensief an der Berliner Volksbühne inszeniert wurde und zu einer weiteren öffentlichen Wahrnehmung der ALS beigetragen hat. In den weiteren Jahren sind mehrere Fernseh- und Spielfilme entstanden, bei der die ALS ganz im Vordergrund stand: »Sterne leuchten auch am Tag« (2004), »Hin und weg« (2014) und »Herbert« (2016). Auch in internationalen Kino-Produktionen wurde die ALS mehrfach thematisiert: »Die Entdeckung der Unendlichkeit« (2014) und »Das Glück an meiner Seite« (2014). Durch die gesellschaftlichen Aktivitäten von Künstlern, Prominenten und Filmschaffenden ist es gelungen, die Wahrnehmung zugunsten der ALS in Deutschland deutlich zu erhöhen. Ein wichtiges Ereignis war im Sommer 2014 die internationale »Eiskübel-Aktion« (englisch: *Ice Bucket Challenge*). Es handelte sich um die bis dahin größte Spendenaktivität in sozialen Netzwerken, in der – ermöglicht durch »virale« Effekte des Internets – eine weltweite Spendensumme von mehr als 100 Millionen Euro aufgebracht werden konnte. Zugunsten der ALS-Ambulanz der Charité haben mehr als 34.000 Spender eine Gesamtsumme von 1,6 Millionen Euro gespendet. Neben den dringend erforderlichen Spenden wurde auch eine hohe gesellschaftliche Aufmerksamkeit in den traditionellen Medien (Fernsehen, Print-Medien) erreicht. Damit gehört die ALS zu den bekanntesten unter den seltenen Erkrankungen.

III   Fragen zur Diagnosestellung

18   Wie sicher ist die Diagnose einer ALS?

Die Diagnose einer ALS ist bei der Mehrheit der Betroffenen mit hoher Sicherheit zu stellen. Die Diagnose beruht auf der Anamnese (Arzt-Patienten-Gespräch zur Ermittlung der Krankengeschichte, aus der die genaue Abfolge der Symptome und Beschwerden hervorgeht), dem neurologischen Untersuchungsbefund (körperliche Untersuchung durch einen Facharzt für Neurologie) und der elektrophysiologischen Diagnostik (Elektroneurografie, ▶ Frage 29 sowie Elektromyografie, ▶ Frage 24). Zusätzlich werden zur Sicherung der Diagnose noch eine Magnetresonanztomografie (MRT) des Kopfes und/oder Rückenmarks durchgeführt. Meist ist auch eine Untersuchung des Nervenwassers (*Liquor cerebrospinalis*; kurz »Liquor«) erforderlich. Nicht bei jedem Patienten sind alle Untersuchungen erforderlich, um die Diagnose einer ALS sicherzustellen. Zumeist ist die Diagnosestellung einer ALS für einen erfahrenen Facharzt für Neurologie keine diagnostische Herausforderung. Nur im Ausnahmefall (weniger als 10 % der Betroffenen) kann die Diagnosestellung komplex und schwierig sein. In der Mehrheit der Krankheitsfälle ist die Diagnose als sicher einzuschätzen. Nur im Ausnahmefall (weniger als 5 %) sind invasive Diagnosemaßnahmen (z. B. eine Muskel- oder Nervenbiopsie, ▶ Frage 36, ▶ Frage 37) erforderlich. Eine Labordiagnostik zum Nachweis von ALS steht nicht zur Verfügung. Allerdings kann durch die Identifizierung von Molekülen (Biomarker, ▶ Frage 357) in Blut, in Nervenwasser (Liquor, ▶ Frage 31) oder anderen Körperflüssigkeiten die Diagnose- und Prognosestellung einer ALS weiter erhärtet und ergänzt werden. Der Biomarker »*Neurofilament light chain*« (NF-L) wird seit 2017 bei bestimmten Situationen zur Diagnosesicherung und in verschiedenen Forschungsprojekten eingesetzt (▶ Frage 33). Genetische Tests können ebenfalls zur Diagnosestellung beitragen (▶ Frage 34). Sie stehen überwiegend Patienten mit einer »familiären ALS« (FALS, ▶ Frage 130) zur Verfügung. Eine FALS liegt vor, wenn mehrere Familienmitglieder an einer ALS erkrankt sind und eine erbliche Ursache zugrunde liegt. In diesem Fall sind genetische Tests verfügbar, der aus einer Blutprobe durchgeführt wird. Bei der Mehrheit der Betroffenen mit einer familiären ALS lässt sich das ursächliche Gen durch die molekulargenetische Analyse nachweisen. Insgesamt lässt sich in der Kombination einer körperlichen Untersuchung und einer elektrophysiologischen Diagnostik (Elektroneurografie, EMG) die Diagnose einer ALS sehr sicherstellen.

19   Wie häufig ist die Fehldiagnose einer ALS?

Bei einem sehr kleinen Teil der Patienten ist die Diagnosestellung schwierig. Diagnostische Schwierigkeiten entstehen vor allem, wenn die Überlappung von mehreren Krankheiten vorliegt, die Geschwindigkeit der Erkrankung ungewöhnlich ist oder die ALS sich mit ungewöhnlichen Symptomen darstellt. Umgekehrt können in sehr seltenen Fällen andere neurologische Erkrankungen den Eindruck einer ALS erwecken und sich erst im weiteren Verlauf als eine andere Diagnose herausstellen (englisch: »*ALS Mimic-Syndrom*«). Das Risiko einer Fehldiagnose ist besonders hoch, wenn zwei oder mehrere neurologische Erkrankungen zusammentreffen und anfänglich unklar ist, welche der Erkrankungen für die vorliegenden Symptome verantwortlich ist (z. B. ALS in Kombination mit Bandscheibenerkrankung, die in der Bevölkerung häufig ist). Darüber hinaus gibt es seltene Krankheitskombinationen, die bisher unverstanden sind (z. B. ALS in Kombination mit MS, Rückenmarkveränderungen, Parkinson-Symptomen, Hörminderung, Muskelerkrankungen und anderen komplexen Störungen). Insgesamt ist die Fehldiagnose einer ALS bei einem typischen Erscheinungsbild der Erkrankung sehr selten.

20   Ist die ALS schwer zu diagnostizieren?

Die ALS ist eine schwere Erkrankung, die jedoch relativ leicht zu diagnostizieren ist. Für einen Facharzt für Neurologie sind die Symptome und diagnostischen Kriterien sehr geläufig. Bereits durch die äußeren Symptome (Muskelschwund, Schwäche, Reflexveränderungen, veränderte Muskelspannung bis hin zur Spastik, Faszikulationen, verminderte Beweglichkeit der Zunge, Gewichtsabnahme etc.) entstehen Verdachtsmomente einer ALS. Die einzelnen Symptome für sich genommen sind nicht beweisend. Erst eine typische Kombination der klinischen Merkmale (z. B. die Kombination von Muskelschwund mit einer Schwäche und Reflexsteigerung) sind charakteristisch für die ALS-Diagnose. Bereits durch die »einfache« körperliche Untersuchung lässt sich die Verdachtsdiagnose einer ALS formulieren. In einem zweiten Schritt folgen medizintechnische, laborchemische und radiologische Untersuchungen, mit denen andere neurologische Erkrankungen (die im Einzelfall ähnliche Krankheitssymptome verursachen können) ausgeschlossen werden. In einer neurologischen Schwerpunktpraxis oder während eines Krankenhausaufenthaltes werden die technischen Untersuchungen durchgeführt (Elektromyografie, ▶ Frage 24; Elektroneurografie, ▶ Frage 29), Untersuchung des Nervenwassers, ▶ Frage 31; Magnetresonanztomografie des Kopfes oder der Wirbelsäule). Nach Abschluss der technischen Zusatzuntersuchungen lässt sich in der Mehrheit der Betroffenen die ALS-Diagnose ohne Zweifel feststellen. Lediglich bei einer Minderheit der ALS-Patientin ist die Diagnosestellung kompliziert und mit weiteren Untersuchungsschritten verbunden (z. B. Nerven- und Muskelbiopsie, ▶ Frage 36, ▶ Frage 37). Bei der Mehrheit der ALS-Patienten lässt sich bereits mit wenigen Untersuchungsschritten (körperlich-neurologische Untersuchung und Elektromyografie) die Diagnose einer ALS formulieren.

Einen Teil der Betroffenen reagiert mit Skepsis und Zweifeln, dass eine so schwerwiegende Diagnose mit »einfachsten« Mitteln (»nur mit körperlichen Übungen und Reflexhammer«, ohne »richtige« Diagnoseverfahren) zu diagnostizieren ist. Insgesamt liegt die Herausforderung in der Diagnosestellung der ALS nicht in den apparativ-technischen Aufwendungen, sondern vielmehr in den Erläuterungen und der Verarbeitung der mitgeteilten Diagnose.

21   Kann jeder Neurologe die ALS diagnostizieren?

Jeder Facharzt für Neurologie ist mit den Diagnosekriterien der ALS vertraut. Bereits in der körperlichen Untersuchung in einer Arztpraxis lassen sich die typischen Merkmale einer beginnenden ALS (Schwäche, Muskelschwund, Steifigkeit, Faszikulationen oder andere Merkmale) erkennen. Aus diesen Verdachtsmomenten ergibt sich die Notwendigkeit einer Zusatzdiagnostik (z. B. mit EMG, Elektroneurografie), die durch Überweisung in Schwerpunktpraxen (mit EMG) oder andere Facharztpraxen (Radiologie mit Magnetresonanztomografie) oder durch eine Einweisung in ein Krankenhaus (mit neurologischer Abteilung) realisiert wird. Insgesamt wird vom ambulanten Neurologen die Verdachtsdiagnose einer ALS gestellt, die durch eine umfangreiche Diagnostik in einer neurologischen Klinik bestätigt oder (in einem geringen Teil) entkräftet wird.

22   Was bedeutet »erstes Motoneuron« und »zweites Motoneuron«?

»Motoneurone« (oder auch »motorische Neurone« genannt) sind Nervenzellen in Gehirn und Rückenmark, die für die Steuerung der Willkürmuskulatur unseres Körpers verantwortlich sind. Dabei sind grundsätzlich motorische Nervenzellen zu unterscheiden, die sich in der motorischen Hirnrinde (»erstes motorisches Neuron«) oder im Rückenmark (oder dem Hirnstamm) befinden (»zweites motorisches Neuron«). Die Unterscheidung ist relevant, da bei der ALS beide Nervenzellgruppen – das erste und zweite motorische Neuron – betroffen und deren Schädigung mit unterschiedlichen Symptomen verbunden sind. Die Schädigung des ersten motorischen Neurons verursacht typischerweise eine unkontrollierte Muskelanspannung (Steifigkeit der Muskulatur), die als Spastik bezeichnet wird (▶ Frage 97). Die Degeneration des zweiten motorischen Neurons ist wiederum mit Muskelschwund (Myatrophien ▶ Frage 88), Muskelschwäche (Paresen, ▶ Frage 87) und mit Muskelzuckungen (Faszikulationen, ▶ Frage 95) verbunden.

23   Welche Tests sind notwendig, um eine ALS zu diagnostizieren?

Die ALS wird in erster Linie durch körperliche Zeichen (Muskelschwäche, Muskelatrophie, Reflexsteigerung, Spastik) festgestellt. Neben diesen neurologischen

Symptomen werden verschiedene Untersuchungsverfahren eingesetzt, um den klinischen Befund zu bestätigen oder den körperlichen Verdacht auf eine ALS abzuschwächen. Der Umfang von »Tests«, die als Zusatzuntersuchung bezeichnet werden, wird maßgeblich von der Eindeutigkeit der neurologischen Symptome bestimmt. Bei Vorliegen eines eindeutigen, ALS-typischen Untersuchungsbefundes ist die Notwendigkeit von zusatzdiagnostischen Verfahren gering. Die Tests dienen der Bestätigung und Sicherung der klinischen Diagnose. In anderen Situationen kann die klinische Diagnose noch unbestimmt oder unsicher sein. In dieser Konstellation besteht eine hohe Notwendigkeit von Zusatzdiagnostik, um neurologische Erkrankungen auszuschließen, die ebenfalls Muskelschwäche (Paresen), Muskelschwund (Myatrophien) oder Muskelsteifigkeit (Spastik) verursachen können. Wichtige neurologische »Tests« sind die Magnetresonanztomografie (MRT, ▶ Frage 35) des Gehirns (zerebrale MRT) und des Rückenmarks (spinale MRT). Weitere Zusatzdiagnostik kann die Elektromyografie (EMG, ▶ Frage 24), Elektroneurografie (▶ Frage 29) sowie Labordiagnostik (▶ Frage 31) einschließlich Biomarker (▶ Frage 33) in Blut und Nervenwasser (*Liquor cerebrospinalis*) umfassen.

24 Was bedeutet Elektromyografie (EMG)?

Elektromyografie ist ein neurologisches Untersuchungsverfahren, mit dem elektrische Signale der Muskelzelle aufgezeichnet werden. Die elektrischen Eigenschaften (Elektrophysiologie) von gesunden und erkrankten Muskelzellen können Unterschiede aufweisen, die durch eine Ableitung von elektrischen Strömen und Spannungen der Muskelzelle nachweisbar sind. Zur Aufzeichnung der elektrischen Signale des Muskelgewebes ist die Einführung einer feinen Nadel (Nadel-EMG) oder von oberflächlichen Elektroden (Oberflächen-EMG) erforderlich. Die Nadel-EMG-Untersuchung wird in der Diagnosestellung der ALS häufig eingesetzt. Eine Oberflächen-EMG wird derzeit überwiegend in wissenschaftlichen Zusammenhängen verwendet. Bei der Nadel-EMG-Untersuchung führt ein elektrophysiologisch erfahrener Arzt eine spezielle EMG-Nadel (Elektrode) in die Muskulatur ein. Die EMG-Nadel steht über ein feines Kabel mit einem Verstärker und einer Auswerteinheit (EMG-Gerät) in Verbindung. Das EMG-Gerät liefert dem Neurologen einen visuellen Eindruck vom Muster der elektrischen Potenziale im Gewebsverband der Muskelzellen. Zusätzlich werden die elektrischen Signale als akustisches Signal dargestellt, die dem Neurologen weitere wichtige Hinweise über die elektrischen Eigenschaften und ALS-typische Veränderungen liefern. Eine typische EMG-Untersuchung besteht darin, dass der Neurologe während der EMG-Untersuchung die feine EMG-Nadel an verschiedenen Lokalisationen innerhalb eines und mehrerer Muskeln einführt und dabei den Monitor betrachtet (bildhafte Darstellung der elektrischen Potenziale) und zugleich auf das akustische Signal achtet, dass über die Lautsprecher des EMG-Gerätes hörbar sind. Während der EMG-Untersuchung bittet der Neurologen den Patienten die Muskeln zu entspannen oder in bestimmter Art und Weise anzuspannen. Insbesondere die Anspannung von Muskulatur mit der liegenden Nadel kann als unangenehm oder schmerzhaft erlebt werden. Allerdings ist das Empfinden der untersuchten Patienten gegenüber dieser Empfindung sehr unterschiedlich: Ein Großteil der untersuchten Patienten toleriert die Untersuchung ohne Beschwerden, während andere Patienten die Untersuchung, trotz der Feinheit der Elektrode als belastend erleben oder nur bedingt tolerieren. Insgesamt ist die EMG-Untersuchung ein häufiges diagnostisches Verfahren, das zur Zusatz- und Ausschlussdiagnostik bei der ALS eingesetzt wird.

25 Was kann im EMG festgestellt werden?

Die EMG-Untersuchung (▶ Frage 24) dient der Unterscheidung zwischen dem Vorliegen einer Nervenerkrankung (wie der ALS) und einer Muskelerkrankung (Myopathie). Die elektrischen Potenziale des EMG sind sowohl bei Muskelerkrankungen als auch bei Schädigung motorischer Nerven verändert. In der EMG-Untersuchung kann jedoch das elektrische Signal einer Schädigung motorischer Nerven bei der ALS (»neurogenes Schädigungsmuster) von den Befunden einer Muskelerkrankung (»myogenes« Schädigungsmuster) differenziert werden. Das EMG kann daher in einer frühen Phase der Diagnosestellung zur grundsätzlichen Unterscheidung zwischen Muskel- (»myogen«) und Nervenerkrankungen (»neurogen«) genutzt werden. Neurologen, die in der EMG-Untersuchung erfahren sind, können anhand der elektrischen Potenziale des EMG zwischen einer aktuellen (»akuten«) Schädigung der Muskulatur und bereits länger bestehender (»chronischen«) Schädigung unterscheiden. Bei der ALS sind typischerweise akute und chronische Veränderungen in kombinierter Weise nachweisbar, da die ALS eine fortschreitende neurologische Erkrankung darstellt. Der EMG-Befund ist je nach Verlaufsform der ALS und in Abhängigkeit von der Erkrankungsphase sehr unterschiedlich. Das EMG kann je nach Verlaufsform eine wichtige Ergänzung in der Diagnosestellung der ALS sein.

26 Kann mit dem EMG die Diagnose einer ALS gestellt werden?

Die EMG-Untersuchung ist eine Zusatzdiagnostik, die zur Unterstützung der klinischen Diagnosestellung eingesetzt wird (▶ Frage 25). Das EMG liefert keine Befunde, die so spezifisch für die ALS sind, dass allein mit dem EMG eine Diagnose gestellt werden kann. Die Diagnose einer ALS beruht auf den körperlichen (neurologischen) Befunden von Muskelschwäche (Paresen), Muskelschwund (Myatrophie) oder Muskelsteifigkeit (Spastik), die in bestimmten Kombinationen vorliegen. Das EMG unterstützt und »objektiviert« die klinischen Befunde. Die EMG-Diagnostik kann genutzt werden, um im frühen Verlauf der ALS die Ausbreitung der Erkrankung von einer äußerlich betroffenen Region (mit offensichtlichen Symptomen) auf eine weitere Region (noch ohne äußerlichen Zeichen, aber bereits EMG-Veränderungen) zu erkennen (EMG-unterstützte Diagnose der ALS). Die Diagnosestellung einer ALS »nur« durch ein EMG ist auch nach den internationalen Diagnosekriterien nicht möglich. In jedem Fall ist für die Diagnosestellung einer ALS das Vorliegen von neurologischen Symptomen erforderlich. Bei bestimmten Verlaufsformen der ALS, insbesondere der Primären Lateralsklerose (PLS, ▶ Frage 41), können Auffälligkeiten im EMG vollständig fehlen.

27 Warum wird das EMG nicht bei jeder Untersuchung wiederholt?

Das EMG (▶ Frage 24) dient der Diagnosestellung – in Ergänzung zu den körperlichen Symptomen der ALS-Erkrankung. Eine EMG-Untersuchung sollte nur dann wiederholt werden, wenn die körperliche Diagnose einer ALS noch unsicher ist und das EMG zur Unterscheidung gegenüber anderen motorischen Erkrankungen (z. B. Muskelerkrankungen) eingesetzt wird. Die Wiederholung von EMG-Untersuchungen wird jedoch selten durchgeführt, da die Methode als Belastung erlebt wird und zugleich keine prognostische Aussage über den ALS-Krankheitsverlauf zulässt. Für die Einschätzung der Prognose sind Biomarker (z. B. *Neurofilament Light Chain*, NF-L) im Blutserum und Nervenwasser (*Liquor cerebrospinalis*) methodisch besser geeignet.

28 Ist im EMG die ALS-Prognose erkennbar?

Das EMG (▶ Frage 24) ist keine geeignete Methode, um die Prognose der ALS abzuschätzen. Das EMG trägt – neben anderen Diagnosekriterien – zur Klärung bei, ob die Diagnose einer ALS vorliegt. Die Messungen sind jedoch nicht quantifizierbar, sodass mit dem EMG keine Prognoseabschätzung möglich ist. In wissenschaftlichen Untersuchungen werden derzeit Spezialverfahren einer »quantitativen« EMG-Methode entwickelt, die eine Prognoseabschätzung unterstützen sollen. Selbst bei den experimentellen Verfahren ist auch in der Zukunft unwahrscheinlich, dass mit der EMG-Methode »alleine« eine Prognosebestimmung möglich wird. Die sicherste Form der Prognoseabschätzung ist die Kombination verschiedener Kriterien, insbesondere der ALS-Funktionsskala (ALS-FRS, ▶ Frage 72), der Vitalkapazität (▶ Frage 227, ▶ Frage 228) und des Neurofilament-Biomarkers (NF-L, ▶ Frage 33). Aber auch für die genannten Prognosekriterien gilt: Einzelne Messwerte oder Parameter sind bei der ALS – aufgrund der Komplexität der Erkrankung – nicht geeignet, die Prognose zu bestimmen. Die Berücksichtigung verschiedenster Kriterien in Kombination ist für die Bewertung von entscheidender Bedeutung.

29 Was bedeutet Elektroneurografie?

Die Elektrografie ist ein Diagnoseverfahren, in dem die Funktionsfähigkeit von motorischen und sensiblen Nerven vermittelt wird. Das Verfahren beruht auf der Stimulation eines motorischen oder sensiblen Nervens durch einen elektrischen Impuls und die Messung der Weiterleitung des Impulses innerhalb des stimulierten Nervens. Bei einer Schädigung von Nerven kann die Geschwindigkeit (Nervenleitgeschwindigkeit) oder das Ausmaß der Impulsweiterleitung (Summenaktionspotenzial) reduziert sein. Zusammen mit der Elektromyografie (EMG, ▶ Frage 24) und den motorisch-evozierten Potenzialen (MEP, ▶ Frage 30) gehört die Elektroneurografie zur elektrophysiologischen Diagnostik, um die klinische Diagnose einer ALS zu unterstützen. Die Elektroneurografie ist nicht spezifisch für die ALS, sondern wird zur Diagnostik bei einer Vielzahl neurologischer Erkrankungen eingesetzt.

30   Was bedeutet MEP?

MEP steht für das Untersuchungsverfahren der »motorisch-evozierten Potenziale«, das bei der Diagnosestellung einer ALS häufig eingesetzt wird. Bei der ALS kommt es zu einer Schädigung von Nervenzellen im Rückenmark (zweites motorisches Neuron) und in der motorischen Rinde des Gehirns (erstes motorisches Neuron). Das MEP-Verfahren dient zum Nachweis einer Schädigung des ersten motorischen Neurons. Die Untersuchung wird mit einer Magnetspule (die äußerlich an eine Schaffnerkelle erinnert) durchgeführt, die vom Untersucher an eine bestimmte Stelle des Kopfes gelegt wird, an der sich die motorischen Abschnitte des Gehirns befinden. Die Spule steht mit einem Stimulationsgerät in Verbindung, das innerhalb der Spule einen elektromagnetischen Impuls generiert und (durch die Haut und die Schädeldecke hinweg) einen minimalen Impuls auf das Nervengewebe überträgt. Dieser Impuls wird durch die Nervenbahnen des Gehirns bis zu den Armen und Beinen weitergeleitet. Dort wird durch spezielle Elektroden das Stimulationssignal aufgezeichnet. Durch die Schädigung des ersten motorischen Neurons kann die Weiterleitung des elektromagnetischen Impulses vom Kopf bis zum Messpunkt an Arm oder Bein abgeschwächt oder verlangsamt und mit der MEP-Methode nachgewiesen werden. Die MEP-Untersuchung dient einer Ergänzung der klinischen Diagnose und der Objektivierung einer Betroffenheit des ersten motorischen Neurons. Der MEP-Befund erlaubt keine Prognoseabschätzung. Weiterhin sind Verlaufsformen der ALS bekannt, bei denen der MEP-Befund ohne Auffälligkeiten ist, obwohl eine ALS-Diagnose vorliegt (ALS mit überwiegender Betroffenheit des zweiten motorischen Neurons, ▶ Frage 22).

31   Was bedeutet Liquordiagnostik?

Liquor cerebrospinalis bezeichnet eine Flüssigkeit, die das Rückenmark und Gehirn umgibt (»Nervenwasser«). Der »Liquor« hat eine schützende Funktion, da durch die Flüssigkeitsschicht eine Polsterung der empfindlichen Nervenstrukturen erreicht wird. Weiterhin werden dem Liquor wichtige Funktionen in der Immunabwehr und dem Stoffwechsel des Gehirns zugesprochen. Bei der ALS ist der Befund des Nervenwassers »normal«. Immunzellen oder schädigende Stoffwechselprodukte sind nicht nachweisbar. Die Liquordiagnostik dient daher der Bestätigung eines Normalbefundes und dem Ausschluss von Veränderungen, die für andere Erkrankungen typisch sind (»Ausschlussdiagnostik«). Neben der Ausschlussdiagnostik von immunologischen und metabolischen Veränderungen kommt dem Nachweis von Biomarkern eine zusätzliche und wachsende Bedeutung zu. Das Eiweiß »Neurofilament light chain« (NF-L) ist ein Biomarker (▶ Frage 33), der die Schädigung von Nervenfortsätzen (Axon) anzeigt. Bei der Mehrheit der ALS-Patienten liegt eine erhöhte Konzentration von NF-L im Liquor vor. NF-L ist vor allem bei Patienten mit einer überwiegenden Schädigung des ersten motorischen Neurons nachweisbar. Die Analyse von NF-L ist noch keine »Routine-Diagnostik« und vor allem in spezialisierten ALS-Zentren verfügbar. Die Liquordiagnostik setzt eine Lumbalpunktion voraus und ist damit mit Belastungen verbunden. Während der Lumbalpunktion wird auf Höhe der Lendenwirbelsäule eine feine Nadel (Punktionsnadel) durch die Haut und zwischen zwei Wirbelkörpern der Lendenwirbelsäule in den Liquorraum platziert. Über die Punktionsnadel wird Liquor in Diagnoseröhrchen abgelassen und für eine anschließende Analyse gewonnen. Die Prozedur der Lumbalpunktion wird sehr unterschiedlich erlebt: Während einzelne Patienten die Untersuchung als schmerzhaft und belastend wahrnehmen, wird von der Mehrheit der Patienten dieses Verfahren gut toleriert. Vor der Lumbalpunktion erfolgt in jedem Fall eine ärztliche Aufklärung über das konkrete Vorgehen, die Risiken und die zu erwartenden Ergebnisse der Liquordiagnostik.

32   Gibt es einen Labor-Test für ALS?

Ein »einfacher« Labortest für die ALS ist nicht vorhanden. Die Diagnose einer ALS erfordert in jedem Fall die ärztliche Erfassung und Interpretation verschiedener Kriterien. Ausgangspunkt ist der klinische Untersuchungsbefund. Bestimmte Labortests können jedoch die Diagnose einer ALS unterstützen. Das Protein Neurofilament Light Chain (NF-L) im Blutserum und Liquor (Nervenwasser) erfährt dabei eine zunehmende Bedeutung (▶ Frage 33).

33   Welche Bedeutung hat der Biomarker Neurofilament Light Chain (NF-L)?

Das Protein Neurofilament Light Chain (NF-L) ist durch spezielle Analysemethoden im Blutserum und Liquor (Nervenwasser) nachweisbar. Bei mehr als 80 % der ALS-Patienten zeigt sich eine Erhöhung der Serum- oder Liquorkonzentration von NF-L. Die Erhöhung betrifft insbesondere Patienten, die eine deutliche Beteiligung des ersten motorischen Neurons oder eine mittlere oder höhere Progressionsrate aufweisen. Trotz dieser Korrelation ist der Rückschluss von einem erhöhten NF-L-Wert auf die Diagnose und Prognose einer ALS nicht zulässig. Dabei ist zu bedenken, dass NF-L auch bei zahlreichen anderen neurologischen Erkrankungen (Demenz, Multiple Sklerose, Parkinson-Erkrankung etc.) nachweisbar ist. Allerdings ist bei der ALS – im Vergleich zu vielen anderen neurologischen Erkrankungen – die Konzentration stärker erhöht. Aufgrund der eingeschränkten Spezifität von NF-L ist eine fachkundige ärztliche Interpretation der Befunde unabdingbar.

34   Gibt es einen Gen-Test für ALS?

Die genetische Diagnostik bei der ALS ist komplex und erfordert eine Beachtung der Familienkonstellation. Genetische Veränderungen bei Patienten mit ALS sind dann zu erwarten, wenn in der Blutsverwandtschaft bereits andere Menschen mit ALS oder mit einer speziellen Demenz (Frontotemporale Demenz, FTD, ▶ Frage 51) erkrankt sind. In dieser Situation stehen molekulargenetische Untersuchungen (»Gentests«) zur Verfügung. Eine familiäre Vorgeschichte der ALS (familiäre ALS, ▶ Frage 130) ist bei etwa 5 % aller Menschen mit ALS beschrieben. In dieser kleineren Patientengruppe ist ein Gentest durch Fachärzte für Humangenetik (in humangenetischen Instituten und Schwerpunktpraxen) möglich. Die Ergebnisse der molekulargenetischen Diagnostik, insbesondere der positive Nachweis einer genetischen Veränderung (Mutation) können erhebliche diagnostische, prognostische und psychologische Auswirkungen tragen, sodass vor jeglicher genetischen Diagnostik eine fundierte Beratung durch einen Facharzt für Humangenetik erforderlich ist. Eine genetische Testung ohne Hinweise auf ein weiteres betroffenes Familienmitglied (in der gleichen oder vorangegangenen Generation) ist nur mit spezifischen wissenschaftlichen Fragestellungen im Rahmen von Forschungsprojekten sinnvoll. Die Bewertung von genetischer Diagnostik unterliegt den Änderungen des wissenschaftlichen Fortschrittes. Vorstellbar ist, dass in der Zukunft genetische Medikamente verfügbar werden, sodass sich die Richtlinien zur Durchführung genetischer Diagnostik verändern werden.

35   Ist die ALS im MRT erkennbar?

Die Magnetresonanztomografie (MRT) gehört zur Diagnosestellung der ALS. Mit der MRT des Gehirns und Rückenmarks sollen seltene Erkrankungen ausgeschlossen werden, die ALS-ähnliche Symptome verursachen können. Zu diesen Differentialdiagnosen gehören insbesondere strukturelle Veränderungen des Rückenmarks, die mit motorischen Symptomen einschließlich Muskelschwäche und Spastik einhergehen können. Die ALS-typische Degeneration von motorischen Nervenzellen im Gehirn und Rückenmark sind in der MRT-Diagnostik nicht nachweisbar. Die Neurodegeneration bei der ALS findet auf einer zellulären, mikroskopischen Ebene statt, die sich der MRT-Bildgebung entzieht. Lediglich bei einem geringeren Teil der ALS-Patienten zeigt die MRT des Gehirns eine veränderte Darstellung der Pyramidenbahn. Darunter sind Nervenstränge zu verstehen, die von den motorischen Nervenzellen der Großhirnrinde durch zentrale Strukturen des Gehirns (innere Kapsel; *Capsula interna*) bis zum Rückenmark verläuft. Diese Veränderungen sind bei weniger als 10 % aller Menschen mit

ALS nachweisbar. Für die Mehrheit der ALS-Patienten gilt, dass die MRT-Darstellung eine Ausschlussdiagnostik umfasst und keine direkten Zeichen der ALS-Erkrankung erkennbar sind.

36   Wann ist eine Muskelbiopsie erforderlich?

Eine Muskelbiopsie ist nur im Ausnahmefall notwendig, um die Diagnose einer ALS zu stellen. In seltenen Konstellationen ist die Unterscheidung zwischen einer ALS und einer Muskelerkrankung allein durch die klinische Untersuchung sowie die Zusatzdiagnostik (Elektromyografie, Labordiagnostik und Biomarker) nicht sicher möglich. In diesem Fall kann eine Muskelbiopsie sinnvoll sein, um eine Muskelerkrankung (Myopathie) mit größerer Sicherheit auszuschließen. In der Muskelbiopsie kann grundsätzlich zwischen Muskelveränderungen bei Myopathien (Muskelerkrankung) und ALS-typischen Muskelschäden (neurogenes Schädigungsmuster) differenziert werden. Obwohl die ALS keine Muskelerkrankung darstellt, führt die verminderte Nervenversorgung der Muskeln (Denervierung) zu charakteristischen Veränderungen im Zellbild des Muskelgewebes (neurogene Veränderungen). Aufgrund der Invasivität der Muskelbiopsie (Hautschnitt und Entnahme eines erbsengroßen Muskelstückes mit anschließender neuropathologischer Analyse) gehört die Muskelbiopsie nicht zur »Routine-Diagnostik« bei der ALS. Zumeist sind die klinischen Symptome in Kombination mit der nicht invasiven Zusatzdiagnostik ausreichend genug, um die Diagnose einer ALS sicherzustellen und eine Muskelbiopsie entbehrlich zu machen.

37   Wann ist eine Nervenbiopsie erforderlich?

Eine Nervenbiopsie ist in seltenen Ausnahmefällen erforderlich, um die Diagnose einer ALS zu stellen. Mit einer Nervenbiopsie (die oft auch in Kombination mit einer Muskelbiopsie durchgeführt wird) werden Ausläufer eines Hautnerven im Außenbereich des Fußes (*Nervus suralis*) in einem lokalen chirurgischen Eingriff entnommen und anschließend neuropathologisch analysiert. Für die Freilegung von Ästen des Nervus suralis ist ein Hautschnitt von ein bis zwei Zentimetern (und anschließender Naht) erforderlich. Die Nervenbiopsie ist nur dann erforderlich, wenn die Abgrenzung zwischen einer ALS und motorischen Neuropathien (Erkrankungen von Nervenwurzeln und Nervensträngen) mit anderen Verfahren (EMG, Elektroneurografie, Neurofilament) nicht möglich ist. Seltene Differentialdiagnosen, die im Einzelfall eine Nervenbiopsie erforderlich machen, sind immunvermittelte Nervenerkrankungen (Immunneuropathien) oder Gefäßentzündungen, die schädigende Effekte am Nervensystem verursachen (vaskulitische Neuropathie). Auch die genannten seltenen Differentialdiagnosen sind zumeist anhand der Symptome (sensible Symptome oder Schmerzen) gegenüber der ALS (zumeist keine sensiblen Symptome und keine neuropathischen Schmerzen) abgrenzbar. Daher ist eine Nervenbiopsie nur im Ausnahmefall zur Diagnosestellung einer ALS erforderlich.

IV   Fragen zu Varianten und Verläufen der ALS

38   Was ist eine progressive Muskelatrophie (PMA)?

Die progressive Muskelatrophie (PMA) ist eine Variante der ALS, die bereits 1850 von dem französischen Neurologen François *Aran* beschrieben wurde. Die PMA ist eine degenerative Erkrankung des zweiten motorischen Neurons (▶ Frage 22), bei der Muskelschwund (Muskelatrophie) und Muskelschwäche (Paresen) in fortschreitender Weise auftreten. Eine Schädigung des ersten motorischen Neurons (▶ Frage 22) ist nicht vorhanden – gesteigerte Muskeleigenreflexe (Hyperreflexie) und Muskelsteifigkeit (Spastik) bleiben aus. Die PMA betrifft etwa 10 % aller Menschen mit ALS.

39   Ist die PMA eine »echte« ALS?

Über längere Zeiträume umstritten war, ob die progressive Muskelatrophie (PMA, ▶ Frage 38) eine gesonderte Erkrankung unabhängig von ALS darstellt. Heute ist bekannt, dass die ALS auf das zweite motorische Neuron begrenzt sein kann und die PMA eine spezifische Variante der ALS verkörpert. Der typischen ALS und der PMA ist der klinische Verlauf (fortschreitender Lähmungen) und ein übereinstimmender Krankheitsmechanismus gemeinsam (schädliche Proteinablagerungserkrankungen in motorischen Neuronen).

40   Hat die PMA eine andere Prognose im Vergleich zur typischen ALS?

Die PMA (▶ Frage 38) ist durch zwei prognostische Besonderheiten gekennzeichnet: Die Progressionsrate (die Ausbreitungsgeschwindigkeit der Muskelschwäche) im statistischen Mittel ist bei der PMA geringer. Kritisch ist jedoch bei jeglicher prognostischen Statistik die eingeschränkte Übertragbarkeit auf den Einzelfall. So sind auch aggressive Formen der PMA bekannt, die zu einem hochgradigen Muskelschwund (*Wasting*) und einer frühen Einbeziehung der Atemmuskulatur führen können. Daher ist nicht gerechtfertigt, die PMA grundsätzlich als langsamere Verlaufsform der ALS zu bewerten. Auch bei der PMA sind die entscheidenden prognostischen Faktoren die Veränderung der ALS-Funktionsskala (ALS-FRS) und der Atemfunktion. Die zweite prognostische Besonderheit besteht darin, dass die Zunge und der Schlund lange oder gänzlich ausgespart bleiben können.

41   Was ist eine Primäre Lateralsklerose (PLS)?

Die PLS ist eine besondere Verlaufsform der ALS, bei der ausschließlich eine un-kontrollierte Muskelaktivität im Sinne einer Muskelsteifigkeit (Spastik) nachweis-bar ist. Die PLS entsteht durch eine Degeneration motorischer Nervenzellen im Gehirn (erstes motorisches Neuron, ▶ Frage 22), während die motorischen Neu-rone im Rückenmark (zweites motorisches Neuron) weitgehend erhalten blei-ben. Die PLS beginnt mit einer Spastik einer Extremität (oder der Zunge) und breitet sich – ausgehend von der zuerst betroffenen Region – über längere Zeit-räume auf andere Muskelregionen des Körpers aus. Für die PLS ist charakteris-tisch, dass eine Muskelschwäche und ein Muskelabbau (beides Symptome für eine Degeneration des zweiten motorischen Neurons, ▶ Frage 22) nicht nach-weisbar sind. Die PLS ist eine sehr seltene Variante der ALS, die weniger als 5 % aller ALS-Patienten betrifft.

42   Ist die Primäre Lateralsklerose (PLS) eine »echte« ALS?

Die PLS (▶ Frage 41) ist eine Verlaufsvariante der ALS und stellt damit eine »echte« ALS dar. Die PLS und typische ALS sind auf pathologischer Ebene weit-gehend identisch: Alle Verlaufsformen der ALS, auch die der PLS, weisen ALS-charakteristische Ablagerungen von Proteinen (zumeist TDP-43) auf. Auch we-sentliche Merkmale des klinischen Verlaufes (fortschreitender Charakter und asymmetrische Verteilung der motorischen Symptome) stimmen bei der PLS mit der typischen ALS überein.

43   Hat die PLS eine andere Prognose im Vergleich zur typischen ALS?

Grundsätzlich zeigt die PLS einen deutlich langsameren Krankheitsverlauf (ver-minderte Progressionsrate). Der Übergang der motorischen Symptome (Spastik) von der erstbetroffenen Muskelregion zu weiteren Regionen des Körpers verläuft deutlich langsamer. Ein langsamer Verlauf (mit einer Verzögerung von fünf bis zehn Jahren bis zur Ausbreitung der Spastik auf weite Teile des Körpers) ist kei-ne Seltenheit. Allerdings besteht auch bei der PLS eine hochgradige Variabilität. In sehr seltenen Konstellationen ist auch ein rasches Fortschreiten der Spastik möglich. Insgesamt ist die PLS mit der Prognose eines deutlich verlangsamten Krankheitsverlaufes versehen.

44   Was ist eine spastische Variante der ALS?

Bei der ALS sind Lähmungen (Paresen, ▶ Frage 87) und eine Muskelsteifigkeit durch eine unkontrollierte Muskelaktivität (Spastik, ▶ Frage 97) zu unterscheiden. Grundsätzlich geht die Muskelschwäche auf eine Degeneration der motorischen Nervenzellen im Rückenmark (zweites motorisches Neuron, ▶ Frage 22) zurück. Bei der spastischen ALS ist dieser Abschnitt des motorischen Nervensystems wenig betroffen und weitgehend erhalten. Daher sind Muskelschwäche kaum nachweisbar. Bei der spastischen Variante steht vielmehr eine Spastik von Extremitäten und Rumpf sowie von Zunge und Schlund im Vordergrund, die durch eine Schädigung motorischer Nervenzellen im Gehirn (erstes motorisches Neuron) entstanden sind. Die spastische ALS betrifft eine kleinere Gruppe der Menschen mit ALS und wird bei weniger als 20 % der Betroffenen diagnostiziert.

45 Was ist ein Flail-Leg-Syndrom?

Der Name des Flail-Leg-Syndroms leitet sich vom Englischen ab, in dem »Flail« mit dem Wort »schleudern« zu übersetzen ist. Das Flail-Leg-Syndrom ist eine besondere Verlaufsform der ALS, bei der motorische Symptome (Paresen und Myatrophie) an den Beinen beginnen und fortschreiten. Dabei können die Symptome über einen längeren Zeitraum (bis über mehrere Jahre) auf die Beine beschränkt bleiben. Symptome am Rumpf und in Armen sowie der Bulbärregion treten mit großer Verzögerung auf. Die Prognose des Flail-Leg-Syndroms ist durch eine verlangsamte Progression und durch eine späte Einbeziehung des Rumpfes (und damit verbundener Atemanstrengung) und einer verzögerten (oder sogar ausbleibenden) Betroffenheit der Bulbärregion charakterisiert. Im Vordergrund des Beschwerdebildes besteht eine frühe Einschränkung des Laufens und Stehens und die Notwendigkeit von Mobilitätshilfen. Das Flail-Leg-Syndrom ist recht selten und betrifft weniger als 10 % aller Menschen mit ALS.

46 Was ist ein Flail-Arm-Syndrom?

Die englische Bezeichnung »Flail-Arm« lässt sich mit dem Begriff des »schleudernden Arms« übersetzen. Das Flail-Arm-Syndrom ist eine besondere Verlaufsform der ALS, bei der Muskelschwäche (Paresen) und ein Muskelschwund (Myatrophie) an den Schultern, Armen und Händen entstehen und langsam fortschreiten. Tatsächlich führen die hochgradigen Lähmungen des Arms dazu, dass die betroffene Extremität am Körper schlaff herunterhängt und beim Laufen »schleudernde« Bewegungen des Arms imponieren können. Beim Flail-Arm-Syndrom können die Muskelgruppen der Schulter vordergründig betroffen sein, während die Hände eine gute Funktion aufweisen. In diesem Fall sind vor allem Bewegungen aus der Schulter heraus (Arbeiten über Kopf) eingeschränkt oder nicht mehr möglich. Bei anderen Patienten beginnt jedoch das Flail-Arm-Syndrom in der Hand (mit Einschränkung der manuellen Funktion), schreitet auf die Schulter des erst betroffenen Arms fort und betrifft in einem weiteren Schritt den gegenseitigen Arm. Das Flail-Arm-Syndrom kann mit hohen funktionellen Belastungen verbunden sein, da die manuellen Fähigkeiten bereits in frühem Krankheitsverlauf hochgradig eingeschränkt sein können (hantieren, kleiden, öffnen von Türen u. a.). Die Ausbreitung der motorischen Symptome von der Schulter- und Armregion auf die unteren Extremitäten und die Bulbärregion kann sehr verzögert stattfinden. Die Variabilität im Verlauf ist beim Flail-Arm-Syndrom hoch (mit einzelnen Patienten, die ein rasches Ausbreiten der Paresen erleben), sodass trotz der grundsätzlich besseren Prognose eine individuelle Abschätzung der Prognose besonders wichtig ist. Das Flail-Arm-Syndrom betrifft weniger als 10 % aller Menschen mit ALS.

47   Was ist eine axiale ALS?

Der Begriff »axial« steht für die Körperachse des menschlichen Körpers: den Rumpf. Die axiale ALS ist eine besondere Verlaufsform der ALS, bei der Paresen (Lähmungen) und Myatrophien (Muskelschwund) des Rumpfes dominieren. Die Betroffenheit des Rumpfes macht sich durch eine Rumpfinstabilität, eine verstärkte Beugehaltung und damit verbundene Gangstörung bemerkbar, während die Extremitäten in ihrer Funktion weitgehend erhalten sind. Ein weiteres Merkmal – neben der Rumpfinstabilität – ist die Einschränkung der Atemfunktion. Die menschliche Atmung wird überwiegend durch Rumpfmuskulatur (Zwerchfell, Rippenmuskulatur, Bauchmuskulatur) realisiert. Patienten mit axialer ALS zeigen eine Atemfunktionsstörung, die sich durch eine erhöhte Atemanstrengung (Dyspnoe) oder durch einen ungenügenden Austausch der Atemgase (Anreicherung von Kohlendioxid mit der Folge von Müdigkeit und Abgeschlagenheit) darstellt. In einer sehr seltenen Konstellation (die weniger als 2 % aller Menschen mit ALS betrifft) ist die Atemmuskulatur zuerst betroffen, während der sonstige Rumpf und die Extremitäten keine Paresen aufweisen. Diese Form der axialen ALS wird typischerweise zuerst von Lungenärzten diagnostiziert. Die axialen ALS macht typischerweise bereits im früheren Krankheitsverlauf die Unterstützung durch Atemhilfen erforderlich, da eine Schwäche der Atemmuskulatur bereits bei Beginn der ALS auftreten kann. Die axiale ALS betrifft weniger als 10 % aller Menschen mit ALS.

48   Was ist eine Progressive Bulbärparalyse?

Die progressive Bulbärparalyse ist eine besondere Verlaufsform der ALS, bei der die motorischen Symptome in der Zungen- und Schlundregion (Bulbärregion) auftreten und über längere Zeiträume (bis zu mehreren Jahren) auf diese Region beschränkt bleiben. Der Übergang von Lähmungen auf die Hände, Arme und Beine findet mit großer Verzögerung statt. In den ersten Monaten und Jahren des Krankheitsverlaufes schreitet die Erkrankung in der Bulbärregion fort (Zunahme von Sprech- und Schluckstörung), während eine Muskelschwäche (Paresen) oder Muskelsteifigkeit (Spastik) in anderen Körperregionen nicht nachweisbar sind. Eine vollständige Beschränkung der ALS auf die Bulbärregion ist auch bei der progressiven Bulbärparalyse nicht vorhanden: Nach Jahren der isolierten Betroffenheit in der Bulbärregion kommt es im späteren Krankheitsverlauf zu einer langsam fortschreitenden Einbeziehung der Rumpfmuskulatur (Schwäche der Kopfhaltemuskulatur), der Arme und unteren Extremitäten. Aufgrund der starken Begrenztheit der Symptome auf die bulbäre Region, kann die Diagnosestellung dieser speziellen Verlaufsform der ALS schwierig sein und verzögert erfolgen. Weniger als 5 % aller Menschen mit ALS zeigen den Krankheitsverlauf einer progressiven Bulbärparalyse.

V   Fragen zur Demenz bei der ALS

49   Gibt es eine ALS-Demenz?

Die ALS kann mit einer Demenz verbunden sein. Bei 5–10 % aller ALS-Patienten tritt neben den motorischen Symptomen eine Verhaltensänderung, eine Einschränkung kognitiver Funktionen oder eine Sprachstörung auf. Die Symptome werden durch eine Frontotemporale Lobärdegeneration (FTLD) verursacht, die in Kombination mit einer ALS auftreten kann (▶ Frage 50).

50   Was ist Frontotemporale Lobärdegeneration (FTLD)?

Die FTLD ist eine neurodegenerative Erkrankung, die allein oder in Verbindung mit der ALS auftreten kann. Bei der FTLD kommt es zu einer Degeneration des Frontal- und Temporallappens (Stirn- und Schläfenregion) des Gehirns, in denen insbesondere Verhaltens- und Sprachfunktionen des Menschen reguliert werden. 5–10 % aller ALS-Patienten sind – in Kombination mit der ALS – an einer FTLD erkrankt. Die Krankheitsmechanismen zwischen ALS und FTLD zeigen große Übereinstimmungen. Bei beiden Erkrankungen kann eine schädliche Anreicherung des Proteins TDP-43 nachgewiesen werden. Die FTLD kann sich sehr unterschiedlich darstellen: Bei einer Gruppe von Patienten kommt es zu einer Frontotemporalen Demenz (FTD), die durch eine Wesensänderung und Verhaltensauffälligkeiten charakterisiert ist. Die FTD kann vor den motorischen ALS Symptomen oder erst im späteren Krankheitsverlauf der ALS hinzutreten. Eine weitere Form der FTLD betrifft überwiegend die Sprachfunktion. Die Betroffenen erfahren langsam-fortschreitende Einschränkungen, flüssig zu sprechen oder die geeigneten Worte zu finden (primäre progressive Aphasie, PPA). Das Auftreten einer FTLD (in Form von FTD oder PPA) erfordert eine besondere Berücksichtigung in der ALS-Behandlung, da verschiedene therapeutische Maßnahmen durch die FTLD erschwert werden.

51   Was ist Frontotemporale Demenz (FTD)?

Die FTD ist eine Form der Demenz, die in Verbindung mit der ALS auftreten kann. Die Verbindung von ALS mit FTD betrifft 5–10 % aller Menschen mit ALS. Der Begriff der »Demenz« wird (außerhalb medizinischer Fachkreise) zumeist mit einem »Gedächtnisverlust« gleichgesetzt. Richtig ist, dass der Demenzbegriff breiter zu verstehen ist und die generelle Abnahme von Hirnleistungen (nicht nur des Gedächtnisses) bedeutet. Die FTD ist eine Form der Demenz, bei der die Gedächtnisfunktion gut erhalten sein kann, aber in jedem Fall eine Wesens- und Verhaltensänderung vorliegt. So kommt es zu einer Enthemmung (Disinhibition), die zu Verhaltensauffälligkeiten führen kann. Durch die Enthemmung können eine Distanz- und Maßlosigkeit und eine Störung des Sozialverhaltens entstehen. Der Antrieb kann gesteigert sein – bis zur Getriebenheit und Unruhe. Anderseits ist auch ein Antriebs- und Interessenverlust möglich. Auch die Planung und Durchführung von Handlungen (»exekutive« Leistungen) können reduziert sein. In der Folge kann eine Ratlosigkeit und Einschränkung des praktischen Handelns entstehen (»dysexekutives Syndrom«).

52   Wie häufig ist die FTD bei der ALS?

Die FTD ist bei 5–10 % aller Menschen mit ALS nachweisbar. Eine FTD, vor allem bei einer geringeren Ausprägung, können bei einer zusätzlichen ALS-bedingten Sprechstörung schwierig zu diagnostizieren sein. Möglicherweise ist der Anteil von ALS-Patienten mit Symptomen im Spektrum der FTD höher als in der Vergangenheit beschrieben wurde.

53   Gibt es besondere Risiken für eine FTD?

In seltenen Konstellationen liegt eine familiäre ALS vor, bei der einige Familienmitglieder mit einer FTD, aber nicht mit einer ALS erkrankt sind. Auch in dieser Konstellation liegt ein erhöhtes Risiko einer ALS vor (allein oder in Kombination mit einer FTD). Patienten mit einem bulbären Erkrankungsbeginn (Beginn der ALS mit einer Sprech- und Schluckstörung) und einer überwiegenden Betroffenheit der motorischen Nervenzellen des Gehirns (erstes motorische Neuron) zeigen ein erhöhtes Risiko einer begleitenden FTD.

54   Wie ist eine FTD erkennbar?

Die FTD (▶ Frage 51) kann sich durch sehr unterschiedliche Symptome darstellen. Im Vordergrund steht eine Wesens- und Verhaltensänderung, die sich zumeist mit einer gewissen Distanzlosigkeit und anderen Enthemmungsphänomen darstellt. So kann eine Person, die zuvor durch Zurückhaltung gekennzeichnet war, zu einer Dominanz und Unangemessenheit im sozialen Kontakt neigen. Regeln der sozialen Rücksichtnahme können gebrochen werden. Weitere Merkmale der FTD beinhalten eine Antriebssteigerung (Unruhe) oder gegenteilige Phänomene eines Antriebs- und Interessenverlustes. Weitere Symptome sind Gereiztheit, Übellaunigkeit und Aggressivität.

55   Gibt es einen Test für die FTD?

Die Diagnosestellung einer FTD (▶ Frage 51) beruht auf dem neurologischen Untersuchungsbefund, der Krankengeschichte (Anamnese) durch die Patienten selbst und Angehörige (Fremdanamnese) sowie auf den Ergebnissen einer neuropsychologischen Testung. In der Neuropsychologie wurden standardisierte Testverfahren etabliert, mit denen typische Symptome der FTD nachgewiesen werden. Der Biomarker NF-L (▶ Frage 33) kann bei Patienten mit ALS in Verbindung mit FTD besonders erhöht sein. In bestimmten Konstellationen kann auch die Magnetresonanztomografie (MRT) des Gehirns einen Substanzverlust des Frontal- und Temporalhirns darstellen.

56   Was ist der Unterschied zwischen FTD und Alzheimer-Erkrankung?

Die FTD (▶ Frage 51) ist eine Form der Demenz, bei der eine Verhaltens- und Wesensänderung im Vordergrund steht, während die Gedächtnisfunktionen weitgehend erhalten oder geringer betroffen sind. Im Unterschied zur FTD überwiegt bei der Alzheimer-Demenz eine Einschränkung der Gedächtnisleistungen.

57   Welche Auswirkungen hat die FTD für die ALS-Behandlung?

Die ALS-Behandlung setzt ein Einverständnis und aktives Mitwirken des Patienten voraus. Die aktive Teilnahme betrifft die regelmäßige und korrekte Medikamenteneinnahme, das Mitwirken an Physio- und Ergotherapie sowie Logopädie und die regelhafte Anwendung von Hilfsmitteln, Kommunikationssystemen und Atemhilfen. Durch die Verhaltensstörung bei der FTD (▶ Frage 51) kann es in den verschiedenen Therapie- und Behandlungsbereichen zu Einschränkungen kommen. So kann das Führen eines Elektrorollstuhls eingeschränkt sein, wenn starke Enthemmungsphänomene im Fahrverhalten die Sicherheit des Patienten (Selbstgefährdung) und anderer Personen (Fremdgefährdung) bedroht. Auch die Anwendung einer Atemmaske oder eines Hustenassistenten (die beide eine gezielte Mitarbeit des Patienten voraussetzen) können bei Vorliegen einer FTD schwierig oder unmöglich sein. Bei einer ausgeprägten Verhaltensstörung ist auch die Anwendung einer Ernährungssonde (perkutane endoskopische Gastrostomie, PEG, ▶ Frage 206) eingeschränkt, da durch unkontrollierte Handlungen an der Sonde eine Patientengefährdung entstehen kann. Das Zusammentreten von ALS mit FTD macht eine besondere Entscheidungsfindung zu Behandlungsmaßnahmen der ALS erforderlich.

VI Fragen zu Erkrankungen, die Ähnlichkeiten mit der ALS aufweisen

58 Kann die ALS mit anderen Erkrankungen »verwechselt« werden?

Grundsätzlich ist die Diagnosestellung einer ALS mit einfachen Mitteln möglich. Dazu zählt der Untersuchungsbefund und sowie eine Zusatzdiagnostik (meist mit EMG, Neurografie, MRT, Liquordiagnostik und Labordiagnostik). In bestimmten Konstellationen kann die Abgrenzung der ALS gegenüber anderen neurologischen Erkrankungen schwierig sein, die ebenfalls mit Lähmungen (Paresen, ▶ Frage 87), Muskelschwund (Myatrophie, ▶ Frage 88) oder Muskelsteifigkeit (Spastik, ▶ Frage 97) verbunden sind. Die Schwierigkeiten in der Abgrenzung gegenüber anderen Diagnosen (Differentialdiagnose) kann komplex sein, wenn nicht alle typischen Merkmale einer ALS vorliegen (kombinierter Nachweis von Paresen, Atrophie, Reflexsteigerung und Spastik) und nur einzelne Symptome vorhanden sind (z. B. ausschließlich Myatrophie und Parese). Diagnostische Herausforderungen entstehen ebenfalls, wenn der Krankheitsverlauf (akuter Beginn, hohe Progression oder besonders langsame Progressionsrate) ungewöhnlich sind oder Symptome vorhanden sind, die nicht charakteristisch für eine ALS sind (z. B. Schmerzen oder Sensibilitätsstörungen). In diesen Konstellationen kann die Unterscheidung zu anderen, neurologischen Erkrankungen schwierig sein und besondere diagnostische Maßnahmen erfordern. Erkrankungen, die übereinstimmende Symptome zur ALS aufweisen können, sind die Spinale Muskelatrophie (SMA, ▶ Frage 60), die Spastische Spinalparalyse (SSP, ▶ Frage 65), motorische Neuropathien (Immunneuropathien einschließlich der multifokalen motorischen Neuropathie, ▶ Frage 63), die zervikale Myelopathie (▶ Frage 66) und bestimmte Formen der Multiplen Sklerose (MS, ▶ Frage 68).

59 Ist ein Irrtum in der ALS-Diagnose möglich?

Ein Irrtum ist bei jeder menschlichen Handlung, so auch in der Diagnostik der ALS, möglich. Eine Schwierigkeit der ALS-Diagnosestellung besteht darin, dass die Diagnose auf einer bestimmten Symptom- und Befundkombination beruht. Bei der ALS handelt es sich um ein Diagnose-Mosaik, in der sich das diagnostische Bild aus Einzelbestandteilen (Mosaik) zusammensetzt. Verschiedene Merkmale des klinischen Untersuchungsbefundes, des Krankheitsverlaufes und unterschiedlicher Zusatzdiagnostik führen das Gesamtbild der ALS-Diagnose zusammen. Das Erkennen und die Interpretation der Einzelbefunde setzt eine Spezialisierung und

Erfahrungswissen in der ALS-Diagnostik voraus. Trotz der Spezialisierung kann es einer Fehldiagnose kommen. In komplizierten diagnostischen Situationen ist es möglich, dass auch spezialisierte Neurologen mit umfänglicher Erfahrung bei der ALS keine sichere Diagnose stellen können und mehrere Differentialdiagnosen infrage kommen (z. B. Abgrenzung von ALS mit spinaler Muskelatrophie oder Immunneuropathie). In diesem Fall ist eine offene Kommunikation über die diagnostische Unsicherheit (und die damit verbundene Irrtumswahrscheinlichkeit) sinnvoll. Damit wird der Patient über die bestehende Unsicherheit informiert und das Vertrauensverhältnis zwischen Arzt und Patient bewahrt – trotz der diagnostischen Unklarheit. Insgesamt ist jedoch die Irrtumswahrscheinlichkeit in der Diagnosestellung der ALS, insbesondere bei einer Vorstellung in einer Spezialambulanz, sehr gering.

60 Was ist eine Spinale Muskelatrophie (SMA) und wie unterscheidet sie sich von der ALS?

Die SMA ist eine Motoneuron-Erkrankung, bei der es zu einer langsamen fortschreitenden Degeneration der motorischen Nervenzellen im Rückenmark (zweites motorisches Neuron) kommt. In der Folge entstehen fortschreitende schlaffe Lähmungen (Paresen) und ein Muskelschwund (Myatrophie). Im Unterschied zur ALS sind bei der SMA die motorischen Symptome auf einzelne Extremitäten begrenzt (segmentale SMA) und die Ausbreitung von Lähmungen und Muskelschwund von der erstbetroffenen Region auf benachbarte Muskelgruppen deutlich eingeschränkt. Auch verläuft die SMA wesentlich langsamer. Die SMA im Erwachsenenalter kann mit fortschreitenden motorischen Defiziten der Extremitäten (im Laufen, Stehen und Hantieren) verbunden sein, während die Schluck- und Atemfunktion nicht (oder sehr spät im Krankheitsverlauf) betroffen ist. Diese Unterscheidung gilt für die SMA im Erwachsenenalter. Bei einem Auftreten der SMA bereits im Kindesalter können motorische Defizite entstehen, die mit einer ALS vergleichbar sind.

61 Was ist eine Spinobulbäre Muskelatrophie (SBMA) und wie unterscheidet sie sich von der ALS?

Die SBMA ist eine seltene Motoneuron-Erkrankung, bei der motorische Nervenzellen im Hirnstamm (Bulbärhirn) und im Rückenmark (Myelon) degenerieren. In der Folge entstehen, wie bei der ALS, Lähmungen und Muskelschwund in der Bulbärregion, dem Rumpf und den Extremitäten. Im Unterschied zur ALS verläuft die SBMA wesentlich langsamer und ist zumeist nicht mit einer Einschränkung der Atemfunktion verbunden. Die Einleitung einer Ernährungs- und Beatmungsversorgung ist aufgrund der Langsamkeit des Verlaufes meist nicht erforderlich. Die SBMA ist auch unter der historischen Bezeichnung des Kennedy-Syndroms bekannt.

62   Was ist eine Immunneuropathie und wie unterscheidet sie sich von der ALS?

Die Immunneuropathie ist eine Erkrankung des peripheren Nervensystems (der Nerven und Nervenwurzeln), die durch eine Störung des Immunsystems bedingt ist. Bei Immunneuropathien können – wie bei der ALS – langsam fortschreitende Lähmungen (Paresen) und ein Muskelabbau (Myatrophie) entstehen. Im Unterschied zur ALS sind die Immunneuropathien mit Auffälligkeiten in der Liquordiagnostik verbunden. Weiterhin können bei Immunneuropathien einzelne Erkrankungsschübe und Phasen der Symptomverbesserung auftreten – im Gegensatz zur ALS, die zumeist kontinuierlich verläuft. Immuntherapien sind durch Immuntherapien behandelbar, sodass eine Symptomverbesserung durch die Therapie zu erwarten ist (Kortison-Behandlung, Immunglobulintherapie, immunmodulatorische Medikamente). Im weiteren Unterschied zur ALS sind Immunneuropathien nicht mit Zeichen des ersten motorischen Neurons verbunden (keine Spastik, keine Reflexsteigerung). Das Vorliegen von Reflexsteigerung oder einer Spastik macht eine Immunneuropathie sehr unwahrscheinlich. Die Unterscheidung zwischen einer ALS und einer Immunneuropathie kann mit Schwierigkeiten verbunden sein, wenn eine ALS in der klinischen Verlaufsform der progressiven Muskelatrophie (PMA, ▶ Frage 38) vermutet wird und bestimmte Symptome auftreten, die auch bei Immunneuropathien charakteristisch sind (schubförmiger Verlauf, elektroneurografischer Befund). In dieser Konstellation kann es im Einzelfall sinnvoll sein, eine Immunbehandlung (z. B. mit Immunglobulinen) durchzuführen, um ein Ansprechen der Symptome auf eine Immuntherapie zu untersuchen. Dieses Vorgehen wird als »Differenzialtherapie« bezeichnet, wenn mit diagnostischen Maßnahmen allein keine sichere Unterscheidung zwischen der ALS und einer Immunneuropathie nicht sicher möglich ist.

63   Was ist eine multifokale motorische Neuropathie (MMN) und wie unterscheidet sie sich von der ALS?

Die MMN ist eine sehr seltene Form der Immunneuropathie, die mit Lähmungen (Paresen) isolierter Muskelgruppen (z. B. der Fingerstrecker- oder Fußhebermuskulatur) verbunden ist. Der MMN liegt eine immunologische Erkrankung zugrunde, bei der das Immunsystem eigene Nervenstränge fälschlicherweise als »fremd« erkennt und der körpereigenen Immunabwehr aussetzt (Autoimmunerkrankung). In der Folge kommt es zu einer Schädigung einzelner Nerven und zu einer Schwäche der von diesen motorischen Nerven versorgten Muskeln. Die Erkrankung beginnt zumeist an einer isolierten Lokalisation (»fokal«), um im Verlauf von mehreren Monaten auf mehrere Nerven überzugehen (»multifokal«). Im Unterschied zur ALS verläuft die MMN sehr langsam und bleibt auf ausgewählte Muskelgruppen beschränkt. Eine Beeinträchtigung der Schluck- und Atemfunktion ist nicht vorhanden. In der Elektroneurografie können bei einem Teil der Patienten typische Nervenveränderungen nachgewiesen werden. Auch im Ultraschall der peripheren Nerven können im Einzelfall bestimmte Schwellungen der Nerven nachgewiesen werden. Die Symptome der MMN (insbesondere die Muskelschwäche) sprechen auf die Behandlung mit Immunglobulinen an. Nach der Infusionstherapie zeigt sich zumeist eine Stabilisierung oder Verbesserung der Symptomatik. Auch hier besteht ein Unterschied zur ALS, bei der kein längerfristiges Ansprechen auf eine Immuntherapie vorhanden ist. Die Unterscheidung der ALS gegenüber der MMN ist möglich, da die ALS eine höhere Progressionsrate aufweist und zumeist Symptome des ersten motorischen Neurons (Reflexsteigerung oder Spastik) vorhanden sind, die bei der MMN in keinem Fall vorkommen.

64   Was ist eine degenerative motorische Neuropathie und wie unterscheidet sie sich von der ALS?

Degenerative Neuropathien sind Nervenerkrankungen, in der motorische und sensible Nerven ohne erkennbare äußere Faktoren degenerieren. Eine hauptsächliche Gruppe der degenerativen Neuropathien wird als Charcot-Marie-Tooth-Erkrankung bezeichnet (CMT). Bei der CMT kann es zu fortschreitenden Lähmungen (Paresen) und Muskelschwund (Myatrophie) ohne begleitende Sensibilitätsstörung kommen. In dieser Konstellation kann die Unterscheidung zur ALS, insbesondere zur Progressiven Muskelatrophie, PMA, (▶ Frage 38) schwierig sein. Die Paresen bei der CMT betreffen – im Gegensatz zur ALS –zumeist beide Beine in symmetrischer Weise und weisen eine sehr geringe Progressionsrate auf. Das Verteilungsmuster der Lähmungen und die geringe Krankheitsdynamik lassen zumeist eine Unterscheidung zwischen ALS und CMT zu. Bei einem Teil der degenerativen Neuropathien sind genetische Faktoren bekannt, während für eine Vielzahl dieser peripheren Nervenerkrankungen die Krankheitsmechanismen noch unbekannt sind.

65   Was ist eine Spastische Spinalparalyse (SSP) und wie unterscheidet sie sich von der ALS?

Die SSP ist eine seltene Motoneuron-Erkrankung, die durch eine langsam fortschreitende Spastik der Beine gekennzeichnet ist. Ursächlich ist eine Degeneration motorischer Nervenzellen, die sich vom Gehirn bis zum Rückenmark erstrecken (erstes motorisches Neuron). Durch die Degeneration des ersten motorischen Neurons besteht eine Gemeinsamkeit zur ALS: Auch bei der ALS kann es zu einer Schädigung des ersten motorischen Neurons und zum Auftreten einer Spastik kommen. Im Gegensatz zur ALS ist die Spastik bei der SSP weitgehend auf die unteren Extremitäten beschränkt. Motorische Symptome an den Armen treten nicht oder in geringem Maße auf. Weitere Unterscheidungsmerkmale zwischen SSP und ALS betreffen das symmetrische Auftreten der Spastik und eine sehr geringe Progressionsrate bei der SSP. Die ALS – auch die spezielle Verlaufsform der Primären Lateralsklerose (PLS, ▶ Frage 41) – ist durch einen asymmetrischen Beginn der Spastik und durch ein schnelles Fortschreiten der motorischen Symptome gekennzeichnet. Bei der SSP liegt – ebenfalls im Unterschied zur ALS – bei etwa 50 % aller Betroffenen eine positive Familiengeschichte für diese Erkrankung vor. In dieser Konstellation wird die SSP auch als hereditäre spastische Paraparese (HSP) bezeichnet. Bei Patienten mit HSP lassen sich zumeist Mutationen in spezifischen Genen im Rahmen einer humangenetischen Diagnostik nachweisen.

66 Was ist eine zervikale Myelopathie und wie unterscheidet sie sich von der ALS?

Die zervikale Myelopathie ist eine Schädigung des Rückenmarks (Myelon) auf Höhe der Halswirbelsäule (zervikales Myelon). Häufige Ursachen für eine zervikale Myelopathie sind knöcherne Veränderungen der Halswirbelsäule, Einschränkungen des Wirbelkanals und eine Kompression des Rückenmarks durch degenerative Veränderungen der Wirbelsäule oder durch einen massiven Bandscheibenvorfall. Infolge der Rückenmarksschädigung können Lähmungen und Muskelschwund der Arme sowie eine Spastik der Beine entstehen – Symptome, die in ähnlicher Weise auch bei der ALS vorliegen. Durch diese Gemeinsamkeit gehört die zervikale Myelopathie zu den Differentialdiagnosen der ALS, sodass zur Diagnosestellung einer ALS zumeist eine Magnetresonanztomografie (MRT) sinnvoll ist. Bestimmte klinische Konstellationen machen eine zervikale Myelopathie (auch ohne MRT-Diagnostik) unwahrscheinlich. So ist das Auftreten eines Bulbärsyndroms (Sprech- und Schluckstörung) nicht durch eine zervikale Myelopathie verursacht. Auch eine breite Verteilung von schlaffen Lähmungen (periphere Paresen) und Muskelschwund am Rumpf und in den unteren Extremitäten machen die Differentialdiagnose einer zervikalen Myelopathie unwahrscheinlich.

67 Was ist eine Einschlusskörperchenmyopathie und wie unterscheidet sie sich von der ALS?

Der Einschlusskörperchenmyopathie (englisch: *Inclusion Body Myositis*, IBM) ist eine seltene Muskelerkrankung, die – ähnlich wie die ALS – zu einer Muskelschwäche (Paresen) sowie einem Muskelschwund (Myatrophie) führt. Die IBM ist ebenfalls eine langsam fortschreitende Erkrankung des mittleren Lebensalters, die zu progredienten motorischen Einschränkungen verbunden ist. Im Einzelfall ist die Abgrenzung zwischen einer IBM und einer progressiven Muskelatrophie (PMA, ▶ Frage 38) schwierig. Der körperliche Befund zwischen IBM und PMA kann Ähnlichkeiten aufweisen. Auch in der EMG-Untersuchung (▶ Frage 24, ▶ Frage 25) kann die IBM (obwohl es sich um eine Muskelerkrankung handelt) eine Nervenerkrankung »vortäuschen«. Ein wichtiges Unterscheidungsmerkmal ist die Lokalisation und Ausprägung der Lähmungserscheinungen: Während bei der PMA (▶ Frage 38) überwiegend die Streckermuskulatur der Hände betroffen sind und die Beugefunktion lange erhalten bleibt, ist die Symptomatik bei der

IBM gegensätzlich: Es dominiert eine Schwäche der Beugermuskulatur der Hände, während die Funktion der Strecker relativ gut erhalten ist. Falls eine Differenzierung zwischen IBM und PMA durch den neurologischen Untersuchungsbefund oder die EMG-Untersuchung nicht möglich ist, kommt eine Muskelbiopsie infrage, in der eine Unterscheidung zwischen beiden Erkrankungen meist möglich ist.

68 Wie unterscheidet sich eine Multiple Sklerose (MS) von der ALS?

Die Multiple Sklerose (MS) ist eine recht häufige Erkrankung des jungen Erwachsenenalters, die durch eine Vielzahl und Variabilität neurologischer Symptome gekennzeichnet. Die Mehrheit der Symptome (Sehstörung, Gefühlsstörung, Blasenfunktionsstörung, Augenbewegungsstörung) kommen bei der ALS nicht vor. Die genannten Symptome treten zumeist in Form von »Schüben« auf. In dieser Konstellation bestehen geringe Übereinstimmungen zwischen der MS und ALS. Bei einer speziellen Verlaufsform der MS, der chronisch-progredienten MS, kann es zu einem langsamen Fortschreiten einer spastischen Lähmung der Beine (spastische Paraparese) kommen. Diese Symptome sind grundsätzlich auch bei der ALS möglich. Die Unterscheidung zwischen beiden Erkrankungen ist durch eine Magnetresonanztomografie (MRT) des Rückenmarks und Gehirns möglich, die MS-spezifische Veränderungen zur Darstellung bringt. Im Gegensatz zur ALS lässt sich die MS mit Unterstützung eines typischen MRT-Befundes diagnostizieren.

69 Ist es sinnvoll, eine »zweite Meinung« zur Diagnose und Prognosestellung der ALS einzuholen?

Die Ermittlung einer zweiten Meinung ist ein etabliertes Konzept bei schweren, komplexen und seltenen Erkrankungen. Das Grundprinzip besteht darin, die diagnostische und prognostische Einschätzung der ALS durch einen anderen Neurologen mit Spezialisierung und Erfahrung in der Diagnose und Behandlung der ALS einzuholen. Der Vorteil einer zweiten Meinung liegt darin, dass verschiedene Ärzte über unterschiedliche Erfahrungs- und Behandlungsschwerpunkte verfügen. Auch die Herangehensweise und Kommunikation der offenen Fragen kann sehr unterschiedlich sein. Diese Nuancen in der Beratung und Einschätzung können für die Betroffenen von Interesse sein. Die zweite Meinung zielt nicht darauf ab, eine »bessere« Meinung zu erhalten, sondern eine zusätzliche und ergänzende Einschätzung zu erfahren. Nur im Ausnahmefall führt die Einholung einer zweiten Meinung zu einer grundsätzlich anderen diagnostischen und prognostischen Einschätzung. Wahrscheinlicher ist, dass in der zweiten Meinung das Konzept der Erstbehandlung bestätigt wird. Selbst in dieser Situation ist von einer Stärkung der Arzt-Patientenbeziehung zum erstbehandelnden Arzt auszugehen. Nachteile im Einholen der zweiten Meinung liegen in den Aufwen-

dungen und Belastungen, die mit überregionalen Anreisen und Transporten verbunden sein können. Daher ist auch der Verzicht auf eine zweite Meinung gleich-
berechtigt und nachvollziehbar. Auch die Beschränkung von Informationen und
der bewusste Verzicht auf eine allumfassende Beratung (einschließlich einer zweiten Meinung) liegt im Ermessen des individuellen Patienten. Daher ist die zweite
Meinung eine grundsätzliche Möglichkeit der medizinischen Beratung bei der
ALS, die jedoch noch nicht für alle ALS-Patienten zur Anwendung kommt.

VII Fragen zur Prognose und zum ALS-Verlauf

70 Ist eine Vorhersage des Verlaufes möglich?

Der Verlauf der ALS ist sehr unterschiedlich und individuell. Die Entwicklung der Symptome wird von der konkreten Verlaufsform der ALS bestimmt, die beim Betroffenen vorliegt (typische ALS, spastische Variante der ALS, Progressive Muskelatrophie, Primäre Lateralsklerose, Flail-Arm-Syndrom, Flail-Leg-Syndrom, axiale ALS, progressive Bulbärparalyse, ▶ Frage 38, ▶ Frage 41, ▶ Frage 45–48). Auch innerhalb aller Varianten der ALS ist eine unterschiedliche Dynamik des Verlaufes möglich. Eine grundsätzliche Unterscheidung zwischen einem schnellen, mittleren oder langsamen Krankheitsverlauf ist möglich. Dabei wird berücksichtigt, mit welcher Dynamik die motorischen Symptome fortschreiten. Von besonderer Bedeutung ist die Ausbreitung von Lähmungen (und damit verbundenen motorischen Defiziten) von einer betroffenen Körperregion auf eine nachfolgende Region (Ausbreitungsdynamik). Die Entwicklung der motorischen Defizite wird anhand der ALS-Funktionsskala (englisch: *ALS Functional Rating Scale, ALS-FRS*, ▶ Frage 72) ermittelt. Weitere Verlaufskriterien sind die Entwicklung des Körpergewichtes (Body-Maß-Index), der Atemkapazität (englisch: Slow Vital Capacity, SVC, ▶ Frage 227), des Hustenstoßes (englisch: Peak Cough Flow, PCF, ▶ Frage 244) und des Biomarkers *Neurofilament Light Chain* (NF-L, ▶ Frage 33). Eine Vorhersage des ALS-Verlaufes setzt eine Berücksichtigung, Interpretation und Abwägung einzelner Faktoren und ihrer Kombination voraus. Die Einschätzung des individuellen Verlaufes erfolgt durch Neurologen, die sich zur Diagnose und Behandlung der ALS spezialisiert haben.

71 Verläuft die ALS in Schüben?

Die ALS verläuft zumeist in langsam fortschreitender Weise. In seltenen Konstellationen kann der Erkrankungsbeginn im Verlauf weniger Stunden oder Tage beginnen, sodass der frühe Verlauf im Sinne eines »Schubes« oder einer Akutsymptomatik erscheint. Weiterhin ist möglich, dass Patienten bestimmte Funktionen von einem zum anderen Tag nicht mehr realisieren können. Dieses Funktionsdefizit kann ebenfalls als »Schub« erlebt werden, obwohl der zugrunde liegende Prozess der Neurodegeneration weitgehend kontinuierlich ist. Dieses Phänomen ist im Sinne des sprichwörtlichen Tropfens zu verstehen, der das Glas (der Erkrankung) zum Überlaufen bringt.

72   Wie bedeutet die ALS-Funktionsskala (ALS-FRS)?

Die Erkrankungsschwere wird mit der ALS-Funktionsskala (englisch: *ALS Functional Rating Scale*, ALS-FRS) bestimmt. Sie umfasst zwölf Fragen zu typischen Symptomen der ALS, die in einer Abstufung von 5 Punkten eingeschätzt wird (4 Punkte entsprechen einer normalen Funktion; 0 Punkte entsprechen einem Funktionsverlust). Auf der ALS-Funktionsskala ist eine maximale Gesamtpunktzahl von 48 Punkten zu erreichen. Im ALS-Verlauf kommt es zu einer kontinuierlichen Abnahme der Punktzahl. Die zwölf Fragen betreffen die folgenden Bereiche: Sprech- und Schluckstörung, Vorhandensein eines überschüssigen Speichelflusses, das Hantieren mit einem Stift oder mit Besteck, das Laufen oder Treppensteigen, das Umdrehen im Bett, die Atemkraft im Sitzen und Liegen sowie die Nutzung von Atemhilfen. Die ALS-Funktionsskala wurde ursprünglich in den USA etabliert und bereits vor vielen Jahren in die deutsche Sprache (sowie zahlreiche andere Sprachen) übersetzt. Die ALS-FRS ist damit eine international anerkannte und etablierte Skala, um den Schweregrad der ALS zu bestimmen und zu vergleichen.

73   Was bedeutet »Progressionsrate«?

Unter der Progressionsrate ist das Fortschreiten von Symptomen im Krankheitsverlauf zu verstehen. Zur Bestimmung der Progression wird die ALS-Funktionsskala (englisch: *ALS Functional Rating Scale*, ALS-FRS, ▶ Frage 72) genutzt. Die maximale Gesamtpunktzahl der ALS-Funktionsskala beträgt 48 Punkte. Bei dieser Punktzahl liegt kein erkennbares motorisches Defizit vor. Die ALS-Progression lässt sich anhand der Abnahme der ALS-FRS-Punkte pro Monat ermitteln. Bei einer mittleren Progressionsrate kommt es zu einer Abnahme von 1 Skalenpunkt pro Monat. Patienten mit einer hohen Progressionsrate zeigen eine Abnahme von mehr als 1,5 Skalenpunkten pro Monat. Gleichzeitig ist auch eine geringe Progressionsrate möglich, die sich mit einer Abnahme von weniger als 0,5 Skalenpunkten pro Monat darstellt.

74   Habe ich einen schnelleren oder langsamen Verlauf der ALS?

Die Frage eines schnelleren oder langsamen Krankheitsverlaufes lässt sich anhand der ALS-Funktionsskala bestimmen (englisch: *ALS Functional Rating Scale*, ALS-FRS, ▶ Frage 72). Ein Kriterium zur Beurteilung des Krankheitsverlaufes ist die Abnahme der ALS-FRS-Skalenpunkte pro Monat. Bei einer Abnahme der Gesamtpunktzahl des ALS-FRS von mehr als 1,5 Punkten pro Monat ist von einer überdurchschnittlichen Dynamik auszugehen. Bei einer Abnahme von mehr als 2 Skalenpunkten im Monat liegt eine hohe Progressionsrate vor. Beträgt die Abnahme weniger als 0,5 Skalenpunkte pro Monat ist von einer unterdurchschnittlichen Progression der ALS auszugehen. Bei der Einschätzung der individuellen

Prognose kann nicht allein die ALS-Funktionsskala zugrunde gelegt werden. Andere Prognosekriterien – insbesondere der Gewichtsverlauf sowie die Atem- und Hustenfunktion – sind weitere wichtige Parameter, die für die Bewertung des ALS-Verlaufes berücksichtigt werden müssen.

75   Was ist die Todesursache bei der ALS?

Die ALS führt zu einer Lebensverkürzung oder Notwendigkeit lebensverlängernder Maßnahmen. Zwei Faktoren können das Leben begrenzen: Eine Schluckstörung (Dysphagie) und die damit verbundene Mangelernährung (Malnutrition) sowie eine Atemfunktionsstörung (Hypoventilation). Beide lebensbestimmenden Faktoren lassen sich grundsätzlich durch medizinische Maßnahmen hinauszögern oder kontrollieren. Die Auswirkungen der Schluckstörung können durch eine Ernährungssonde (PEG, ▶ Frage 206) kompensiert werden, während die verminderte Atemfunktion durch eine Beatmungstherapie behandelt werden kann.

76   Führt die ALS immer zum Tod?

Die ALS kann durch zwei schwerwiegende Symptome zum Tod führen: Durch eine Mangelernährung (bedingt durch eine Schluckstörung) oder durch eine Atemfunktionsstörung (bedingt durch eine Schwäche der Atemmuskulatur). Beide Faktoren sind durch medizintechnische Unterstützung (PEG und Beatmungsversorgung) zu beeinflussen und weitgehend »kontrollierbar«. Die medizintechnische Versorgung mit einer PEG und einem Beatmungsgerät ist als lebensverlängernde Maßnahme einzuordnen. Patienten, die eine Behandlung mit einer PEG oder Beatmungsversorgung in Anspruch nehmen, können eine deutliche Lebensverlängerung erfahren. Im Einzelfall kann das Leben durch Ernährungs- und Beatmungsunterstützung soweit verlängert werden, dass nicht die ALS, sondern eine andere, zusätzliche und zumeist häufige Erkrankung zum Tod führt (z. B. eine Krebs- oder Herzkreislauf-Erkrankung).

77   Gibt es »Wunder« bei der ALS?

Eine Heilung oder zumindest ein Stillstand der ALS wird verständlicherweise als »Wunder« erhofft. In spezialisierten ALS-Zentren sind keine ALS-Patienten bekannt, die einen Stillstand, eine Rückläufigkeit oder gar Heilung von ALS-bedingten Symptomen erlebt haben. Tatsächlich sind Patienten bekannt, die eine Stabilisierung und Verbesserung motorischer Symptome erlebt haben. Die Ursache lag in einer Fehldiagnose und der fälschlichen Annahme einer ALS. In einer längerfristigen Perspektive ist durch wissenschaftlichen Fortschritt und die Entwicklung effektiver Therapieoptionen ein Stillstand und Rückgang von ALS-bedingten Symptomen denkbar und anzustreben, aber derzeit noch nicht greifbar. Das ultimative Ziel einer zukünftigen Heilung der ALS ist nicht als »Wunder«

zu betrachten, sondern wird das Ergebnis einer intensiven und kontinuierlichen Forschungs- und Entwicklungsaktivität sein.

78   Wie ist die Überlebenszeit mit ALS?

Die Überlebenszeit mit einer ALS ist sehr individuell und kann von der Statistik erheblich abweichen. Ohne die Berücksichtigung medizinischer Maßnahmen, insbesondere ohne die Behandlungsergebnisse von Ernährungs- und Beatmungsversorgung, überleben 50 % aller Patienten einen Erkrankungsverlauf von drei Jahren sowie 30 % der Betroffenen einen ALS-Verlauf von fünf Jahren. Der Beginn des Krankheitsverlaufes wird durch den Beginn von Lähmungen (Paresen) an den Extremitäten, dem Rumpf oder der Zunge definiert. Das Auftreten von Muskelschwund (Myatrophie) oder Muskelzuckungen (Faszikulationen) oder der Zeitpunkt der Diagnosestellung sind für die Ermittlung der Erkrankungsdauer an dieser Stelle nicht relevant.

79   Ist eine Vorhersage der Überlebenszeit möglich?

Eine Vorhersage der individuellen Lebenszeit ist nicht möglich. Zu viele Faktoren bestimmen die Überlebenszeit, sodass statistische Angaben oder alleinige Messwerte (z. B. das Körpergewicht, die Atemkapazität, der Hustenstoß oder die Biomarker-Konzentration) nicht ausreichend sind. Neben den objektiven Faktoren der Progressionsrate sind auch persönliche Entscheidungen zur Akzeptanz (oder Begrenzung) lebenszeitverlängernde Maßnahmen für die Prognose der Lebenszeit von entscheidender Bedeutung. Die Machbarkeit, Verfügbarkeit und Akzeptanz von Ernährungs- und Beatmungsversorgung ist dabei ein entscheidendes Kriterium für das Überleben mit der ALS. Weitere Faktoren der Überlebenszeit sind Begleiterkrankungen zur ALS, insbesondere die Frontotemporale Demenz (FTD, ► Frage 51), die sich begrenzend auf die Überlebenszeit auswirkt.

80   Ist die bulbäre ALS mit einer ungünstigen Prognose verbunden?

Die bulbäre ALS ist durch eine Sprech- und Schluckstörung bereits im frühen Krankheitsverlauf gekennzeichnet. Insbesondere die Schluckstörung (Dysphagie) ist mit Risiken einer Mangelernährung (Malnutrition), einem häufigen Verschlucken (Aspiration) und einer erhöhten Atemanstrengung (obstruktive Atemfunktionsstörung) verbunden. Daher ist die bulbäre ALS zumeist mit größeren Belastungen und einer erschwerten Prognose verbunden. Trotz dieser grundsätzlichen Aussage muss eine individuelle Einschätzung angemahnt werden. Auch bei Patienten mit bulbärer ALS sind langsame Verläufe mit einer geringen Progressionsrate und einer günstigen Prognose möglich. Die Prognose wird neben dem Ort des Symptombeginns (Bulbärregion) von zahlreichen Faktoren bestimmt

(Progressionsrate innerhalb der Bulbärregion und Ausbreitung auf andere Regionen, Gewichtsverlust, Atemfunktion, Akzeptanz und Nutzung von Ernährungs- und Atemhilfen). Insgesamt ist die pauschale Einschätzung einer ungünstigen Prognose kritisch zu betrachten und mit einer individuellen Einschätzung zu begegnen.

81 Was sind die wichtigsten Faktoren, die das Überleben mit ALS bestimmen?

Das Leben mit ALS wird von verschiedenen komplexen und individuellen Faktoren bestimmt. Wichtige Kriterien des Überlebens sind die Progressionsrate (Ausbreitungsgeschwindigkeit motorischer Defizite) und das Endstehen lebensbegrenzender Symptome (Schluckstörung und Atemfunktionsstörung). Neben dem neurologischen Verlauf der ALS ist die Nutzung lebensverlängernder Maßnahmen (PEG oder Atemhilfen) relevant. Von entscheidender Bedeutung ist die Frage, wie Patienten ihre individuelle Lebensqualität bewerten – und davon abhängig – lebensverlängernde Maßnahmen akzeptieren und nutzen. Der Anteil an Patienten, die in eine invasive Beatmung einwilligen, beträgt derzeit zwischen 5 und 10 %. Aber auch andere Maßnahmen – eine optimale Ernährung und Pflege, die Bereitstellung von Mobilitäts- und Kommunikationshilfen sowie die Möglichkeiten der privaten und sozialen Teilhabe – tragen wesentlich zu einem verbesserten Überleben und einer Steigerung der Lebensqualität bei.

82 Kann ich selbst dazu beitragen, eine Verlangsamung der ALS zu erreichen?

Die ALS ist eine »innere« Erkrankung des motorischen Nervensystems und ist durch äußere Faktoren nur bedingt zu beeinflussen. Daher kann der Erkrankungsprozess durch den Patienten selbst nicht verlangsamt werden. Dennoch hat der Patient verschiedene Möglichkeiten, günstig auf den ALS-Verlauf einzuwirken. Dazu gehört die kontinuierliche und korrekte Einnahme von Medikation, die aktive Mitarbeit bei Physio- und Ergotherapie sowie Logopädie und die Nutzung von Hilfsmitteln in den Bereichen Mobilität, Transfer und Kommunikation. Die Offenheit, Akzeptanz und Nutzung von bestehenden Möglichkeiten der Ernährungs- und Beatmungsversorgung können ebenfalls den Krankheitsverlauf positiv beeinflussen.

83 Gibt es eine gutartige Form der ALS?

Der Verlauf der ALS ist sehr unterschiedlich und individuell. Innerhalb des Spektrums der Krankheitsverläufe ist es auch möglich, dass die ALS mit einer sehr geringen Progressionsrate verläuft. Der Begriff einer »Gutartigkeit« sollte jedoch auch bei diesen Verläufen keine Anwendung finden, da auch bei einer sehr

langsamen Progression die ALS stets fortschreitet und – wenn auch mit geringe-
rer Dynamik – zu hochgradigen oder vollständigen Lähmungen führt. Langsame
Verläufe der ALS kommen bei etwa 10 % aller Menschen mit ALS vor. In diesem Fall zeigt sich eine deutlich geringere Ausbreitung der motorischen Symptome von der erstbetroffenen Region auf andere Muskelgruppen.

84 Gibt es Phasen der Verlangsamung der ALS?

In seltenen Fällen sind Phasen im Krankheitsverlauf bekannt, in denen ein geringes Fortschreiten der motorischen Symptome zu verzeichnen ist. Dieses Phänomen betrifft insbesondere Patienten, bei denen grundsätzlich eine langsame Verlaufsform der ALS vorliegt. Die Phasen der Verlangsamung können mehrere
Monate bis zu einem Jahr anhalten.

85 Gibt es einen Stillstand bei der ALS?

Ein Stillstand im Verlauf der ALS über längere Zeiträume ist nicht typisch. In einem Bemessungszeitraum von zwölf Monaten ist bei allen ALS-Patienten, auch
bei Vorliegen einer sehr langsamen Verlaufsform, eine Krankheitsprogression
nachweisbar. An der Charité befand sich ein Patient in Behandlung, der 56 Jahre
an einer ALS erkrankt war und ohne »künstliche« Ernährung oder Beatmung
mit der ALS gelebt hat (dieser ungewöhnliche Verlauf wurde im Jahr 2004 in
der neurologischen Fachzeitschrift »Neurology« wissenschaftlich publiziert). Selbst
bei diesem Patienten mit einem extrem langsamen Krankheitsverlauf war eine
geringe Progression von Symptomen nachweisbar – die ALS stand niemals still.

VIII   Fragen zu Symptomen der ALS

86   Was sind typische Anfangssymptome der ALS?

Die ALS beginnt meist mit diskreten motorischen Einschränkungen. Ein häufiges Anfangssymptom ist eine einseitige Feinmotorikstörung der Hand, die sich bei Alltagsbewegungen bemerkbar macht: Beim Hantieren mit Besteck, dem Umdrehen eines Schlüssels, dem Öffnen einer Flasche oder anderen manuellen Leistungen, die Kraft und Geschicklichkeit erfordern. Ein weiteres häufiges Erstsymptom ist eine Fußheberschwäche: Der Fuß kann nicht mehr mühelos angehoben werden. Es kommt zu einem »Stolpern über die eigenen Beine«. In beiden Konstellationen, beim Beginn an der Hand oder dem Fuß, ist zumeist eine Körperseite betroffen. Bei genauerer Inspektion der Hand oder des Unterschenkels fällt auf, dass die Muskelmasse reduziert ist (Myatrophie). Die Myatrophie der Hand betrifft vor allem den Daumenballen und die kleine Handmuskulatur. Bei Beginn der Erkrankung am Fuß zeigt sich eine Verschmälerung der Muskulatur an der Vorderseite des Unterschenkels – die Schienbeinkante kommt stärker zur Darstellung. Ein drittes Anfangssymptom, das bei 30–40 % entsteht, betrifft eine Sprechstörung (Dysarthrie). Auch hier sind die Veränderungen anfänglich sehr diskret. Nur einzelne Laute (sogenannte S- und Zischlaute) sind betroffen. Auch sind Schwankungen im Tagesverlauf typisch. Bei der Betrachtung der Zunge kann eine »Unruhe« der Muskulatur auffallen. Seltene Anfangssymptome sind eine Schwäche der Schultermuskulatur (Flail-Arm-Variante, ▶ Frage 46) oder eine Rumpfinstabilität oder eine Atemanstrengung (axiale Verlaufsform, ▶ Frage 47).

87   Was bedeutet Parese?

Eine Parese (griechisch: »Erschlaffen«) ist eine unvollständige Lähmung. Bei geringen Paresen sind nur wenig Einschränkungen der Beweglichkeit zu bemerken, während bei einer hochgradigen Parese nur noch geringe Bewegungen – trotz voller Anspannung der Muskeln – erkennbar sind. Vollständige Lähmungen, bei den keine Bewegung der Muskeln trotz voller Anspannung der Muskeln erkennbar sind, werden als »Paralyse« oder »Plegie« bezeichnet. Bei der Parese sind zwei Varianten zu unterscheiden: Eine »periphere Parese« entsteht durch eine Schädigung der motorischen Nervenbahnen, die sich vom Rückenmark, über die Nervenwurzeln und peripheren Nerven bis zur Muskulatur erstrecken (zweites motorisches Neuron, ▶ Frage 22). Diese Paresen sind durch einen Kraftverlust gekennzeichnet (»schlaffe Lähmung« oder »schlaffe Parese«). Im Unterschied dazu steht die »zentrale Parese« (oder »zentrale Lähmung«). Sie entsteht durch eine Schädigung der motorischen Nervenbahnen, die von den motorischen Nervenzellen im Gehirn bis zum Rückenmark verlaufen (erstes motorisches Neuron, ▶ Frage 22). Diese Paresen entstehen durch eine unkontrollierte Muskelaktivität, die als Spastik bezeichnet wird (▶ Frage 97). Das motorische Defizit bei zentralen Paresen entsteht nicht durch einen Kraftverlust, sondern durch eine Steifigkeit, die einer regulären Bewegung entgegensteht. Bei der ALS können periphere und zentrale Paresen gemeinsam vorkommen. Das langsame Fortschreiten von Paresen ist ein wesentliches Merkmal der ALS.

88 Was bedeutet Myatrophie?

Dieser Begriff steht für einen »Muskelschwund«. Auch dieser Begriff stammt aus dem Griechischen. »Atrophia« wird mit »Abmagerung« übersetzt. »Myos« ist der Genitiv des griechischen Worts für Muskel. Myatrophie ist – neben Paresen und Spastik – ein wesentliches Symptom bei der ALS, das die Mehrheit aller Patienten aufweist.

89 Was bedeutet Dysarthrie?

Dieser Begriff steht für eine Störung des Sprechens in seiner motorischen Funktion. Das Aussprechen von Worten und Lauten ist eingeschränkt, obgleich keine Schwierigkeiten vorliegen, die richtigen Worte zu finden (Störung der Aussprache ohne Wortfindungsstörung). Bei der ALS kann es zu einem langsamen Fortschreiten von einer geringen Dysarthrie (diskrete »Verwaschenheit« der Laute und ausgesprochenen Worte) bis zu einer hochgradigen Dysarthrie kommen (die geäußerten Worte sind für den Außenstehenden nicht mehr verständlich). Der Verlust der Fähigkeit zu sprechen, wird als »Anarthrie« bezeichnet.

90 Was bedeutet Dysphagie?

Dieser Begriff steht für die Einschränkung des Schluckens durch eine Schwäche oder Steifigkeit von Zunge und Schlund. Flüssigkeiten oder feste Nahrungsbestandteile können nur mit Einschränkungen transportiert werden – der Schluckvorgang ist gestört. Bei der ALS ist die Dysphagie ein häufiges Symptom, das zumeist in Verbindung mit einer Dysarthrie auftritt. Die Dysphagie kann im Krankheitsverlauf von einer geringen Dysphagie (seltenes Verschlucken oder Schwierigkeiten der Nahrungsplatzierung im Mund) bis zu einer hochgradigen Dysphagie (mühevolles Schlucken, sodass ausschließlich flüssige Nahrungsbestandteile aufgenommen werden können) fortschreiten. Ein vollständiger Verlust der Schluckfunktion wird als »Aphagie« bezeichnet.

91   Was bedeutet Sialorrhoe?

Dieser Begriff steht für einen übermäßigen Speichelfluss, der durch die Schwierigkeit des wirksamen Schluckens entsteht. Sialorrhoe leitet sich aus dem Griechischen ab (Saliva, der Speichel). Der überschüssige Speichelfluss entsteht nicht durch eine Mehrproduktion von Speichel bei der ALS, sondern durch eine reduzierte Fähigkeit, den Speichel herunterzuschlucken. Bei einer regulären Schluckfunktion werden 1,5 Liter Speichel, die im Tagesverlauf in den Drüsen des Mundraums produziert werden, unbemerkt heruntergeschluckt. Bei einer motorischen Einschränkung des Schluckaktes kommt der Transportprozess des Speichels aus dem Gleichgewicht und zu einer Ansammlung von Speichel im Mundraum. Die Sialorrhoe ist ein häufiges Symptom der ALS, immer in Kombination mit einer Dysphagie. Sie kann von einer geringen Sialorrhoe (Gefühl der stärkeren Anfeuchtung des Mundraumes) bis zu einer hochgradigen Sialorrhoe (starker Speichelfluss mit Verlust von Speichel aus dem Mund heraus) fortschreiten. Eine wirksame Behandlung der Sialorrhoe ist ein wichtiges Ziel der symptomatischen Behandlung, für die mehrere Medikamente zum Einsatz kommen.

92   Was ist ein Bulbärsyndrom?

Das Bulbärhirn befindet sich im unteren Abschnitt des Gehirns – am Übergang zum Rückenmark. In dieser anatomischen Region des zentralen Nervensystems befinden sich motorische Nervenzellen, die für die Steuerung der Zungen- und Schlundmuskulatur verantwortlich sind. Eine Degeneration motorischer Nervenzellen im Bulbärhirn und die damit verbundene Paresen der Zungen- und Schlundmuskulatur wird als Bulbärsyndrom bezeichnet. Typische Symptome, die mit dem Bulbärsyndrom verbunden sind, beinhalten eine Sprechstörung (Dysarthrie) und Schluckstörung (Dysphagie). Die motorischen Nervenzellen im Bulbärhirn unterliegen einer übergeordneten Steuerung durch motorische Nervenzellen im Gehirn (erstes motorisches Neuron). In einer speziellen Konstellation kann eine Degeneration des ersten motorischen Neurons vorliegen, während die Nervenzellen im Bulbärhirn selbst intakt sind. In diesem Fall liegt eine Spastik von Zunge und Schlund vor, die als »Pseudobulbärsyndrom« bezeichnet wird. Das Bulbär- und Pseudobulbärsyndrom und die damit verbundenen Symptome der Dysarthrie und Dysphagie sind ein häufiger Bestandteil der ALS-Symptomatik.

93   Wie häufig ist ein Bulbärsyndrom?

Eine Bulbärsymptomatik (mit Sprechstörung und Schluckstörung) ist bei 30–40 % aller Betroffenen das erste Symptom der ALS. Stellen bulbäre Symptome die Erstsymptomatik dar, wird die Erkrankung als »bulbäre ALS« benannt. Auch bei Patienten mit einer Initialsymptomatik an den Extremitäten oder dem Rumpf, kommt es zu 75–80 % der Patienten im weiteren Krankheitsverlauf zu einem Bulbärsyndrom. Das Ausmaß der Betroffenheit ist sehr unterschiedlich. Bei einer bulbären ALS ist das Bulbärsyndrom ausgeprägt, während bei anderen Verläufen der ALS das Bulbärsyndrom weniger ausgeprägt bleiben kann. Insgesamt gehört das Bulbärsyndrom, neben Paresen und Myatrophie der Extremitäten und des Rumpfes, zu den wesentlichen Kennzeichen der ALS.

94 Ist ein Bulbärsyndrom immer Bestandteil der ALS?

Bestimmte Varianten der ALS verlaufen ohne eine Bulbärsymptomatik. Bei der progressiven Muskelatrophie (PMA, ▶ Frage 38) kann das Bulbärsyndrom und die damit verbundenen Symptome der Sprechstörung (Dysarthrie) und Schluckstörung (Dysphagie), weitgehend ausgespart bleiben. Auch bei anderen seltenen Varianten (z. B. der axialen ALS) kann das Bulbärsyndrom sehr verzögert oder im geringen Ausmaß auftreten.

95 Was sind Faszikulationen?

Faszikulationen sind unwillkürliche Bewegungen einzelner Muskelfasern, (Muskelzuckungen), die unter der Haut erkennbar sind, aber zu keinem Bewegungseffekt des gesamten Muskels führen. Sie sind nicht spezifisch für die ALS, sondern ein weitverbreitetes Symptom, das bei verschiedenen, auch gutartigen Erkrankungen, aber auch bei gesunden Personen auftreten kann. Bei der ALS treten die Faszikulationen zumeist am gesamten Körper und mit hoher Intensität auf. Faszikulationen treten insbesondere im frühen Verlauf der ALS auf. In seltenen Konstellationen werden Faszikulationen vor dem Auftreten von Myatrophie und Paresen bemerkt. Das Vorliegen von Faszikulationen in isolierter Weise, ohne gleichzeitigen Nachweis von Paresen und Myatrophie, rechtfertigt nicht den Verdacht auf eine ALS. Insgesamt sind Faszikulationen ein häufiges Phänomen, das überwiegend unspezifisch und häufig in der Allgemeinbevölkerung vorkommt (»gutartige Faszikulationen«). Weiterhin können sie im Zusammenhang mit spezifischen neurologischen Erkrankungen (pathologische Faszikulationen) auftreten. Durch diese doppelte Bedeutung von Faszikulationen entstehen häufige, zumeist unberechtigte Sorgen vor ALS. Faszikulationen, die über mehrere Monate vorhanden sind und keine weiteren neurologischen Begleitsymptome aufweisen (Muskelschwund, Lähmungen, Reflexsteigerung oder Spastik) machen das Vorliegen einer ALS sehr unwahrscheinlich.

96 Ist es ein gutes Zeichen, wenn die Faszikulationen nachlassen?

Faszikulationen bei der ALS entstehen durch eine Degeneration motorischer Nervenzellen im Rückenmark (Motoneuron) und der Nervenausläufer (Axone), die mit der Muskulatur in Verbindung treten. Durch die abnehmende Nervensteuerung der Muskulatur kommt es innerhalb der Muskelzellen zu unkontrollierten elektrischen Entladungen, die sich mit einer spontanen Bewegung der Muskelfasern darstellt (Faszikulationen). Im weiteren Verlauf der Erkrankung wird die Muskulatur abgebaut (Myatrophie). Mit dem Abbau der Muskulatur nehmen auch die Faszikulationen in Häufigkeit und Intensität ab. Daher sind die Faszikulationen zumeist im frühen Verlauf der ALS zu beobachten, während dieses Symptom im weiteren Krankheitsverlauf abnimmt.

97   Was ist eine Spastik?

Der Begriff Spastik (oder Spastizität) leitet sich aus dem griechischen Wort »Spasmus« ab (griechisch: »Der Krampf«). Die Spastik ist durch eine erhöhte Muskelspannung definiert, die durch eine Fehlsteuerung der betroffenen Muskulatur durch das Nervensystem begründet ist. Alle Muskeln des menschlichen Körpers, die willkürlich beweglich sind (Willkürmotorik) werden durch motorische Nervenzellen, die sich im Rückenmark befinden (zweites motorisches Neuron) gesteuert. Von entscheidender Bedeutung ist, dass die motorischen Nervenzellen im Rückenmark einer übergeordneten Kontrolle durch Nervenzellen unterliegen, die sich im Gehirn befinden und über Nervenbahnen mit dem Rückenmark in Verbindung stehen (erstes motorisches Neuron, ▶ Frage 22). Bei einer Schädigung des ersten motorischen Neurons geht diese Kontrollfunktion verloren, sodass unkontrollierte, überschießende und krampfartige Bewegungen verursacht werden, die als Spastik bezeichnet werden. In vereinfachter Weise ist das zweite motorische Neuron (Verbindung zwischen Rückenmark und Muskulatur) für die Kraftentfaltung zuständig, während das erste motorische Neuron (Verbindung zwischen Gehirn und Rückenmark) für die Koordination und Kontrolle der motorischen Leistungen verantwortlich ist. Die Spastik ist das Symptom für eine fehlerhafte Kontrolle der Muskel durch das geschädigte erste motorische Neuron.

98   Ist eine Spastik immer Bestandteil der ALS?

Die Spastik ist ein häufiges, aber kein einheitliches Symptom bei der ALS. Insgesamt überwiegen bei der ALS schlaffe Lähmungen (periphere Paresen) und ein Muskelschwund (Myatrophien), während die Spastik zumeist ein Begleitsymptom darstellt. Eine häufige Konstellation ist das Auftreten einer schlaffen Lähmung an den Armen, während die Beine eine Spastik aufweisen. Bei mehr als 20 % der ALS-Patienten, ist auch im gesamten Krankheitsverlauf, keine Spastik vorhanden.

99   Was ist eine Kontraktur?

Unter einer Kontraktur ist die Verkürzung von Muskulatur und Sehnen zu verstehen, die durch Inaktivität von Muskulatur oder durch eine hochgradige Muskelanspannung (Spastik) entsteht. Beide Entstehungswege sind bei der ALS möglich und eine häufige Problematik. Kontrakturen entstehen typischerweise an den Händen, im Ellenbogengelenk und Schultergelenk und betreffen zumeist die Beugerfunktion. Die Hände sind »zusammengekrallt«, der Ellenbogen in der Beugeposition fixiert oder der Arm an den Rumpf gepresst. An den unteren Extremitäten dominiert eine Spitzfußstellung, die durch eine Verkürzung der Achillessehne und anderer Muskelgruppen entsteht. Eine intensive Physiotherapie oder der Einsatz therapeutischer Bewegungsgeräte zielt darauf ab, Kontrakturen zu verhindern oder zumindest in ihrer Ausprägung abzuschwächen. Orthesen (altgriechisch: »aufrecht«) sind Hilfsmittel, die der Stabilisierung und Positionierung von Extremitäten und des Rumpfes dienen. Diese Hilfsmittel können auch dazu beitragen, Kontrakturen abzuwenden oder zu behandeln. Mit bestimmten Orthesen (Regressionsorthesen) kann im Einzelfall erreicht werden, bestehende Kontrakturen »aufzudehnen« und abzubauen. Auch Therapietische sowie Elektrorollstühle mit Stehfunktion können dazu beitragen, Kontrakturen in Häufigkeit und Ausprägung zu reduzieren.

100 Was ist ein Lymphödem?

Ein Lymphödem ist die Ansammlung von Gewebsflüssigkeit (Lymphflüssigkeit) in den Extremitäten, die durch eine unzureichende Aktivität der Muskulatur entsteht. Bei der ALS sind Lymphödeme der Hände und Unterarme sowie der Unterschenkel ein häufiges Symptom. Im gesunden Körper besteht ein Gleichgewicht zwischen einer Zufuhr des Blutes zu den Extremitäten (in Arterien) und dem Rücktransport des Blutes (nach Verbrauch von Sauerstoff und anderen Stoffwechselprodukten) zurück zum Herzen (in den Venen). Die Zufuhr des Blutes wird durch Muskeln innerhalb der Arterien befördert (spürbar als »Puls« der Arterien). Die Muskulatur der zurückführenden Blutgefäße (Venen) ist wesentlich schwächer. Der Rückfluss des Blutes ist von einer Muskelaktivität der Extremitätenmuskulatur abhängig, die dazu beiträgt, die Venen in Richtung des Körpers »auszupressen« (Venen-Muskel-Pumpe). Bei einer Schwäche der Muskulatur findet der Blutzustrom über die Arterien (mit eigener Muskulatur und dem »Puls«) unverändert statt, während der Abstrom des Blutes durch Lähmungen und der damit verbundenen Verminderung der Venen-Muskelpumpe nicht mehr ausreichend ist. In der Folge entsteht ein Ungleichgewicht zwischen Zu- und Abfluss des Blutes, veränderten Druckverhältnissen im Gewebe und einer Ansammlung von Gewebsflüssigkeit. Das Lymphödem kann zu einer schmerzhaften Anspannung der Haut führen und zusätzliches Gewicht in der ohnehin geschwächten Extremität erzeugen. Durch eine Lymphdrainage oder durch das Tragen von Kompressionsstrümpfen sowie durch Hochlagerung der Extremitäten kann das Lymphödem reduziert werden. Das Lymphödem ist ein häufiges Symptom bei hochgradigen Lähmungen und ein wichtiges Behandlungsziel in der Physiotherapie und Hilfsmittelversorgung.

101 Was ist ein Dekubitus?

Dieser medizinische Begriff leitet sich vom lateinischen Wort »decumbere« ab, das mit »niederlegen« übersetzt werden kann. Der Dekubitus beschreibt eine Schädigung der Haut und darunter liegender Strukturen, die durch Kompression entstehen kann. Bei der ALS besteht infolge hochgradiger Lähmungen (und damit verbundenen Sitz- und Liegepositionen) ein erhöhtes Risiko, Druckläsionen zu entwickeln. Häufige Lokalisationen eines Dekubitus sind die Hautregionen über dem Kreuz- und Sitzbein (durch anhaltendes Sitzen) sowie die Schulterregion und die Ellenbogenstreckseiten (durch anhaltendes Liegen). Ein Dekubitus kann auch an der Nase oder im Gesicht entstehen, wenn eine Atmungsmaske über große Teile des Tages zur Beatmungsversorgung getragen werden muss und einen gesteigerten Druck auf die darunter liegende Haut ausübt. Der Dekubitus ist ein wichtiges Ziel der Prävention in der Pflege – das Entstehen von Druckläsionen sollte durch eine Optimierung der Lagerung und damit verbundene Druckentlastung abgewendet werden. Neben pflegerischen Maßnahmen (Hautpflege, Lagerungsregime) kommen verschiedene Hilfsmittel zum Einsatz, die einer Abwendung eines Dekubitus dienen. Dazu zählen spezielle Pflegebetten mit Anti-Dekubitus-Matratzen, aber auch Therapietische sowie Rollstühle mit Stehfunktion, die ein Stehen trotz hochgradiger Lähmung der Beine erlauben (mit entsprechender Entlastung der Gesäß- und Rückenregion).

102 Was bedeutet Hypoventilation?

Der Begriff der Hypoventilation (»Minderatmung«) steht für eine verminderte Atemleistung, die durch eine Muskelschwäche der Atemmuskulatur bedingt ist. Bei der ALS kommt es neben Paresen und Myatrophie der Extremitäten zumeist zu einer Einbeziehung der Atemmuskulatur. Dazu zählen das Zwerchfell (der hauptsächliche Atemmuskel des menschlichen Körpers) sowie die Rippen-, Rücken- und Bauchmuskulatur, die sämtlich an der Atemfunktion beteiligt sind. Bei einer Parese dieser Muskelgruppen kommt es zu einer Verminderung der Atemarbeit mit der Konsequenz eines reduzierten Luftaustausches in der Lunge. Die Hypoventilation ist eine von zwei möglichen Ursachen einer Atemfunktionsstorung bei der ALS. Neben der Atemschwäche kann es zu einer Verlegung (Obstruktion) der Atemwege durch eine Schwäche der Zunge, des Schlundes und des Kehlkopfes oder durch Verlegung der Atemwege durch Sekret (Sekretobstruktion) kommen. Für die Schwäche der Atemmuskulatur (Hypoventilation) und die Einengung der Atemwege (Obstruktion) sind unterschiedliche Behandlungsmaßnahmen erforderlich.

103 Was bedeutet Hustenschwäche?

Bei der ALS kann es zu einer Lähmung (Parese) der Atemmuskulatur kommen. Neben der Verrichtung der kontinuierlichen Atemarbeit hat die Atemmuskulatur die Funktion, ein wirksames Abhusten zu gewährleisten. Das Husten ist eine wichtige Funktion des Körpers, mit der Sekrete (und Fremdkörper, z. B. eingeatmete Nahrungsbestandteile nach einem Verschlucken) aus dem Bronchialsystem wieder entfernt werden können. Eine weitere wichtige Funktion des Hustens besteht darin, im Bronchialsystems den kontinuierlichen Transport von Bronchialsekreten zu gewährleisten. In »Ausnahmesituationen« (z. B. bei Bronchialinfekten oder nach Aspiration von Nahrungsbestandteilen) erfährt der Hustenstoß eine besondere Bedeutung. Der Hustenstoß wird durch ein komplexes Zusammenwirken der Schlund- und Kehlkopfmuskulatur sowie des Zwerchfells und der Rippen-, Rücken- und Bauchmuskulatur bewerkstelligt. Sämtliche dieser Muskeln können jedoch bei der ALS geschwächt sein und zu einem verminderten Hustenstoß (»Hustendefizienz«) führen. Neben der Hypoventilation (Atemschwäche) ist die Hustenschwäche ein wichtiges und zuweilen unterschätztes Symptom der ALS. Mit dem Hilfsmittel des »Hustenassistenten« steht eine wirksame Behandlungsoption zur Verfügung (▶ Frage 245).

104   Was bedeutet respiratorische Insuffizienz?

Der Begriff der »respiratorische Insuffizienz« lässt sich mit den Worten der »unzureichenden Atmung« übersetzen. Bei der ALS kann es entweder durch eine Schwäche der Atemmuskulatur (Hypoventilation, ▶ Frage 102) oder durch eine Einengung der Atemwege (Obstruktion, ▶ Frage 105) zu einer unzureichenden Atemfunktion kommen (respiratorische Insuffizienz). Die Hauptfunktion der Atmung besteht darin, einen wirksamen Austausch der Atemgase (Gasaustausch) zu gewährleisten. Sämtliche Organe und Strukturen des menschlichen Körpers benötigen Sauerstoff, der mit der Einatmung (durch den Schlund, den Kehlkopf, die Luftröhre, das Bronchialsystems und das Lungengewebe) in das Blut und von dort zu sämtlichen Geweben gelangt. Durch den »Verbrauch« des Sauerstoffes im Gewebe entsteht Kohlendioxid, das auf umgekehrten Weg über den Vorgang der Ausatmung nach außen gelangt. Bei der respiratorischen Insuffizienz kann die Sauerstoffaufnahme reduziert und die Abgabe von Kohlendioxid gestört sein – mit der wesentlichen Folge einer Anreichung von Kohlendioxid (»Hyperkapnie«). Die respiratorische Insuffizienz ist ein Hauptsymptom der ALS und der entscheidende lebensbegrenzende Faktor. Die Abwendung oder Verzögerung der respiratorischen Insuffizienz steht im Mittelpunkt der Beatmungsversorgung.

105   Was bedeutet Obstruktion?

Obstruktion bezeichnet die Einengung der Atemwege durch eine Muskelschwäche oder Steifigkeit (Spastik) der Zunge, des Schlundes oder des Kehlkopfes. Durch eine Schluckstörung (Dysphagie) kann es zu einer Anreicherung von Speichel im Rachenraum (Sialorrhoe) kommen, die ebenfalls zu einer Obstruktion führen kann. Bedingt durch Atem (Hypoventilation) und Hustenschwäche (Hustendefizienz) kann das Bronchialsekret nicht mehr ausreichend nach außen transportiert werden und damit zu einer Verlegung der Bronchien beitragen (Bronchialobstruktion). Durch eine Logopädie kann eine bewusstere Abstimmung zwischen Atmung und Schlucken erlernt und damit das Risiko einer Verlegung der oberen Atemwege während des Essens vermindert werden. Die Obstruktion durch Speichel wird durch speichelhemmende Medikamente reduziert. Im Einzelfall kommen Absaugpumpen für den Mundbereich infrage, um Sekrete im hinteren Rachenreich zu mobilisieren. Die Maskenbeatmung und der regelmäßige Einsatz von »Hustenassistenten« sind etablierte Verfahren, um eine Anreicherung von Bronchialsekret (Sekretobstruktion) zu verhindern oder zu reduzieren.

106   Was bedeutet Aspiration?

Bei der ALS kann es zu einer Schwäche oder Spastik in der Muskulatur der Zunge, des Schlundes oder des Kehlkopfes kommen. Die Folge ist eine Schluckstörung und ein Eindringen von Fremdkörpern (Speichel, Flüssigkeiten oder Nahrungsbestandteile) in die Atemwege. Die unerwünschte Einatmung von Fremdkörpern in die Luftröhre und das Bronchialsystem wird als »Aspiration« bezeichnet. Die Aspiration kann als sehr belastend erlebt werden und einen Hustenreiz auslösen. In anderen Situationen kann die Aspiration unbemerkt verlaufen, insbesondere wenn das Ausmaß des Verschluckens gering ist (»stille Aspiration«). Die Vermeidung von Aspiration ist ein wesentliches Ziel der logopädischen Behandlung, in der ein Schlucktraining vorgenommen wird. Dabei steht das Training einer verbesserten Abstimmung zwischen Atmung und Schlucken im Vordergrund. Weitere Maßnahmen zur Reduktion von Aspiration umfassen die Ernährungstherapie (in einem breiten Spektrum von Nahrungsanpassung, über die Vermeidung von bestimmten Nahrungsbestandteilen bis hin zur Nutzung von ergänzender Trinknahrung oder der Nutzung einer Ernährungssonde) sowie die Medikamentenbehandlung zur Reduktion des Speichelflusses. Die Vermeidung der Aspiration ist bedeutsam, da das Verschlucken von Nahrungsbestandteilen zu einer akuten Einengung der Atemwege (Obstruktion) oder zu einer Lungenentzündung (Pneumonie) führen kann.

107   Was sind Symptome einer Atemfunktionsstörung?

Eine Schwäche der Atemmuskulatur kann sich in Form einer erhöhten Atemanstrengung (Dyspnoe) darstellen. Sie kann zunächst bei körperlicher Belastung (Treppensteigen, Laufen) auftreten (Belastungsdyspnoe). Bei einer fortschreitenden Atemfunktionsstörung können auch geringere körperliche Belastungen (z. B. das Ankleiden) mit einer Atemanstrengung verbunden sein. Weiterhin ist auch eine Atemanstrengung in Ruhe möglich (Ruhedyspnoe). Das Liegen stellt besondere Anforderungen an die Atemfunktion, da die Atemmechanik in der horizontalen Körperposition verändert ist. Das Zwerchfell bekommt weniger »Unterstützung« durch die Schwerkraft. Der Inhalt des Bauchraums (vor allem die

»Magenblase«) kann die Beweglichkeit des Zwerchfells einschränken. In der Folge kann in der liegenden Position eine Atemanstrengung entstehen, die als »Orthopnoe« bezeichnet wird. In der ALS-Funktionsskala (ALS-FRS, ▶ Frage 72) wird gesondert die Atemanstrengung bei Belastung und in Ruhe (Dyspnoe) sowie in der liegenden Position (Orthopnoe) erfragt. Neben der Atemanstrengung kann sich die Atemfunktionsstörung in einer Müdigkeit, Abgeschlagenheit oder depressiven Verstimmung darstellen. Diese Symptome gehen auf die Anreicherung von Kohlendioxid im Blut zurück. Bei einigen Patienten macht sich die Anreicherung von Kohlendioxid im Blut bemerkbar, ohne dass die Atmung als körperlich anstrengend erlebt wird. Daher ist, neben der gezielten Frage nach einer Atemanstrengung (Dyspnoe und Orthopnoe), die Messung der Atemkapazität (Vitalkapazität, VK, ▶ Frage 227) von besonderer Bedeutung. Bei einer reduzierten Atemkapazität sollte daher eine Atemhilfe angeboten werden – auch wenn kein subjektives Erleben einer Atemanstrengung besteht.

108   Was bedeutet Vitalkapazität?

Die »Vitalkapazität« (englisch: *vital capacity, VC*) ist das Atemvolumen, das maximal ein- und ausgeatmet werden kann. Allgemein wird dieser Wert von der Leistung (oder gesundheitlichen Einschränkung) des Lungengewebes sowie von der motorischen Fähigkeit zur Ein- und Ausatmung bestimmt. Bei der ALS ist üblicherweise das Lungengewebe an sich nicht betroffen – im Vordergrund steht die Schwäche der Atemmuskulatur (Hypoventilation). Zur Bestimmung der Vitalkapazität (VK) stehen verschiedene Testverfahren zur Verfügung. Die Messung wird vorgenommen, in dem Patienten möglichst schnell und kräftig (forcierte Vitalkapazität; englisch: *forced vital capacity, FVC*) oder langsam und kräftig (*Slow Vital Capacity, SVC*) ein- und ausatmen. Die Ergebnisse werden mit Standardwerten (Referenzwerten) verglichen, die für gesunde Normalpersonen (in Abhängigkeit von Geschlecht, Gewicht, Größe und Alter) etabliert sind. Im Ergebnis der SVC-Messung zeigt sich ein absoluter Wert (Atemvolumen in Litern) sowie ein Vergleichswert (in Prozent zu Referenzwerten der »Normalbevölkerung«). Ein optimaler Wert liegt bei 100 % und darüber. SVC-Werte über 80 % gelten als unproblematisch. Bei Messwerten unter 80 % ist die Möglichkeit einer Atemhilfe, in Berücksichtigung individueller Faktoren, in Betracht zu ziehen. In der Bewertung von SVC-Werten ist nicht nur der absolute Wert zu betrachten, sondern auch die Dynamik des SVC-Verlaufes (Abnahme von SVC-Prozentpunkten pro Monat) mit einzubeziehen. Auch bestimmte methodische Einschränkungen der SVC-Messung müssen in die Bewertung mit eingehen, da insbesondere Patienten mit einem Bulbärsyndrom Schwierigkeiten aufweisen, die Messung auf vergleichbare Weise durchzuführen. In der Folge können Messwerte entstehen, die geringer sind als die »wirkliche« Vitalkapazität. Die Messung der SVC (neben der Messung des Hustenstoßes) gehört zu den wichtigen Untersuchungsmethoden, die in spezialisierten ALS-Zentren angewendet werden, um die Atemfunktion einschätzen und Behandlungsoptionen anbieten zu können.

109   Was bedeutet Kohlendioxid-Narkose?

Durch eine Atemschwäche wird das Einatmen von sauerstoffhaltiger Luft und das Ausatmen der »verbrauchten«, kohlendioxidhaltigen Atemluft reduziert. Dadurch entsteht ein Sauerstoffmangel (Verminderung der Sauerstoffsättigung) sowie eine Anreicherung von Kohlendioxid (Hyperkapnie). Der Mangel an Sauerstoff wird als »Lufthunger« erlebt, während die Anreicherung von Kohlendioxid zu einer Müdigkeit, Schläfrigkeit bis hin zu einem Bewusstseinsverlust führt. Der Bewusstseinsverlust durch eine übermäßige Anreicherung von Kohlendioxid im Blut wird als »Kohlendioxid-Narkose« bezeichnet. Dieser Name beschreibt einen schlafähnlichen Zustand, der bei einer hochgradigen Atemschwäche und Anreicherung von Kohlendioxid im Blut entsteht.

110   Ist die ALS in jedem Fall mit Atemnot verbunden?

Eine Atemfunktionsstörung hat zwei grundsätzliche Auswirkungen: Die Verminderung der Sauerstoffzufuhr (verminderte Einatmung) sowie eine übermäßige Anreicherung von Kohlendioxid im Blut (verminderte Ausatmung). Der Mangel an Sauerstoff wird als »Lufthunger« erlebt und kann belastende Symptome hervorrufen. Bei der ALS steht jedoch der Sauerstoffmangel nicht im Vordergrund. »Atemnot« und »Lufthunger« sind daher nur selten vorhanden. Aufgrund der unterschiedlichen Eigenschaften von Sauerstoff und Kohlendioxid im Blut kommt es bei einer ALS-bedingten Atemfunktionsstörung zuerst zu einer Anreicherung von Kohlendioxid – noch bevor ein Sauerstoffmangel entsteht. Die übermäßige Anreicherung von Kohlendioxid (Hyperkapnie) führt zu einer Müdigkeit und Schläfrigkeit, die sich (in Abhängigkeit von der Kohlendioxidkonzentration im Blut) bis zu einem Bewusstseinsverlust (Kohlendioxidnarkose) auswirken kann. Aufgrund der zeitlichen Abfolge von Kohlendioxidanreicherung und Sauerstoffmangel im Blut ist erklärlich, warum Menschen mit ALS zumeist keine »Atemnot« verspüren. Es tritt zunächst eine Müdigkeit auf, die durch Anreicherung von Kohlendioxid erklärt ist. Ein Sauerstoffmangel tritt erst bei einer hochgradigen Atemfunktionsstörung auf. Eine Atemnot wird nicht oder nur reduziert wahrgenommen, da sie durch die Kohlendioxid-bedingte Müdigkeit überdeckt wird.

111   Was ist pathologisches Lachen oder pathologisches Weinen?

Bei der ALS kann es zu einem unkontrollierten Weinen kommen. Zunächst haben die Betroffenen selbst (und auch Angehörige) den Eindruck, dass der Patient »dichter am Wasser gebaut ist«. Emotionale Eindrücke (Musik, Filme, Begegnungen) sind mit stärkeren Gefühlsäußerungen, insbesondere dem Weinen, verbunden. Im weiteren Krankheitsverlauf kann es zu einer starken Intensität und anhaltenden Dauer des Weinens kommen, die als belastend und unangemessen erlebt werden. In vergleichbarer Weise kann auch ein unkontrolliertes Lachen entstehen. In befremdlichen oder humorvollen Situationen entsteht ein gesteigertes oder unkontrolliertes Lachen, das ebenfalls als belastend und inadäquat erlebt werden kann. Insbesondere das intensive und anhaltende Lachen kann zu Missverständnissen und Irritationen im Sozialkontakt führen. Dieses Phänomen wird als »pathologisches Lachen« bezeichnet. In beiden Konstellationen, dem unkontrollierten Weinen und Lachen, wird eine Diskrepanz zwischen dem »normalen« Anlass für ein Weinen und Lachen und der übersteigerten motorischen Ausprägung des Lachens und Weinens erlebt. In sehr seltenen Fällen kann anstelle des Weinens und Lachens auch ein unkontrolliertes Gähnen entstehen. Die Gesamtheit dieser Phänomene (unkontrolliertes Weinen, Lachen und Gähnen) wird als »motorische Disinhibition« (motorische Enthemmung) beschrieben. Die Behandlungsbedürftigkeit der motorischen Disinhibition hängt maßgeblich davon ab, inwieweit die Betroffenen das Symptom für sich selbst und für die Interaktion mit anderen Menschen als belastend erleben. Zur Behandlung kommen mehrere Medikamente infrage.

IX Fragen zu seltenen Symptomen oder Folgeerscheinungen der ALS

112 Ist die ALS mit Schmerzen verbunden?

Grundsätzlich ist die Degeneration der motorischen Nervenzellen nicht mit Schmerzen verbunden. Formal ist damit die ALS eine »schmerzlose« Erkrankung. Trotz der Aussparung des sensiblen Nervensystems kommt es bei einem Teil der Patienten zu Schmerzen unterschiedlichen Ausmaßes. Typische und häufige Schmerzen entstehen durch eine unkontrollierte Muskelspannung (Spastik), durch Druckschmerzhaftigkeit von Muskeln, Sehnen und Gelenken (bedingt durch die fehlende Beweglichkeit), durch Sehnenverkürzungen (Kontrakturen) sowie durch eine Fehlbelastung des Bewegungsapparates und der Gelenke. Auch der Verlust von Muskulatur (Myatrophie) und Körpermasse (Fettgewebe durch Mangelernährung) kann dazu führen, dass Gelenke, Sehnen und Knochen, die zuvor durch Muskulatur und Fettgewebe geschützt wurden, stärker belastet werden und eine schmerzhafte Reizung erfahren. Die Erfassung von Schmerzen und eine gezielte Behandlung durch Medikamente, aber auch durch Physiotherapie, therapeutische Bewegungsgeräte und Hilfsmittel ist ein wichtiges Behandlungsziel bei Menschen mit ALS.

113 Ist die Herzmuskulatur bei der ALS betroffen?

Bei der ALS ist die Willkürmotorik betroffen, die von den motorischen Nervenzellen im Gehirn und Rückenmark gesteuert wird. Die Herzmuskulatur gehört nicht zur Willkürmotorik und ist daher von einer Degeneration motorischer Nervenzellen nicht erfasst. Trotz der Aussparung der Herzmuskulatur kann die Herzfunktion dennoch betroffen sein. Der Herzrhythmus wird vom autonomen Nervensystem reguliert (auch vegetatives Nervensystem genannt). Bei einer kleineren Zahl an ALS-Patienten kommt es zu einer Beteiligung des autonomen Nervensystems und damit verbundenen Herzrhythmusstörungen. 5–10 % der ALS-Patienten versterben recht plötzlich und ohne offensichtliche Verursachung durch eine Mangelernährung oder Atemfunktionsstörung. Diese Ursache des plötzlichen und unerwarteten Todes (englisch: *sudden unexpected death*) liegt sehr wahrscheinlich in einer Betroffenheit des autonomen Nervensystems und dem Entstehen von Herzrhythmusstörungen. Bei Patienten mit einer Langzeitbeatmung (und damit sehr langer Erkrankungsdauer) wurden wiederholt Herzrhythmusstörungen beschrieben. Insgesamt ist jedoch die ALS eine Nervenerkrankung, bei der die Herzmuskulatur vollständig erhalten ist und eine Herzfunktionsstörung bei einer kleineren Patientengruppe zumeist nach einem längeren Krankheitsverlauf vorkommen kann.

114   Ist das Kreislaufsystem bei der ALS betroffen?

Die ALS betrifft in erster Linie das motorische Nervensystem und bleibt ohne Beteiligung der Herzmuskulatur und des Gefäßsystems. Die Muskulatur innerhalb der Arterien und Venen ist nach heutigem Kenntnisstand nicht betroffen. Trotz dieser grundsätzlichen Aussparung der Herz- und Gefäßmuskulatur kann es im Verlauf der ALS dennoch zu einer Beteiligung des Kreislaufsystems kommen. Die Beteiligung wird für wenige Patienten beschrieben, die bereits sehr lange, zumeist über mehrere Jahre, erkrankt und mit einer Langzeitbeatmung versorgt sind. Bei Patienten, die mit einer invasiven Beatmung behandelt sind und eine Lebenszeitverlängerung jenseits des »natürlichen Krankheitsverlaufes« erfahren haben, sind Kreislaufregulationsstörungen beschrieben worden. Diese machen sich in »Blutdruckkrisen« bemerkbar, in denen der Blutdruck ohne erkennbare äußere Faktoren (insbesondere ohne körperliche Belastung z. B. im Rahmen von Physiotherapie) ansteigen oder abfallen kann. Die Blutdruckregulationsstörung ist, wie Herzrhythmusstörungen, auf eine Beteiligung des autonomen Nervensystems zurückzuführen. Das autonome Nervensystem ist für die Regulation der Herz- und Kreislauftätigkeit sowie verschiedener Funktionen des Magen- und Darmsystems und anderer innerer Organe verantwortlich. Entgegen der ursprünglichen Annahme, dass die ALS auf das motorische Nervensystem beschränkt sei, entstehen zunehmend Erkenntnisse, dass im fortgeschrittenen Verlauf der ALS auch das autonome Nervensystem betroffen sein kann. Bei Patienten mit einer Langzeitbeatmung (zumeist mit invasiver Beatmung, ▶ Frage 248) kann die Kreislaufregulationsstörung eine lebensbegrenzende Symptomatik darstellen.

115   Ist das Verdauungssystem bei der ALS betroffen?

Die ALS betrifft die Willkürmotorik und lässt alle Muskeln ausgespart, die nicht der willkürlichen Kontrolle unterliegen. Damit ist die Muskulatur des Magen- und Darmtraktes nicht unmittelbar betroffen. Dennoch kann eine indirekte Beeinträchtigung der Verdauung entstehen. So kann durch eine Schluckstörung eine Anpassung der Ernährung notwendig sein. Dazu gehört eine Veränderung der Ernährungsgewohnheiten und der Nahrungszusammensetzung bis hin zur Nutzung einer Trinknahrung oder zu einer Sondenernährung über eine PEG (▶ Frage 206). Die Veränderung der Nahrungszusammensetzung, insbesondere in den anteiligen Ballaststoffen, kann mit Diarrhoe (Durchfall) oder Obstipation (Verstopfung) verbunden sein. Zumeist lassen sich diese unerwünschten Auswirkungen der veränderten Ernährung durch weitere Anpassung der Ernährung verbessern. An dieser Stelle sind Ernährungsberater eine wichtige Unterstützung, da sie über das notwendige Expertenwissen verfügen, die Nahrung und gegebenenfalls spezielle Ernährungsprodukte an die neue Situation anzupassen. Die Einschränkung in der Mobilität ist ein weiterer Faktor, der sich auf die Verdauung auswirkt. Der Rückgang der körperlichen Aktivität, insbesondere des aufrechten Ganges, und die Zunahme der sitzenden oder liegenden Position hat einen ungünstigen Effekt für die Verdauungsaktivität. Eine regelmäßige Physiotherapie, die Nutzung von therapeutischen Bewegungsgeräten, von Therapietischen und Stehrollstühlen tragen, je nach Situation und Krankheitsverlauf, zu einer Verbesserung der Verdauung und der Abwendung einer Verstopfung (Obstipation) bei. Im Gegensatz zur Darmmuskulatur ist die Muskulatur der Bauchwand bei der ALS betroffen (sie kann willkürlich angespannt werden und unterliegt der Kontrolle durch Motoneurone). Die Muskelspannung der Bauchwand sorgt für eine Grundspannung innerhalb des Bauchraumes, die für die Darmbewegung ebenfalls bedeutsam ist. Eine motorische Erschlaffung der Bauchwand ist damit einer von mehreren Faktoren, die eine Verstopfung begünstigen. An dieser Stelle setzt eine spezielle Form der Physiotherapie an, die als Kolonmassage bezeichnet wird. Darunter ist die äußere Massage der Bauchwand zu verstehen, mit der die geschwächte Motorik der Bauchwand unterstützt und die Darmbewegungen stimuliert werden sollen. Die Obstipation ist insgesamt das häufigste indirekte Symptom am Verdauungssystem bei der ALS und erfordert die Erfassung, Berücksichtigung und Behandlung der unterschiedlichen ursächlichen Faktoren.

116   Ist die Harnblase bei der ALS betroffen?

Die Harnblase ist überwiegend aus glatter Muskulatur zusammengesetzt, die nicht der Kontrolle durch motorische Nervenzellen unterliegt. Auch die Schließmuskulatur (Sphinkter) bestehen zu einem überwiegenden Teil aus Muskulatur, die nicht durch Motoneurone gesteuert werden. Daher entsteht bei der ALS zumeist keine Harninkontinenz (und auch keine Stuhlinkontinenz). Trotz dieser grundsätzlichen Aussparung der Blasen- und Schließmuskulatur kann es in bestimmten Situationen dennoch zu einer Harnblasenfunktionsstörung kommen. Die Harnblase steht in enger Beziehung zum Beckenboden. Auch die äußeren Anteile der Schließmuskulatur enthalten Muskelfasern, die durch motorische Nervenzellen gesteuert werden und bei der ALS betroffen sein können. Aufgrund dieser Wechselwirkung zwischen Harnblasenmuskulatur (ohne Beeinträchtigung durch die ALS) und der Beckenbodenmuskulatur (mit möglicher Beeinträchtigung) tritt bei einem kleineren Teil der Patienten eine Harnblasenfunktionsstörung auf. Erfahrungsgemäß tritt diese Problematik zumeist im Zusammenhang mit einer ausgeprägten Spastik der Beine auf, die häufig mit einer Spastik des (benachbarten) Beckenbodens verbunden ist. Die erhöhte Muskelspannung (Spastik) des Beckenbodens führt zu Schwierigkeiten der Blasenentleerung, die sich als Dranginkontinenz darstellt. Die Betroffenen verspüren einen plötzlichen Harndrang, der schwer kontrollierbar ist, aufgrund der erhöhten Beckenspannung ist die Blasenentleerung auf kleine Mengen beschränkt, die häufig und mit größerer Dringlichkeit abgesetzt werden. Die Diskrepanz zwischen einer Blasenfüllung und Hemmung der Blasenleerung (der angespannte Beckenboden hemmt die Blasenentleerung) wird als Blasen-Dyssynergie bezeichnet. Für die Entspannung des

Beckenbodens und die Behandlung der Blasen-Dyssynergie stehen mehrere Medikamente zur Verfügung, die zu einer Linderung der Harnblasenfunktionsstörung beitragen können.

117   Warum kann es zu einer »Verstopfung« (Obstipation) kommen?

Eine Veränderung der Ernährungsgewohnheiten und der Nahrungszusammensetzung (bedingt durch eine Schluckstörung), eine geringere körperliche Aktivität, die Zunahme von sitzender oder liegender Position (jeweils bedingt durch Paresen) sowie die veränderten Druckverhältnisse im Bauchraum (bedingt durch Paresen der Bauchwandmuskulatur) führen zu einer erhöhten Wahrscheinlichkeit einer Verstopfung (Obstipation). Zur Vermeidung und Behandlung von Obstipation ist bedeutsam, die einzelnen und individuellen Faktoren zu berücksichtigen und zu behandeln.

118   Warum kann es zu einer Rötung, Kälte oder Schwellung der Arme und Beine kommen?

Diese Symptome sind Ausdruck und Ergebnis einer verminderten motorischen Aktivität in den betroffenen Extremitäten. Die verminderte Temperatur und Veränderung des Hautkolorits (Blässe, Rötung oder »Marmorierung«) entstehen durch einen veränderten Blutfluss, der durch Lähmungen (Paresen) und Muskelschwund (Myatrophie) verursacht wird. Bei einer geringeren motorischen Aktivität besteht ein geringer »Bedarf«, die Extremitäten mit Blut zu versorgen. Die zuführenden Arterien verringern ihren Durchmesser (Vasokonstriktion) und »drosseln« die Blutzufuhr. Dieser Prozess ist ein regulärer Vorgang, der das Entstehen von Röte und Kälte erklärt. Die Schwellung von Extremitäten ist zumeist der Ausdruck eines Lymphödems, das in einer übermäßigen Anreichung von Gewebsflüssigkeit begründet ist (▶ Frage 292). Das Lymphödem entsteht durch eine Diskrepanz zwischen der arteriellen Blutzufuhr in eine Extremität und einem reduzierten Abstrom des Blutes über die Venen. Der venöse Abstrom ist wesentlich von der Muskelspannung abhängig (Venen-Muskel-Pumpe), die wiederum durch Paresen und Myatrophien nachlässt. Insgesamt haben die beschriebenen Symptome, Temperatur, Färbung und Schwellung, eine gemeinsame und überlappende Ursache in einer veränderten Gefäßregulation.

119   Ist das Riechen und Schmecken betroffen?

Die ALS verläuft grundsätzlich ohne Beteiligung der sensiblen und sensorischen Funktionen. Dennoch können das Riechen und Schmecken beeinträchtigt sein. So kann sich infolge der Dysphagie die Menge des Speichels, die Verweildauer der Nahrung oder auch die Nahrungszusammensetzung verändern. Durch die

Parese der Schlundmuskulatur und des weichen Gaumens können sich die Strömungs- und Luftverhältnisse im Nasen-Rachen-Raum so verändern, dass der Geschmack und das Riechen beeinflusst werden. Das Geschmacksempfinden wird (neben den Rezeptoren der Zunge) durch das Riechen und die Luftzirkulation im Mund- und Rachenraum mitbestimmt. Bei einer Progression der Schluckstörung kann es zu einer belastenden Anreicherung von Speichel und Nasensekreten sowie Nahrungsresten kommen, die einen »Mundgeruch« (*Foetor ex ore*) produzieren können. Dieses Symptom kann durch eine konsequente Mundhygiene verhindert oder deutlich reduziert werden. Spezialisierte Apotheken können Tinkturen nach Rezeptur herstellen, die für die Reinigung des Mundraumes geeignet sind. Sie enthalten antibakterielle und sekretlösende Bestandteile sowie Öle und pflanzliche Komponenten, die zu einem verbesserten Geschmacks- und Geruchsempfinden beitragen können.

120   Ist das Fühlen bei der ALS betroffen?

Die Sensibilität – das Empfinden von Berührung, Temperatur und Schmerz – ist bei der ALS grundsätzlich erhalten. Ein kleinerer Teil der Patienten beschreibt dennoch ein verändertes Berührungsempfinden. Andere Betroffene berichten, dass sich die gelähmten Arme oder Beine »komisch« anfühlen, ohne dass eine Taubheit oder ein Missempfinden vorliegen. Bei einem weiteren Teil der Patienten lässt sich in der elektrophysiologischen Diagnostik (z. B. Elektroneurografie, ► Frage 29) eine Veränderung des sensiblen Systems darstellen, ohne dass entsprechende Beschwerden vorliegen. Insgesamt gehören Sensibilitätsstörungen nicht zu den typischen Symptomen der ALS. Das Vorliegen einer hochgradigen Sensibilitätsstörung, insbesondere eine Verminderung des Oberflächenempfindens (Hypästhesie) oder des Schmerzempfindens (Hypalgesie) machen eine kritische Überprüfung der ALS-Diagnose notwendig.

121   Ist das Hören bei der ALS betroffen?

Das Hören wird durch die ALS nicht reduziert. Nur sehr selten kann es im Zusammenhang mit einer Beatmung (und damit veränderten Druckverhältnissen) zu einem »Tubenkatarrh« kommen, der wiederum mit einer Hörminderung verbunden ist. Diese Konstellation entsteht sehr selten. Insgesamt ist das Hören im gesamten Verlauf der ALS nicht beeinträchtigt.

122   Ist das Sehen bei der ALS betroffen?

Das visuelle System ist bei der ALS nicht betroffen. Die Sehkraft und auch das Gesichtsfeld bleiben erhalten. Einschränkungen können dann entstehen, wenn die Augenmuskulatur einbezogen wird. Diese seltene Konstellation entsteht bei Menschen mit einem sehr langen Krankheitsverlauf oder Patienten, die mit einer Beatmung versorgt sind und sich jenseits des typischen Krankheitsverlaufes befinden. Infolge der Augenmotorikstörung kann eine Einschränkung des Gesichtsfeldes entstehen. Insgesamt gilt für die Mehrheit aller Menschen mit ALS, dass die Sehfähigkeit nicht beeinträchtigt wird.

123   Warum sind die Augenmuskeln bei der ALS meist ausgespart?

Die Augenbewegungen sind in der Evolution des Menschen von großer Bedeutung. Bei Bewegungen sowie Kopf- und Blickwendungen ist eine extrem rasche und genaue Einstellung der Augen (in Relation zum Kopf und der Umwelt) erforderlich. Die Augenmotorik gehört, neben den manuellen Funktionen, zu den höchsten feinmotorischen Leistungen des Körpers. Daher ist das motorische System der Augenmuskulatur besonders gut »ausgestattet«: Eine hohe Anzahl an Nervenzellen (die sich im Mittelhirn befinden) ist dafür zuständig, eine relativ kleine Anzahl an Muskelzellen zu steuern, die für die Augenmotorik zuständig sind. Es zu vermuten, dass die besonders gute Ausstattung der Augenmuskulatur durch kontrollierende Nervenzellen für den weitgehenden Erhalt der Augenmotorik verantwortlich ist. Weiterhin ist anzunehmen, dass die neurobiologischen Eigenschaften der motorischen Nervenzellen, die für die Augensteuerung zuständig sind (Augenmuskelkerne) sich von den sonstigen motorischen Nervenzellen unterscheiden und gegenüber der Neurodegeneration »widerstandsfähiger« sind.

124   Stimmt es, dass die Augenmuskulatur auch betroffen sein kann?

Selten können die Augenmuskeln bei der ALS betroffen sein. Grundsätzlich bleibt die Beweglichkeit der Augen im gesamten Verlauf der ALS intakt. Bei deutlich weniger als 5 % aller Menschen mit ALS kann die Bewegung der Augen nach oben und unten (vertikale Blickwendung) eingeschränkt sein. Diese Einschränkung der Augenbeweglichkeit ist zumeist mit einem Bulbärsyndrom verbunden. In einer anderen, ebenfalls seltenen Konstellation kann es zu einer fortschreitenden Einschränkung der Augenbewegung und des Lidschlusses kommen. Die Lähmung der Augenmuskulatur wird bei Patienten beobachtet, die eine Langzeitbeatmung (zumeist über ein Tracheostoma) erhalten und einen sehr schweren ALS-Verlauf aufweisen. Bei einer anhaltenden Beatmung kann es auch zu einem hochgradigen oder vollständigen Verlust der Augenbewegung kommen (Ophthalmoplegie). In dieser Situation ist das Gesichtsfeld eingeschränkt, da die Augen keine Folgebewegungen realisieren können. Durch einen reduzierten Lidschlag besteht eine hohe Wahrscheinlichkeit der Austrocknung der Augenoberfläche (mit der Notwendigkeit einer Augenklappe oder der Auftragung von Augensalben). Insgesamt ist davon auszugehen, dass im natürlichen Krankheitsverlauf – ohne Durchführung einer Langzeitbeatmung – die Augenbewegung erhalten bleibt.

125 Was bedeutet »Locked-In-Syndrom« bei der ALS?

»Locked-In« ein englischer Begriff, der sich mit »eingeschlossen sein« übersetzen lässt. Der Begriff des Locked-In-Syndroms (LIS) wird für eine Situation genutzt, in der Menschen ihre motorische Bewegungsfähigkeit verloren haben und zugleich ein volles Bewusstsein aufweisen. In einem sehr fortgeschrittenen Verlauf der ALS kann sich ein Locked-In-Syndrom entwickeln. Die Muskeln der Extremitäten, des Rumpfes der Zunge und des Schlundes lassen sich nicht bewegen. Auch die Augenmuskulatur ist betroffen, sodass eine Augenbewegung, ein Zwinkern oder ein Lidschluss ebenfalls nicht möglich ist (komplettes LIS). Bei einer Bewegungslosigkeit des Körpers, aber einer Kommunikationsfähigkeit über erhaltene Augenbewegungen wird der Begriff des inkompletten LIS verwendet. Die Entstehung eines LIS bei der ALS ist sehr selten und betrifft Menschen, die lebenszeitverlängernde Maßnahmen (insbesondere eine Beatmungstherapie) in Anspruch genommen haben. Für die Mehrheit der ALS-Patienten ist die Perspektive eines LIS nicht akzeptabel. Das Entstehen eines LIS ist einer der Hauptgründe für die Beendigung einer Beatmungstherapie (und einer begleitenden Palliativversorgung, ▶ Frage 263, ▶ Frage 264, ▶ Frage 265).

126 Stimmt es, dass die ALS in ein »Wachkoma« übergehen kann?

Diese Situation entsteht nur dann, wenn eine Langzeitbeatmung vorliegt und lebensverlängernde Maßnahmen über einen langen Zeitraum realisiert werden. In dieser Konstellation kann die ALS, die grundsätzlich auf das motorische Nervensystem beschränkt ist, auch auf andere Bereiche des Gehirns übergehen. Neben einer vollständigen Lähmung des Körpers und der Augenmuskulatur (Ophthalmoplegie) und einem damit verbundenen Locked-In-Syndrom (LIS, ▶ Frage 125) können auch Gehirnbereiche degenerieren, die für kognitive und andere komplexe Hirnfunktionen zuständig sind. Bei diesen Patienten wandelt sich die ALS von einer Erkrankung des motorischen Systems zu einer »Multi-System-Degeneration«. Die Patienten verlieren die Sprache, das Gedächtnis, die Erinnerung, die Erkenntnisfähigkeit, das Bewusstsein und andere Hirnfunktionen. Dieser Zustand wurde in der Vergangenheit als »Wachkoma« bezeichnet und durch den medizinischen Begriff eines »Syndroms der reaktionslosen Wachheit« ersetzt. Nur im seltenen Einzelfall entschließen sich Patienten bewusst dafür, eine bestehende Langzeitbeatmung auch im Zustand des Syndroms der reaktionslosen Wachheit weiterzuführen. Die übergroße Mehrheit entscheidet sich gegen die Fortführung lebensverlängernder Maßnahmen, wenn die ALS so stark fortschreitet, dass die Herausbildung eines Syndroms der reaktionslosen Wachheit absehbar wird.

X   Fragen zum ALS-Risiko

127   Ist ALS erblich?

Unter Erblichkeit ist zu verstehen, dass eine Erkrankung in der Generationsfolge übertragen wird. Bei etwa 5 % aller Menschen mit ALS ist bekannt, dass auch weitere Familienmitglieder an ALS erkrankt oder infolge der ALS verstorben sind. Bei der Erkrankung von mehreren Familienmitgliedern ist es sehr wahrscheinlich, dass Erbfaktoren (Veränderungen im genetischen Material) vorliegen, die eine Weitergabe der Erkrankung bedingen. Insgesamt ist die erbliche Form der ALS gering. Überwiegend ist die ALS nicht als Erbkrankheit zu betrachten.

128   Welches ALS-Risiko haben meine Kinder?

Die Frage des Risikos, die ALS auf die eigenen Kinder zu übertragen, hängt wesentlich davon ab, ob eine sporadische (▶ Frage 129) oder familiäre (erbliche) Form der ALS vorliegt (▶ Frage 130). 95 % aller Patienten mit ALS weisen eine »sporadische« Erkrankung auf – andere Familienmitglieder mit ALS sind nicht bekannt. Bei weiteren 5 % aller Betroffenen liegen (nach dem heutigen Stand der Wissenschaft) genetische Veränderungen vor – auch ohne Familiengeschichte einer ALS. Bei Patienten ohne genetische Veränderungen (etwa 90 %) ist das Risiko für Nachkommen von ALS-Patienten gering, ebenfalls an einer ALS zu erkranken. Möglicherweise ist das Risiko etwas höher als in der »Normalbevölkerung«. Nur bei der familiären (erblichen) Form der ALS und bei Patienten mit Nachweis einer genetischen Veränderung (Mutation in einem ALS-Gen) lässt sich ein Risiko zur Übertragung der ALS auf die Nachkommen genauer bestimmen. Das Übertragungsrisiko wird maßgeblich vom Stammbaum (»Erbgang«) und dem spezifischen veränderten Gen (Art des Gens und der Mutation) bestimmt. Die Ermittlung des Risikos setzt eine humangenetische Analyse der Familienkonstellation, eine molekulargenetische Diagnostik und eine Interpretation aller vorliegenden Informationen durch einen Facharzt für Humangenetik voraus. Eine pauschale Aussage für das Risiko auf die Nachfolgegenerationen ist nicht gerechtfertigt.

129   Was ist eine »sporadische« ALS?

Eine »sporadische« ALS ist der medizinische Begriff für eine ALS, die ohne erkennbare familiäre Häufung auftritt. Der Begriff »sporadisch« lässt sich dabei mit
den Worten »vereinzelt« oder »verstreut« übersetzen. Bei 90–95 % aller ALS-Patienten ist von einer sporadischen ALS auszugehen. Der genaue prozentuale Anteil der sporadischen ALS im Vergleich zur familiären ALS (▶ Frage 130) kann
sich im weiteren Verlauf der wissenschaftlichen Erkenntnisse verändern. Grundsätzlich ist jedoch unbestritten, dass die ALS überwiegend eine sporadisch auftre-
tende Erkrankung darstellt.

130   Was ist eine »familiäre« ALS?

Die »familiäre« ALS (»FALS« abgekürzt) ist eine erbliche Form der ALS. Bei der
FALS verursachen genetische Veränderungen (»Erbfaktoren«) eine ALS, die innerhalb der Familie, zumeist über Generationen, vererbt wird. Die häufigste
Konstellation der FALS besteht darin, dass bereits in der Eltern- oder Großeltern-
generation ein erkranktes Familienmitglied bekannt ist. Seltener ist die Erkrankung von Geschwistern, ohne dass zuvor eine Erkrankung der Eltern bekannt
war. Eine FALS ist immer dann zu vermuten, wenn mehr als eine Person innerhalb der Nachkommen einer Familie an einer ALS erkrankt oder verstorben
sind. Eine FALS kann auch dann vorliegen, wenn ein Familienmitglied an ALS
erkrankt ist, aber bei mindestens einem anderen Familienmitglied eine Frontotemporale Demenz (▶ Frage 51) diagnostiziert wurde. Die ALS und FTD sind
Erkrankungen, die (trotz unterschiedlicher Symptome) einen ähnlichen Krankheitsmechanismus aufweisen und durch gemeinsame Gene verursacht werden
können. So sind genetische Veränderungen bekannt, die bei einem Familienmitglied eine ALS und bei einem anderen Familienmitglied eine FTD oder die
Kombination von ALS und FTD auslösen können. Daher ist bei der Ermittlung
eines Stammbaumes zu erfragen, ob neben Lähmungserkrankungen auch De-
menzen in der Familie beschrieben wurden. Allerdings ist hier eine Unterscheidung von der sehr häufigen Alzheimer-Demenz zu treffen, die eine Volkserkran-
kung darstellt und keinen Bezug zur ALS aufweist. Die FTD ist eine spezielle
Form der Demenz, die zumeist im jüngeren Lebensalter auftritt und mit Verhaltensauffälligkeiten und Wesensänderungen einhergeht. Bei Hinweisen auf eine
FALS ist die Konsultation mit einem Facharzt für Humangenetik anzuraten.
Nach einer humangenetischen Beratung ist von Arzt und Patient gemeinsam zu
entscheiden, ob eine molekulargenetische Diagnostik von ALS-Genen möglich
und sinnvoll ist. Der Nachweis von genetischen Veränderungen (Mutationen) objektiviert die Diagnose einer FALS und ermöglicht eine konkretere Risikoabschätzung für die Nachfolgegeneration. Mit der Zulassung von gentherapeutischen
Medikamenten, die auf eine Korrektur von Mutationen abzielen, erhält die genetische Diagnostik auch für die Betroffenen eine therapeutische Relevanz.

131   Wie erkenne ich eine erbliche Form der ALS?

Erbliche ALS bedeutet, dass eine genetische Ursache der ALS vorliegt, die innerhalb einer Familie weitervererbt werden können (auch »familiäre ALS«, FALS genannt, ▶ Frage 130). Erkennbar wird die erbliche Form der ALS durch die Erkrankung von mehr als einem Familienmitglied. Eine typische Konstellation besteht darin, dass – neben dem Patienten – eine ALS bereits beim Vater, der Mutter, einem Onkel oder einer Tante oder bei den Großeltern oder Geschwistern bekannt ist. Seltener ist die Situation, dass Geschwister erkranken, ohne dass in den Vorgenerationen eine ALS oder Frontotemporale Demenz (die genetisch mit der ALS zusammenhängt) beschrieben wurde. Der Stammbaum und die mit den Familienmitgliedern verbundenen Krankheiten (Familienanamnese) liefert die entscheidenden Hinweise auf das Vorliegen einer erblichen ALS. Die Ergebnisse einer genetischen Testung (Mutationsnachweis) liefern einen molekulargenetischen Nachweis des »Erbfaktors«. Ein Mutationsnachweis gelingt derzeit bei etwa 50 % aller Menschen mit einer erblichen ALS.

132   Was ist genetische Penetranz?

Penetranz bedeutet »Aufdringlichkeit«. Im genetischen Zusammenhang ist darunter die Wahrscheinlichkeit zu verstehen, mit der ein verändertes Gen tatsächlich zur Erkrankung führt. Bei der ALS sind mehr als zehn Gene bekannt, die eine ALS verursachen können. Das erste ALS-Gen wurde 1993 beschrieben: Das Gen der Superoxiddismutase 1 (SOD1-Gen). Nach der Entdeckung des SOD1-Gens zeigte sich, dass fast alle Personen, die eine SOD1-Mutation in sich tragen, tatsächlich im Verlauf ihres Lebens an einer ALS erkranken (hohe Penetranz). Interessanterweise entstanden in den darauffolgenden Jahren Berichte von anderen ALS-Genen (z. B. zum C9orf72-Gen), dass »Genträger« bis in das hohe Lebensalter nicht an ALS erkrankt sind, obwohl sie die Mutation aufweisen (geringe Penetranz). Neben den ALS-verursachenden Genen existieren offensichtlich mehrere Faktoren (andere Gene oder Umweltfaktoren), die dafür sorgen, dass sich eine Erbanlage (genetische Veränderung) nicht »durchsetzt« (reduzierte Penetranz). Nicht nur C9orf72, sondern auch die SOD1 und alle anderen ALS-assoziierten Gene, weisen eine unterschiedliche Penetranz auf. In der Bewertung des Erkrankungsrisikos für Nachkommen (bei Patienten mit einer familiären ALS) spielt die Bewertung der Penetranz eine entscheidende Rolle und erfordert eine fachkundige humangenetische Beratung.

133   Unter welchen Umständen ist eine genetische Diagnostik sinnvoll?

Eine genetische Diagnostik kann aus verschiedenen Perspektiven von Bedeutung sein. Ein häufiger Anlass einer genetischen Diagnostik besteht in der Frage nach dem genetischen Risiko für die Nachkommen eines ALS-Patienten. Diese Frage stellt sich in erster Linie, wenn eine familiäre ALS (FALS, ▶ Frage 130) vorliegt. Wenn bei einem ALS-Patienten (neben dem Patienten selbst) noch andere Familienmitglieder mit einer ALS bekannt sind, ist von einer FALS auszugehen. In dieser Konstellation dient die genetische Diagnostik einer Risikoabschätzung für die Nachkommen von ALS-Patienten. Ein weiterer Grund einer genetischen Diagnostik kann der Sicherung der eigenen Diagnose dienen. Diese Konstellation ist sehr selten, da die ALS in erster Linie anhand der körperlichen Symptome (und weiterer Untersuchungsbefunde, einschließlich MRT, EMG und Biomarker) diagnostiziert wird. Im Fall sehr geringer Symptome, die noch nicht zur Diagnosestellung einer ALS ausreichen, und einer positiven Familiengeschichte einer ALS (mehrere Familienmitglieder mit ALS bekannt), kann eine genetische Testung gerechtfertigt sein, um eine frühere ALS-Diagnose zu stellen. Ein weiterer Grund für eine genetische Testung kann in der Therapieforschung und bei klinischen Studien liegen. Medikamente gegen definierte Mutationen (z. B. gegen das SOD1- oder das C9orf72-Gen) befinden sich in der Entwicklung. Im Rahmen von Medikamentenentwicklungsprogrammen kann eine genetische Testung auch ohne FALS gerechtfertigt sein. Die wissenschaftliche Entwicklung und Therapieforschung unterliegen raschen Veränderungen, die in Buchform nicht erfassbar sind. Daher ist in Bezug auf genetische Forschungs- und Studienprogramme auf die ärztliche Konsultation in ALS-Ambulanzen und die digitalen Medien von ALS-Studieneinrichtungen zu verweisen.

134   Gibt es eine Möglichkeit, sich vor der ALS zu schützen?

Nach dem gegenwärtigen Stand der Medizin ist ein Schutz vor ALS im Sinne einer Prävention nicht möglich. In der längerfristigen Zukunft ist vorstellbar und anzustreben, dass Ursachenfaktoren aufgeklärt, verstanden und beeinflusst werden. Das genaue Verständnis von Ursachenfaktoren wird die Grundlage legen, das Ausbrechen einer ALS zu verhindern oder zumindest den Verlauf abzumildern.

XI   Fragen zur Ursache der ALS

135   Was ist die Ursache der ALS?

Die Ursache der ALS ist zum großen Teil unbekannt. Nur bei etwa 5–10 % aller Menschen mit ALS liegt eine genetische Veränderung vor, die eine ALS verursachen oder das Risiko einer ALS erhöhen kann. Für die große Mehrheit der Betroffenen ist die eigentliche Ursache der Erkrankung noch unverstanden. Selbst bei der seltenen genetischen Form ist ungeklärt, warum die Mutationen entstehen. Neben der Ursache (»Warum?«) ist der Krankheitsmechanismus von Bedeutung (»Was geschieht?«). Der Krankheitsmechanismus wird als Pathogenese bezeichnet. Bei der Aufklärung der Pathogenese wurden erhebliche Fortschritte erzielt. Bereits seit den 1950er Jahren ist bekannt, dass sich innerhalb der motorischen Nervenzellen (Motoneurone) bestimmte Eiweißablagerungen nachweisen lassen, die (nach der Entdeckerin, einer russischen Neuropathologin) als »Bunina-Körperchen bezeichnet werden. Alle ALS-Patienten weisen als pathologisches Merkmal Eiweißablagerungen in motorischen Nervenzellen auf. Daher wird die ALS auch als Proteinablagerungserkrankung (»Proteinopathie«) betrachtet. Im Jahr 2006 wurde entdeckt, dass bei über 90 % aller Patienten die Proteinablagerungen (Bunina-Körperchen) das Eiweiß TDP-43 enthalten. Von Bedeutung ist, dass auch bei anderen neurodegenerativen Erkrankungen (wie die Alzheimer- und Parkinsonerkrankung) sich Eiweißablagerungen nachweisen lassen. Allen neurodegenerativen Erkrankungen ist gemeinsam, dass es sich um »Proteinopathien« handelt – allerdings unterscheiden sich die Erkrankungen in der Lokalisation und Zusammensetzung der Eiweißablagerungen. Es gilt als wahrscheinlich, dass die Ablagerungen von TDP-43 zur Schädigung der motorischen Nervenzelle beitragen. Therapiestrategien der Zukunft zielen darauf ab, die Ablagerung von TDP-43 und anderen Proteinen zu verhindern oder zu reduzieren.

136   Ist die ALS eine Autoimmunerkrankung?

Bisher ließen sich keine typischen immunologischen Störungen feststellen, obgleich auf diesem Gebiet eine intensive Forschung erfolgt ist. Auch wiederholte Versuche, mit immunologischen Medikamenten die Erkrankung zu beeinflussen, blieben bisher ohne Erfolg. Allerdings bezogen sich die bisherigen Therapieversuche zumeist auf Einzelbehandlungen oder kleine Untersuchungsserien. Dabei wurden Behandlungen mit einem breiten Spektrum durchgeführt – mit intravenösen Immunglobulinen, Interferonen, Kortison, Thalidomid, Anakinra, Glatirameracetat und verschiedenen anderen Substanzen. Zusätzlich wurden invasive Verfahren getestet, um das Immunsystem zu verändern und einen Neustart der Immunabwehr zu ermöglichen. Dazu zählten eine Ganzkörperbestrahlung oder eine Chemotherapie mit anschließender Knochenmarktransplantation. In den beschriebenen Einzelfällen konnte keine offensichtliche Wirksamkeit der Immuntherapie dargestellt werden. Trotz der zahlreichen Therapieversuche ist nicht auszuschließen, dass in der Zukunft immunologische Faktoren im Krankheitsmechanismus der ALS nachgewiesen werden. Trotz der zahlreichen offenen Fragen ist im gegenwärtigen Stand der Wissenschaft die ALS eine degenerative Erkrankung und nicht als typische Autoimmunerkrankung anzusehen.

137 Was ist die Glutamathypothese der ALS?

In Glutamat ist eine Aminosäure, die eine sehr unterschiedliche Rolle im Körper einnehmen kann. In einer ersten Rolle ist Glutamat ein Baustein zahlreicher Eiweiße des Körpers und ein häufiger Nahrungsbestandteil. In dieser Rolle besteht kein Bezug zur ALS. In einer zweiten Rolle funktioniert Glutamat als Botenstoff (»Transmitter«) zwischen Zellen im zentralen Nervensystem. Nervenzellen stehen nicht in direkter mechanischer Verbindung, sondern werden durch Botenstoffe miteinander verknüpft. Bei der Informationsweiterleitung von einer Nervenzelle zu einer benachbarten Zelle werden Botenstoffe zwischen den Zellen übertragen. Glutamat ist einer der hauptsächlichen Botenstoffe im Gehirn und Rückenmark (Neurotransmitter). Bei der ALS wird vermutet, dass die Konzentration von Glutamat in der Rolle als Botenstoff erhöht ist und zu einer Übererregung motorischer Nervenzellen im Gehirn und Rückenmark führt. In den 1990er Jahren wurde durch Glutamatmessungen auf mikroskopischer Ebene (Mikrodialyse) eine erhöhte Glutamatkonzentration im Zwischenraum zwischen Nervenzellen (»synaptischer Spalt«) festgestellt. Diese Messungen waren der Ausgangspunkt für die »Glutamat-Hypothese« der ALS. Die Hypothese ist jedoch wissenschaftlich umstritten, da mehrere Wiederholungsuntersuchungen zu unterschiedlichen Ergebnissen geführt haben. In einigen Experimenten konnte der Befund reproduziert werden, während andere Forschungsinstitute keine abweichenden Glutamatkonzentrationen im »synaptischen Spalt« nachweisen konnten. Ein Argument, dass die Glutamat-Hypothese bis heute stützt, ist der therapeutische Effekt von Riluzol (▶ Frage 158, ▶ Frage 159). Riluzol ist ein Medikament, das die Konzentration des Glutamat-Neurotransmitters reduziert und damit der vermuteten Übererregbarkeit des Gehirns entgegenwirkt. Zu betonen ist, dass die unterschiedlichen Rollen von Glutamat (Eiweißbestandteil oder Botenstoff) voneinander durch die Blut-Hirn-Schranke strikt abgegrenzt sind. So hat die Konzentration von Glutamat im Gesamtkörper keinen Bezug zum Niveau von Glutamat im synaptischen Spalt. Daher ist bei der ALS keine »Diät« in Bezug auf Glutamat notwendig, sodass auch glutamathaltige Lebensmittel unproblematisch konsumiert werden können.

138   Gibt es Toxine, die eine ALS verursachen können?

In der Geschichte der ALS-Forschung wurde über längere Zeit vermutet, dass bestimmte Toxine (»Gifte«) an der Verursachung der ALS beteiligt sein könnten (Toxin-Hypothese). Dabei wurden verschiedene Schwermetalle und spezifische Aminosäuren (BMAA, BOAA) als Toxine in Erwägung gezogen und analysiert. Trotz intensiver Forschung ließ sich bisher für kein Toxin als Ursache oder Risikofaktor der ALS identifizieren und sichern. Auch für verschiedene Substanzen, die in der Gegenwart eingesetzt werden und für die ein toxisches Potenzial bekannt ist (z. B. Lösungs- und Holzschutzmittel), ließen sich keine Zusammenhänge mit der ALS herstellen. Insgesamt ist die ALS eine neurodegenerative Erkrankung, für die eine äußere Verursachung durch Toxine unwahrscheinlich ist.

139   Kann eine Borrelien-Infektion eine ALS verursachen?

Die Verursachung einer ALS durch eine Borrelien-Infektion ist seit den 1980er Jahren (dem Zeitpunkt der Erstbeschreibung von Borrelien) vermutet und diskutiert worden. Bisher ließ sich ein Zusammenhang zwischen Borrelien-Infektion und ALS nicht sichern. Die Borrelien-Infektion betrifft überwiegend die Haut und Gelenke, in seltenen Fällen kann auch das Nervensystem befallen werden (Neuro-Borreliose). In dieser Konstellation kommt es zu Schmerzen, Sensibilitätsstörungen und Paresen von Nerven und Nervenwurzeln. In der Liquordiagnostik lassen sich Entzündungszeichen feststellen, die auf eine Abwehr der Borrelienerreger durch das Immunsystem hinweisen. Das Krankheitsbild der ALS unterscheidet sich von den typischen Symptomen der Neuroborreliose (bei der ALS keine Sensibilitätsstörung sowie keine Betroffenheit der Haut und Gelenke). Auch die Liquordiagnostik bei der ALS ist ohne Entzündungszeichen. Durch die unterschiedlichen körperlichen Symptome und die Ergebnisse der Liquordiagnostik ist eine Differenzierung zwischen beiden Erkrankungen meist unproblematisch. In sehr seltenen Konstellationen ist eine Abgrenzung zwischen beiden Erkrankungen schwierig. In dieser Konstellation ist eine Antibiotikatherapie gerechtfertigt, die bei der Neuroborreliose gut wirksam ist.

140   Kann der Kontakt zu Amalgam eine ALS verursachen?

Die Verursachung einer ALS durch Amalgam ist nicht bekannt. Ein möglicher Zusammenhang wurde über mehrere Jahrzehnte im Zusammenhang mit der »Toxin-Hypothese« vermutet und diskutiert. Amalgam, eine Legierung des Quecksilbers oder anderer Metalle, ist nicht in der Lage, eine Degeneration motorischer Nervenzellen auszulösen. In der Praxis sind zahlreiche ALS-Patienten bekannt, die (entgegen des ärztlichen Rates) eine vollständige Entfernung von Amalgamfüllungen vorgenommen haben, ohne dass eine Änderung des Krankheitsverlaufes erkennbar wurde. Die Nutzung von Amalgam in der Zahnmedizin hat durch die Verwendung neuerer Materialien und Kunststoffe deutlich an

Bedeutung verloren, sodass diese unbegründete Hypothese zunehmend gegenstandslos wird.

141   Kann eine Krebserkrankung eine ALS verursachen?

Der Zusammenhang zwischen onkologischen Erkrankungen und der ALS wird seit mehr als 50 Jahren untersucht und diskutiert. Gesichert ist lediglich der Zusammenhang zwischen dem malignen Lymphom (bösartiger Lymphknotenkrebs mit Befall der Lymphknoten, der Milz und des Knochenmarks) und einer speziellen Form der ALS. Das Lymphom kann in sehr seltenen Konstellationen zu einer Degeneration motorischer Nervenzellen führen und eine Lähmungserkrankung auslösen. Diese Erkrankung wird als paraneoplastische Motoneuron-Erkrankung (oder auch paraneoplastische ALS) bezeichnet. »Paraneoplastisch« lässt sich als »neben (para) der Geschwulst (Neoplasie)« übersetzen. Die paraneoplastische Motoneuron-Erkrankung unterscheidet sich in der Symptomausprägung von der typischen ALS. Der Muskelschwund (Myatrophie) ist bei der paraneoplastischen ALS hochgradig ausgeprägt, rumpfbetont und weitgehend symmetrisch, während bei der typischen ALS die Myatrophien und Paresen (auch im fortgeschrittenen Krankheitsverlauf) asymmetrisch sind und eine Seitenbetonung zeigen. Symptome des ersten motorischen Neurons (Reflexsteigerung oder Spastik) sind bei der paraneoplastischen ALS ebenfalls nicht oder kaum vorhanden. Für andere Krebsformen (insbesondere Hirntumoren, Brustkrebs, Bronchialkarzinom, Tumore des Magen- und Darmtraktes, Hautkrebs und andere solide Tumore) ist bisher kein ursächlicher Zusammenhang zur ALS hergestellt worden. Aufgrund der Häufigkeit von Krebserkrankungen in der Gesamtbevölkerung kommt es gelegentlich zu einer »Doppelerkrankung« (genannt »Komorbidität«) von Tumor und ALS. Durch die Krebsbehandlung (einschließlich Chemotherapie, Strahlentherapie oder Knochenmarktransplantationen) konnte keine positive Beeinflussung der ALS-Symptomatik beobachtet werden.

142   Können psychische Belastungen eine ALS verursachen?

Die Verursachung einer ALS durch eine psychische Belastungssituation oder psychiatrische Erkrankung ist – nach gegenwärtigem Erkenntnisstand – nicht möglich. Dennoch kann – durch die Schwere der Diagnose einer ALS und die damit verbundenen Implikationen – eine psychische Belastungs- und Ausnahmesituation entstehen. Ein Teil der ALS-Patienten entwickelt ein depressives Syndrom oder eine Angststörung, die jeweils eine psychiatrische Behandlung erfordern können. Insgesamt sind psychische Belastungen als Folge der ALS anzusehen, aber nicht die Ursache der Erkrankung.

143 Können körperliche Belastungen eine ALS verursachen?

Eine körperliche Belastung ist als alleinige Ursache der ALS auszuschließen. Bisherige epidemiologische Untersuchungen konnten keinen eindeutigen Zusammenhang zwischen bestimmten Berufsgruppen, die eine hohe körperliche Belastung aufweisen, und der ALS nachweisen. Zwei Studien konnten jedoch einen Zusammenhang zwischen ALS und einer Risikogruppe herstellen: Eine erhöhte Häufigkeit von ALS bei US-Soldaten sowie bei italienischen Fußballspielern. Beide Risikogruppen zeichnen sich durch eine erhöhte körperliche Aktivität aus. Das Risiko für US-Soldaten geht auf eine umfangreiche Analyse von Teilnehmern des »Golf-Krieges« zurück. US-Soldaten, die in den aktiven Truppenteilen (im Vergleich zu den rückwärtigen Diensten) tätig waren, zeigten eine statistisch-signifikante Zunahme, an ALS zu erkranken. Durch die höhere Erkrankungswahrscheinlichkeit der aktiven Soldaten ist (neben anderen Faktoren) auch ein Bezug zur körperlichen Aktivität in Betracht zu ziehen. Auch bei der gehäuften Erkrankung von professionellen Fußballspielern der Serie A in Italien wird ebenfalls die körperliche Belastung als ein Risikofaktor der ALS diskutiert. Diese Hypothese wird jedoch abgeschwächt, da bei anderen Sportarten, einschließlich Radsport und Marathon-Lauf bisher kein entsprechender Zusammenhang identifiziert wurde. Denkbar ist allenfalls, dass eine körperliche Belastung einen von mehreren Risikofaktoren in einem komplexen Ursachengefüge darstellt. Eine ALS infolge von körperlicher Erschöpfung ist nicht bekannt.

144 Können Narkosen und Operationen eine ALS auslösen?

Tatsächlich beschreibt ein Teil der ALS-Patienten, dass die ersten Symptome ihrer Erkrankung unmittelbar nach einer Operation, zumeist mit einer Narkose, auffällig wurden. Bei den Betroffenen lässt dies die Vermutung zu, dass die körperliche Belastung einer Operation oder die Medikamente die ALS begünstigt oder ausgelöst haben. Die Überlegung und Sorge der Patienten ist nachvollziehbar, aber medizinisch-wissenschaftlich nicht begründet. Die ALS ist eine chronische Erkrankung des motorischen Nervensystems, der (bis zum Auftreten erster Symptome) ein Krankheitsmechanismus von mehreren Jahren vorausgeht. Alle wissenschaftlichen Daten weisen darauf hin, dass mehrere Jahre vor der Entstehung von äußeren Symptomen bereits eine mikroskopische Ablagerung von TDP-43 (und anderen Proteinen) besteht und die Degeneration der motorischen Nervenzellen eingeleitet wird (▶ Frage 135). Das Gehirn und Rückenmark verfügen über eine hohe Anpassungsfähigkeit, um den Funktionsverlust und den Abbau von motorischen Nervenzellen über längere Zeitabschnitte zu kompensieren, sodass zunächst keine Symptome entstehen. Erst mit weiteren Belastungen für das Nervensystem, z. B. Belastungen, die mit einer Narkose und Operation verbunden sind, werden die bestehenden Kompensationsmechanismen überfordert. In der Folge kommt es zum Auftreten erster Symptome. Die Narkose oder

Operation verkörpert den sprichwörtlichen Tropfen, der »das Glas zum Überlaufen bringt«. Dabei ist auszuschließen, dass Operationen direkt für die Auslösung einer ALS verantwortlich sind.

XII Fragen zu den grundsätzlichen Möglichkeiten der ALS-Behandlung

145 Ist die ALS heilbar?

Im gegenwärtigen Stand der Medizin ist die ALS nicht heilbar. Durch verschiedene Maßnahmen kann die ALS verlangsamt und die Symptomatik gelindert werden, aber ein Stillstand oder gar Heilung der ALS ist derzeit leider nicht möglich.

146 Welche Möglichkeiten der Lebensverlängerung sind bei der ALS möglich?

Das Leben mit ALS wird durch zwei Symptomkomplexe begrenzt: Durch eine hochgradige Schluckstörung (und damit verbundene Mangelernährung) sowie durch eine Verminderung der Atemfunktion (Atemschwäche oder Einengung der Atemwege). Für beide Lebenszeit begrenzenden Symptome (Schluckstörung und Atemfunktionsstörung) stehen Behandlungsoptionen zur Verfügung, die das Leben verlängern können. Bei einer hochgradigen Schluckstörung kann eine Ernährungssonde (perkutane endoskopische Gastrostomie, PEG, ▶ Frage 206) Verwendung finden, um eine ausreichende Ernährung (zumeist zusätzlich zur regulären Nahrungsaufnahme) herzustellen. Mit einer Beatmungstherapie (Maskenbeatmung, Hustenassistent oder eine invasive Beatmung, ▶ Frage 248) kann die Atemschwäche oder Einengung der Atemwege überwunden und das Leben verlängert werden.

147 Was bedeutet »Maximaltherapie« bei der ALS?

Unter Maximaltherapie ist die Nutzung aller Behandlungsmethoden zu verstehen, die im gegenwertigen Stand der Medizin verfügbar sind. Dazu zählen auch die Akzeptanz und Inanspruchnahme medizintechnischer Unterstützung – sofern erforderlich. Im Konzept der Maximaltherapie werden auch invasive Behandlungsmethoden genutzt, sofern sie zur Symptomkontrolle und Lebensverlängerung notwendig sind. Bei der ALS kommt die Anlage einer PEG-Sonde (»künstliche Ernährung«, ▶ Frage 206) oder die Durchführung eines Luftröhrenschnitts (Tracheostoma, ▶ Frage 248) mit einer invasiven Beatmungstherapie (»künstliche Beatmung) infrage. Zur Maximaltherapie gehört (neben den unmittelbaren lebensverlängernden Maßnahmen) die Schaffung eines optimalen Umfeldes an Hilfs- und Heilmittelversorgung, um trotz der motorischen Einschränkungen eine soziale Teilhabe zu ermöglichen und eine möglichst hohe Lebensqualität zu erreichen.

148   Was bedeutet nicht-invasive Behandlung?

Eine Schluckstörung (Dysphagie) oder eine Atemfunktionsstörung (Atemschwäche oder Einengung der Atemwege) können so ausgeprägt sein, dass medizintechnische Maßnahmen erforderlich sind, um die motorischen Defizite des Schluckens und der Atmung zu kompensieren. Grundsätzlich sind dabei nicht-invasive Verfahren von invasiven Methoden zu unterscheiden. Bei der invasiven Therapie sind operative Eingriffe mit der Behandlung verbunden. Die invasive Ernährungstherapie ist die perkutane endoskopische Gastrostomie (PEG, ▶ Frage 206), in der ein operativer Kanal zwischen Magen und Körperoberfläche geschaffen wird, um eine Ernährungssonde zu positionieren. Die invasive Beatmung umfasst die operative Anlage einer Öffnung in der Luftröhre (Tracheostoma), um in dieser Öffnung eine Trachealkanüle zu platzieren, die wiederum mit einem Beatmungsgerät verbunden wird (▶ Frage 248). Im Unterschied zu den genannten invasiven Verfahren bedeutet die nicht-invasive Behandlung den Verzicht auf operative Methoden, um die Ernährung und Beatmung zu unterstützen. Die Ernährungsunterstützung mit einer hochkalorischen Trinknahrung ist eine nicht-invasive Form der Ernährungstherapie, um eine hinreichende Ernährung (trotz Schluckstörung) zu ermöglichen. Die Maskenbeatmung und die Nutzung eines Hustenassistenten sind nicht-invasive Verfahren, um eine Atem- und Hustenschwäche zu behandeln.

149   Was bedeutet Palliativmedizin?

»Pallium« ist ein lateinischer Begriff, der sich mit »Mantel« übersetzen lässt. Das Wesen der Palliativmedizin besteht darin, den Patienten bei einer schweren Erkrankung »zu ummanteln« und vor belastenden Symptomen zu schützen. Das palliativmedizinische Konzept ist vor allem dann bedeutsam, wenn eine Erkrankung nicht heilbar und das Entstehen der Symptome nicht abwendbar ist. In dieser Situation ist vordringlich, die Symptome zu kontrollieren, zu reduzieren oder zu lindern. Bei der ALS können erhebliche Belastungen im Sprechen, Schlucken, Bewegen und Atmen entstehen, deren Herausbildung und Progression nicht verhindert werden kann. Durch verschiedene Behandlungen können die Symptome reduziert oder funktionelle Defizite kompensiert werden. Beispiele für eine Symptomreduktion sind die Verminderung des unerwünschten Speichelflusses, von Spastik, Schmerzen sowie pathologischem Weinen/Lachen oder einer Harnblasenfunktionsstörung durch Medikamente. Ein Hauptsymptom, die Atemanstrengung oder belastende Verengung der Atemwege kann durch Medikamente, aber auch durch entlastende Medizintechnik (Maskenbeatmung, Hustenassistent) behandelt werden. Die Gesamtheit der Behandlungsmaßnahmen mit dem Ziel von Symptomkontrolle und Linderung ist als Palliativmedizin bei der ALS zu verstehen.

150 Was bedeutet Therapiezieländerung?

Bei der ALS sind zwei hauptsächliche Therapieziele zu unterscheiden: Die Verlängerung des Lebens (überwiegend mit Ernährungs- und Beatmungshilfen) sowie die Linderung von Symptomen (unabhängig von der Frage, ob durch diese Therapie eine Verlängerung des Lebens erreicht werden kann). Die Mehrheit der Patienten strebt das Erreichen beider Behandlungsziele an: Die Linderung von Symptomen und die Verlängerung des Lebens. Eine weitere Gruppe von ALS-Patienten stellt das Behandlungsziel der Symptomkontrolle in den Vordergrund und verzichtet bewusst auf das Therapieziel einer Lebensverlängerung. Damit lassen sich in vereinfachter Weise zwei Behandlungsformen unterscheiden: Eine Maximaltherapie (mit Symptomkontrolle plus Lebensverlängerung) sowie eine symptomatische- und palliative Therapie (mit Symptomkontrolle ohne angestrebte Lebensverlängerung). Im Arzt-Patienten-Dialog werden die Behandlungsziele erarbeitet, besprochen und dokumentiert. Im Verlauf der Erkrankung kann es zu einer Änderung in der Haltung zu lebensverlängernden Maßnahmen kommen, die als »Therapiezieländerung« bezeichnet wird. Eine typische Konstellation besteht darin, dass ein Patient mit einer Maximaltherapie behandelt wird und im Krankheitsverlauf (mit Zunahme der Belastungen und Beschwerden) auf lebensverlängernde Maßnahmen verzichtet. In dieser Konstellation wird eine Therapiezieländerung von einer Maximaltherapie zugunsten einer symptomatischen- und palliativen Therapie vorgenommen. Eine Therapiezieländerung ist auch in umgekehrter Weise möglich: Ein Teil der Betroffenen kann sich zunächst die Durchführung lebensverlängernder Maßnahmen (mit Ernährungs- und Beatmungstherapie) nicht vorstellen und beschränkt die Behandlung auf eine symptomatische Therapie (unter Verzicht auf lebensverlängernde Maßnahmen). Im Krankheitsverlauf kann es zu einer veränderten Sicht auf die eigene Erkrankung und zu einer zunehmenden Akzeptanz gegenüber lebensverlängernden Maßnahmen (insbesondere gegenüber der Beatmungstherapie) kommen. In dieser Konstellation erfolgt eine Therapiezieländerung (von einer ursprünglichen) symptomatischen- und palliativen Therapie zugunsten einer Maximaltherapie. Die Therapiezieländerung ist im Krankheitsverlauf jederzeit möglich. Die Frage nach dem geeigneten persönlichen Behandlungsziel sollte im Arzt-Patienten-Dialog im gesamten Krankheitsverlauf besprochen, überprüft und dokumentiert werden.

151 Benötige ich einen Hausarzt bei der ALS-Behandlung?

Für die optimale Versorgung ist ein Netzwerk verschiedener Ärzte erforderlich. Der Hausarzt ist durch seine Wohnortnähe, Erreichbarkeit und Vertrautheit ein wichtiger Partner. Dies gilt auch für wohnortnahe Fachärzte der Neurologie (und anderer Fachrichtungen). Fachärzte für Neurologie in spezialisierten ALS-Zentren (die zumeist nicht in unmittelbarer Wohnortnähe sind) arbeiten mit dem Hausarzt und lokalen Neurologen zusammen. So können vor allem Fachärzte für Pneumologie und Gastroenterologie an der Beatmungs- bzw. Ernährungstherapie beteiligt sein. In bestimmten Konstellationen werden Ärzte mit der Zusatzbezeichnung der Palliativmedizin einbezogen.

152 Ist es erforderlich, dass mein Hausarzt oder Neurologe Erfahrungen mit der ALS hat?

Das ist nicht zu erwarten und nicht unbedingt erforderlich. Die ALS ist eine seltene Erkrankung, sodass von Hausärzten und lokalen Neurologen eine Spezialisierung zur ALS-Behandlung nicht vorausgesetzt werden kann. Trotz der relativen Seltenheit der ALS sind die typischen Beschwerden, Symptome und Behandlungsmethoden auch bei anderen Erkrankungen vorhanden (Mobilitäts- und Kommunikationsschwierigkeiten, Schluckstörung, Sprechstörung, Atemanstrengung, Schmerz), sodass auch Hausärzte und »allgemeine« Neurologen die Behandlung unterstützen können. Eine optimale Versorgung entsteht, wenn spezialisierte Ärzte an ALS-Zentren mit wohnortnahen Praxen der hausärztlichen und neurologischen Versorgung zusammenarbeiten. In dieser Konstellation können allgemein tätige Ärzte, auch ohne spezialisierte Kenntnisse zur ALS, eine wichtige Rolle in der ALS-Versorgung einnehmen.

153 Welche Bedeutung haben alternativmedizinische Verfahren?

Durch die wissenschaftlich-basierte Medizin ist noch keine Heilung der ALS möglich. Auch ein Stillstand oder hochgradige Verlangsamung der ALS ist noch nicht realistisch. Vor diesem Hintergrund begeben sich zahlreiche Patienten auf eine (nachvollziehbare) Suche nach alternativen Therapien. Das Spektrum der angebotenen Behandlungsverfahren ist sehr breit und beinhaltet zumeist die Einnahme von Vitaminen, Spurenelementen und Nahrungsergänzungsmitteln. Hinzukommen verschiedene »Diäten« und »Entgiftungsverfahren«. Die Behandlung wird außerhalb von ALS-Zentren und neurologischen Kliniken angeboten und zumeist von Ärzten und Therapeuten vorgeschlagen, die über keine Facharztausbildung für Neurologie oder eine ALS-Spezialisierung verfügen. In der eigenen Erfahrung mit zahllosen Berichten aus verschiedenen alternativmedizinischen Verfahren ist kein Patient bekannt, der eine Heilung, einen Stillstand oder nachhaltige Erkrankungsverlangsamung durch eine alternativmedizinische Behandlung erreichen konnte. Bei ausgewählten Anwendungen, z. B. durch bestimmte Massagetechniken oder energiereiche Ernährung, ist die Verbesserung von Symptomen möglich. Weiterhin ist durch alternativmedizinische Behandlungen, und die damit verbundene Hoffnung eines therapeutischen Effektes, eine psychologische Stärkung und eine Verbesserung der Krankheitsbewältigung (»Coping«) denkbar. Dieser Aspekt wurde bisher noch nicht systematisch untersucht. Insgesamt sind alternativmedizinische Verfahren nicht als »Alternative« im Sinne eines Gegenentwurfes zur spezialisierten ALS-Versorgung zu empfehlen, sondern als Ergänzung zu verstehen. Daher ist der Begriff der »Komplementärmedizin« (ergänzende Medizin) gegenüber der Bezeichnung der Alternativmedizin zu bevorzugen. Dabei ist empfehlenswert, dass die Patienten auch von den komplementärmedizinischen Maßnahmen bei der Visite an ALS-Zentren zu berichten, um eine Einschätzung und Überprüfung der Behandlung zu überprüfen. Dabei ist zu bedenken, dass bestimmte komplementärmedizinische Maßnahmen mit negativen Effekten verbunden sein können (z. B. Verstärkung von Unterernährung durch ungünstige Diäten und »Detoxifizierungen«).

154 Können alternativmedizinische Verfahren schädlich sein?

Typische komplementärmedizinische Verfahren beinhalten die Einnahme von hochdosierten Vitaminen, Spurenelementen und Nahrungsergänzungsmitteln. Medizinische Nebenwirkungen oder Schäden sind bei diesen Anwendungen nicht zu erwarten. Kritisch können »Diäten« und »Entgiftungsverfahren« sein, wenn mit dieser Behandlung eine Einschränkung in der Nahrungszusammensetzung und Energiezufuhr verbunden ist. Insbesondere Umstellungen der Ernährung, die zu einem Gewichtsverlust führen, sollten unbedingt vermieden werden, da damit die Prognose im ALS-Verlauf verschlechtert werden kann. Ein weiteres Gefährdungspotenzial durch »Alternativmedizin« entsteht durch hohe Kosten für Medikamente, Therapien und Anwendungen. Finanzielle Risiken entstehen durch unseriöse Behandlungsvorschläge und »Scharlatanerie« im Umfeld von »Alternativmedizin« bei der ALS.

155 Welche Bedeutung hat Akupunktur?

Die Akupunktur gehört zu den komplementärmedizinischen Verfahren, die bei einer Gruppe von Menschen mit ALS zur Anwendung kommen. In wiederholten Einzelberichten wird die Verbesserung bestimmter Symptome insbesondere von Spastik und Schmerzen erlebt. Systematische Analysen wurden bisher nicht abgeschlossen. Eine Verlangsamung des Krankheitsverlaufes durch Akupunktur wurde nicht beschrieben und ist nicht anzunehmen. Insbesondere aus China, einem Land mit breiter Anwendung der Akupunktur ist keine grundsätzlich bessere Prognose bei der ALS bekannt.

156 Welche Bedeutung haben ALS-Ambulanzen in der Behandlung?

ALS-Ambulanzen sind eine wichtige Komponente in der ALS-Behandlung. Die Rolle einer ALS-Ambulanz verändert sich im Krankheitsverlauf. Bei Beginn der Erkrankung stehen die Sicherung der Diagnose, die Bestimmung des individuellen Krankheitsverlaufes und der damit verbundenen Prognose sowie die Einleitung der Therapie im Vordergrund. Auch die Teilnahme an klinischen Studien und die Nutzung experimenteller Therapieverfahren findet überwiegend an ALS-Zentren statt. Die Ermittlung von besonderen Verlaufsformen der ALS und die Feststellung der individuellen Prognose setzt Experten- und Erfahrungswissen voraus, das zumeist in ALS-Zentren vorhanden ist. Bei der ALS kommen zahlreiche Medikamente zur Linderung unterschiedlichster Symptome zum Einsatz. Die Entscheidungskriterien, die Dosierung und die Abwägung zu Nebenwirkungen finden bevorzugt in spezialisierten Zentren statt. Das gilt ebenfalls für komplexe Hilfsmittelversorgung (Mobilitäts-, Kommunikations-, Transfer- und Bewegungshilfen), deren Veranlassung und Auswahl eine Expertise voraussetzt. Die Einleitung einer Ernährungs- und Beatmungstherapie gehört zu den wesentlichen Kompetenzen eines ALS-Zentrums, die in der hausärztlichen und neurologischen Versorgung nicht vorausgesetzt werden können. Hinzu kommt die Abwägung der individuellen Therapieziele im Spannungsfeld zwischen Maximaltherapie und Palliativversorgung. Ein zentrales Element von ALS-Zentren ist die Mitwirkung von Versorgungskoordinatoren in ALS-Zentren, die bei der Versorgung mit Hilfs- und Heilmitteln sowie der Ernährungs- und Beatmungstherapie fachlich und organisatorisch Unterstützung leisten. Die Grundlagen- und Therapieforschung sowie klinische Studien werden über ALS-Ambulanzen und damit verbundene wissenschaftliche Einrichtungen realisiert. Insgesamt sind ALS-Zentren eine zentrale Säule der ALS-Versorgung (neben der Versorgung durch wohnortnahe Ärzte) und die hauptsächliche Struktur für ALS-Forschung. So findet die Entwicklung neuer ALS-Medikamente und die Etablierung innovativer Behandlungsverfahren zumeist über ALS-Zentren statt. Damit nehmen ALS-Ambulanzen eine Schlüsselrolle in der gegenwärtigen ALS-Behandlung und in der Entwicklung zukünftiger Therapieoptionen ein.

157   Was ist in einer ALS-Ambulanz zu erwarten?

Der Besuch in einer ALS-Ambulanz umfasst die Erhebung der Krankengeschichte (Anamnese), die körperliche (neurologische) Untersuchung, die Durchführung verschiedener Messungen sowie die Besprechung der Befunde und der Behandlungsmöglichkeiten. Im Ergebnis des Ambulanzbesuches steht die Einschätzung des aktuellen Krankheitsverlaufes, der Symptome, der bestehenden Behandlungsmöglichkeiten und die Beschlussfassung über die Umsetzung (oder den Verzicht) bestehender Behandlungs- und Versorgungsoptionen. Die Einschätzung des Erkrankungsverlaufes erfolgt durch gezielte Befragungen zu Symptomen und Beschwerden. Hinzu kommt die Erhebung der ALS-Funktionsskala (ALS-FRS, ► Frage 72). Zu den Messungen gehört die Ermittlung der Vitalkapazität (VK, ► Frage 227), des Körpergewichtes und des Hustenstoßes. In bestimmten Situationen wird, zumeist für wissenschaftliche Zwecke, eine Blutuntersuchung durchgeführt. In Abhängigkeit des Krankheitsverlaufes und der Beschwerden sowie der Messungen kann sich die Notwendigkeit symptomlindernder Medikamente, einer Hilfsmittel- und Heilmittelversorgung oder einer Ernährungs- und Beatmungstherapie ergeben. Während des ambulanten Termins werden die Behandlungsmöglichkeiten dargestellt und in einem Arzt-Patienten-

Gespräch beschlossen. Bei einer erstmaligen Vorstellung in einer ALS-Ambulanz sind mindestens 60–90 Minuten einzuplanen. In Abhängigkeit von den notwendigen Untersuchungen und Messungen sowie Gesprächen und erforderlichen Dokumenten ist ein Aufenthalt von zwei bis drei Stunden möglich. Bei einer Wiedervorstellung im ALS-Zentrum sind ebenfalls 60–90 Minuten einzuplanen. Bei der Teilnahme an Medikamentenstudien oder der Beteiligung an Forschungsvorhaben sind veränderte Ambulanzzeiten mit einem erhöhten Zeitbedarf möglich, die gesondert vereinbart werden. Nach dem Besuch erhalten der überweisende Arzt, der Facharzt für Neurologie und die Patienten selbst einen Arztbrief, in dem die diagnostische Einschätzung und die Therapieempfehlungen zusammengefasst sind. Die Ambulanzbesuche finden im Abstand von zwei bis sechs Monaten, zumeist in einem Intervall von drei bis vier Monaten statt.

XIII Fragen zur Medikamentenbehandlung der ALS

158 Welche Medikamente kommen bei der ALS zur Anwendung?

Grundsätzlich sind krankheitsverlangsamende und symptomatische Medikamente zu unterscheiden. Das erste und hauptsächliche krankheitsverlangsamende ist Riluzol, das in Deutschland im Juli 1996 zur Behandlung der ALS zugelassen wurde. Seitdem wird das Medikament bei mehr als 90 % aller ALS-Patienten eingesetzt, die an spezialisierten ALS-Zentren in Betreuung sind. Riluzol ist ein Medikament, das den Krankheitsverlauf der ALS moderat verlangsamt. Eine unmittelbare Linderung von Symptomen ist durch Riluzol nicht zu erwarten. Zur Symptomlinderung sind zahlreiche andere Medikamente in Verwendung, die als »symptomatische Medikation« bezeichnet werden. Mehr als 100 unterschiedliche Medikamente sind dabei im Einsatz, die der Linderung von Muskelkrämpfen, Spastik, unerwünschtem Speichelfluss, Atemanstrengung, Schmerzen und anderen Beschwerden dienen. Mehr als 70 % aller ALS-Patienten nehmen mindestens ein symptomatisches Medikament (zusätzlich zum Riluzol ein), um ausgewählte Beschwerden zu reduzieren.

159 Wie ist der Wirkmechanismus von Riluzol?

Nervenzellen im Gehirn und Rückenmark stehen durch Botenstoffe (»Neurotransmitter«) miteinander in Verbindung. Glutamat ist bei der ALS in der Verbindung zwischen Nervenzellen in erhöhter Konzentration vorhanden. Riluzol ist ein Medikament, das die Glutamat-Konzentration im Zwischenraum zwischen Nervenzellen (synaptischer Spalt) reduziert. Ein Überschuss des Neurotransmitters Glutamat hat eine schädigende Wirkung für bestimmte Nervenzellen. Dieser schädigende Einfluss des überschüssigen Glutamats wird durch Riluzol eingegrenzt. Zum Verständnis des Glutamat-Effektes und Riluzol-Wirkung ist relevant, dass die Konzentration des Neurotransmitters Glutamat im Gehirn durch die Blut-Hirn-Schranke vom Stoffwechselprodukt Glutamat abgegrenzt ist. Es besteht demnach keine direkte Beziehung zwischen dem Glutamat innerhalb des Gehirns (Funktion von Glutamat als »Neurotransmitter«) und der Glutamatkonzentration im sonstigen Körper (Funktion von Glutamat als »Stoffwechselprodukt«). Daher wird die Wirkungsweise von Riluzol durch die Nahrungsaufnahme, insbesondere durch glutamathaltige Ernährung, nicht beeinflusst.

160   Was ist die richtige Dosis von Riluzol?

Das Medikament wird zweimal am Tag eingenommen. Die Dosis beträgt jeweils morgens und abends 50 mg mit einer Gesamtdosis von 100 mg pro Tag. Seit 2016 steht als Alternative zur Tablette auch eine Riluzol-Suspension zur Verfügung. Die Dosis bleibt damit unverändert. Die Einnahme erfolgt mit jeweils 10 ml Riluzol-Suspension morgens und abends (10 ml enthalten 50 mg Riluzol).

161   Ist es sinnvoll, Riluzol einzunehmen, wenn die Erkrankung trotzdem fortschreitet?

Die Wirksamkeit von Riluzol ist relativ gering und nicht ausreichend, um das Fortschreiten der Erkrankung und die Zunahme der Symptome zu verhindern. Ohne Riluzol-Behandlung würde die Krankheit noch schneller fortschreiten. Die Einnahme von Riluzol ist daher – trotz Zunahme der Symptome – medizinisch sinnvoll.

162   Wie kann ich erkennen, ob Riluzol wirkt?

Das Medikament hat keine lindernde Wirkung auf bestehende Symptome, sodass von der Einnahme des Medikamentes keine Erleichterung zu erwarten ist. Damit fehlt die subjektive Wahrnehmung der Wirksamkeit. Riluzol verfügt jedoch über einen Langzeiteffekt: Erst in monate- und jahrelanger Einnahme kommt es zu einer Verzögerung der Krankheitsprogression. Aufgrund dieses abstrakten Therapieeffektes ist eine hohe Disziplin und Motivation der Medikamenteneinnahme notwendig, um eine Kontinuität der Behandlung zu bewahren.

163   Welche Nebenwirkungen von Riluzol sind zu erwarten?

Riluzol ist ein gut verträgliches Medikament. Bei der Mehrheit aller Patienten treten keine Nebenwirkungen auf. Das Medikament wird eingenommen, ohne dass unerwünschte Effekte zu verzeichnen sind. Trotz des günstigen Verträglichkeitsprofils können, wie bei jedem Medikament, Nebenwirkungen auftreten. Sehr häufige Nebenwirkungen (bei mehr als 10 % aller Patienten) sind Müdigkeit, Unwohlsein und eine Erhöhung für die Werte einiger Leberenzyme (»Transaminasen«). Benommenheit und Schläfrigkeit sind mögliche Effekte beim Beginn der Behandlung und lassen üblicherweise nach wenigen Tagen nach. Bei deutlichen Nebenwirkungen ist die Reduktion des Medikamentes auf eine geringere Dosis oder ein Absetzen des Medikamentes und langsame Dosissteigerung mit reduzierter Anfangsdosis möglich. Die Details sind mit dem Arzt abzusprechen. Das gilt auch für die Verfahrensweise mit erhöhten Leberwerten. Die Frage der Dosisreduktion und der Notwendigkeit von Blutuntersuchungen zur Kontrolle der Leberwerte hängt maßgeblich von der Höhe der Leberwerte ab. Eine geringe Leberwerterhöhung (z. B. Verdopplung der Werte) ist zumeist unproblematisch und erfordert keine Veränderung an der Riluzol-Dosis oder eine Kontrolle der Blutwerte. Seltene Nebenwirkungen (bis zu 1 % aller Patienten) sind Anämie (Abnahme der roten Blutkörperchen), allergische Reaktionen und Entzündungen der Bauchspeicheldrüse (Pankreatitis). Allergische Reaktionen zeigen sich zumeist an Reaktionen der Haut, insbesondere mit Ausschlägen (Exanthem) am Körperrumpf. In diesem Fall ist das Medikament auf Dauer abzusetzen. Eine erneute Verwendung (auch mit reduzierter Dosierung) ist nicht möglich. Auch bei allergischen Reaktionen obliegt die Entscheidung des weiteren Vorgehens beim behandelnden Arzt.

164 Muss Riluzol zu bestimmten Zeiten eingenommen werden?

Riluzol sollte im Abstand von 12 Stunden, üblicherweise morgens und abends eingenommen werden. Der genaue Einnahmezeitpunkt ist unkritisch. Auch die strikte Einhaltung des 12-Stunden-Intervals ist nicht erforderlich. Ein Abstand von 10–14 Stunden wäre ebenfalls unkritisch. Insgesamt sollte die Einnahme regelmäßig erfolgen und in Abläufen des Alltags angepasst werden. In diesem Sinne wäre eine stundenweise Abweichung von 12-Stunden-Intervall unproblematisch. Die zeitliche Festlegung gegenüber der Mahlzeiteneinnahme (vor, während und nach der Mahlzeit) ist ebenfalls nicht erforderlich. Sollte die Einnahme in einer oder mehreren Dosierungen nicht möglich sein, sollten die ausgelassenen Medikamentengaben nicht »nachgeholt« werden. Das Medikament kann ohne Berücksichtigung von Besonderheiten (auch nach längerer Pause der Einnahme) wieder eingenommen werden. Insgesamt ist Riluzol ein Medikament, dessen Einnahme vergleichsweise unkompliziert ist.

165 Welche Behandlungsmöglichkeiten bestehen bei einer Depression?

Die Diagnosestellung einer ALS – und die damit verbundene Auseinandersetzung mit einer fortschreitenden Erkrankung und der ALS-bedingten Lebensbegrenzung – stellt eine psychische Belastungs- und Ausnahmesituation dar. Auch im Krankheitsverlauf können psychische Belastungen entstehen, die durch körperliche Beschwerden, biografische Veränderungen und soziale Herausforderungen bedingt sind. Eine Herabgestimmtheit kann mit weiteren psychischen und körperlichen Symptomen verbunden sein, die in der Gesamtheit als Depression (oder depressives Syndrom) bezeichnet werden. Typische Symptome eines depressiven Syndroms sind (neben der Herabgestimmtheit) eine Schlafstörung, eine Appetitminderung und eine reduzierte Motivation, die täglichen Verrichtungen zu bewältigen (Antriebsstörung). Zum »Umgang« oder Behandlung des depressiven Syndroms stehen verschiedene Optionen zur Verfügung, die maßgeblich vom Schweregrad der Beschwerden und der Haltung der Betroffenen zu den Behandlungsmöglichkeiten abhängen. Werden die Herabgestimmtheit oder Trauer als belastend erlebt, ist die Verwendung von modernen Antidepressiva möglich, die als »Stimmungsstabilisatoren« zu verstehen sind. Diese Medikamente reduzieren das »Stimmungstief«, ohne dass die geistigen Fähigkeiten und das sonstige Denken negativ beeinflusst werden. Folgende Medikamente werden bei der ALS zur Behandlung des depressiven Syndroms bevorzugt: Citalopram, Mirtazapin und Amitriptylin. Die Auswahl der Antidepressiva hängt im Wesentlichen von den Begleitsymptomen der Depression ab. Citalopram wird bevorzugt, wenn neben der Herabgestimmtheit auch eine Antriebsstörung oder eine ALS-bedingte motorische Disinhibition (▶ Frage 111) vorliegt. Mirtazapin ist ein besonders geeignetes Medikament, wenn eine Schlafstörung besteht (das Medikament ist schlafanstoßend und wird bevorzugt zur Nacht eingenommen). Amitriptylin ist ein älteres Antidepressivum, das die Nebenwirkung einer Mundtrockenheit aufweist. Diese Nebenwirkung kann bewusst »ausgenutzt« werden, wenn eine ALS-bedingte Schluckstörung zu einem überschüssigen Speichelfluss (Sialorrhoe) geführt hat. In dieser Konstellation wäre die Behandlung einer Depression mit Amitriptylin von Vorteil. Insgesamt entsteht die Grundsatzentscheidung einer Medikamentenbehandlung des depressiven Syndroms im Arzt-Patient-Dialog. Die Auswahl und Dosierung des Antidepressivums obliegen der ärztlichen Expertise unter Berücksichtigung der individuellen Umstände und Bedürfnisse des Patienten. Neben der antidepressiven Medikation kann die Psychotherapie eine weitere Behandlungsoption darstellen. Eine Umfrage bei ALS-Patienten an der Charité hat gezeigt, dass 25 % aller Menschen mit ALS den medizinischen Bedarf aufweist, eine psychologische Unterstützung in Anspruch zu nehmen. Die Psychotherapie wird durch Fachärzte oder Psychologen realisiert, die über eine psychotherapeutische Ausbildung und Zulassung verfügen. Innerhalb der Psychotherapie sind verschiedene Verfahren zu unterscheiden (unterstützende Psychotherapie, Verhaltenstherapie, Psychoanalyse u. a.) deren Auswahl maßgeblich von der individuellen Situation, der Haltung des Patienten und den fachlichen Notwendigkeiten abhängt. Bei der ALS kommt zumeist eine unterstützende Psychotherapie zur Anwendung, die der emotionalen Stabilisierung und Stärkung der eigenen psychischen Kraft dienen. Eine Psychotherapie kann in Deutschland durch Haus- und Fachärzte verordnet werden. Eine Herausforderung ist die begrenzte Anzahl an Therapeuten, die in der psychologischen Unterstützung von ALS-Patienten tätig sind und über Erfahrungen mit dem Krankheitsbild verfügen. In der Gesamtbetrachtung von Medikamentenbehandlung und Psychotherapie spielt die medikamentöse Unterstützung eine wesentlich größere Rolle. Durch die einfache Verfügbarkeit von überwiegend gut verträglichen Medikamenten kann eine effektive Stimmungsstabilisierung durch die genannten Medikamente erreicht werden.

166 Welche Behandlungsmöglichkeiten bestehen bei Angst und Unruhe?

Nach Diagnosestellung der ALS und im Verlauf der Erkrankung kann es zu Angst- und innerlicher Unruhe kommen. Bei einer starken Ausprägung ist die Behandlung mit geeigneten Medikamenten möglich und sinnvoll. Für die unmittelbare Behandlung von schwerer Angstsymptomatik und Unruhe (bis hin zu Panikattacken) werden bevorzugt Benzodiazepine verwendet. Innerhalb dieser Medikamentengruppe finden Lorazepam und Diazepam die häufigste Verwendung. Diese Medikamente gelten als »Sedativa« (Beruhigungsmittel) oder »Anxiolytika« (angstlösende Medikamente). Benzodiazepine können neben der beruhigenden und angstlösenden Wirkung auch andere Effekte wie Müdigkeit und Schläfrigkeit erzeugen. Diese Nebenwirkungen sind meist unerwünscht, können jedoch auch bei bestimmten Konstellationen (z. B. bei einer Schlafstörung) von Vorteil sein. Bei häufiger Anwendung lässt die Wirksamkeit dieser Medikamente nach – es entsteht ein Gewöhnungseffekt. Die Abwägung zwischen Haupt- und Nebenwirkungen sowie die Einschätzung des Gewöhnungspotenzials setzt fachärztliche Expertise und Erfahrung mit dieser Medikation voraus. Die Entscheidung für Behandlung mit Benzodiazepinen entsteht in einem Arzt-Patienten-Dialog. Bei häufiger Angst und Unruhe kommt die Behandlung mit Stimmungsstabilisatoren (Antidepressiva) infrage, um die Entstehung von Angst zu verhindern oder abzumildern. Für diese prophylaktische Therapie kommen moderne Antidepressiva (z. B. Citalopram, Escitalopram und Paroxetin) infrage. Vorteil dieser Antidepressiva ist der prophylaktische Charakter (das Entstehen von Angst wird reduziert), das günstige Nebenwirkungsprofil (zumeist keine Müdigkeit und Schläfrigkeit) und der fehlende Gewöhnungseffekt (die Medikamente können jahrelang verabreicht werden, ohne dass die pharmakologische Wirksamkeit nachlässt). In bestimmten Situationen kommt es zu einer starken gedanklichen Fixierung der Patienten auf ihre Erkrankung oder einzelne Symptome – es entsteht ein »Gedankenkreisen«, das aus eigener Kraft im Einzelfall nicht zu durchbrechen ist. In diesem Fall kann die Verwendung von neuroleptischen Medikamenten unterstützend sein, die sonst bei psychiatrischen Erkrankungen Verwendung finden. Promethazin, Chlorpromazin und Olanzapin sind Neuroleptika, die in bestimmten Situationen eine Verwendung finden. Tritt Angst und Unruhe in Verbindung mit anderen schweren ALS-Symptomen, z. B. mit Atemanstrengung oder Schmerzen auf, kann die Behandlung mit morphinhaltigen Medikamenten eine gute Unterstützung sein. Neben den schmerzlindernden Effekten sind auch eine Entspannung und Angstlösung durch Opiate möglich. Diese Medikamente unterliegen dem Betäubungsmittelgesetz und setzt eine erfahrende ärztliche Einschätzung und Therapieempfehlung voraus. Insgesamt bestehen vielfältige Möglichkeiten, um mögliche Beschwerden von Angst und innerlicher Unruhe individuell und situationsabhängig zu behandeln.

XIV Fragen zu Möglichkeiten der Symptomlinderung

167 Welche Behandlungsmöglichkeiten bestehen bei einer Schlafstörung?

Der Schlaf kann durch verschiedene Faktoren beeinflusst werden. Im frühen Verlauf der ALS, unmittelbar nach Mitteilung von Diagnose und Prognose, befinden sich die meisten Menschen mit ALS in einer emotionalen Belastungssituation. Diese kann mit einer Schlafstörung verbunden sein. In dieser Situation kommen etablierte Schlafmedikamente (Hypnotika) zur Anwendung. Ist die Schlafstörung mit einer Depression verbunden, kann auch die Behandlung der Depression (z. B. durch Antidepressiva) zu einer Verminderung der Schlafstörung führen. Neben den psychologischen Gründen einer Schlafstörung können auch körperliche Beschwerden den Schlaf beeinträchtigen. Faszikulationen sind nicht schmerzhaft, können aber störend sein und den Schlaf beeinträchtigen. Allein die eingeschränkte Beweglichkeit der Extremitäten und des Rumpfes (bequeme Lagerung des Körpers und Umdrehen im Bett) haben einen erheblichen Einfluss auf die Schlafqualität. Auch eine Verminderung der Atemfunktion steht in Beziehung zum Schlaf: Das Atmen im Liegen kann mit einer besonderen Atemanstrengung verbunden sein (Orthopnoe) und das Schlafen in sitzender Position oder die Nutzung eines Atmungsgerätes (Maskenatmung) notwendig machen. Die Anreicherung von Kohlendioxid im Blut (durch reduzierte Atemfunktion) kann den Schlafzyklus stören (»Fragmentierung« des Schlafes). In diesem Zusammenhang kann die Anpassung einer Beatmungsmaske (▶ Frage 231) einen wichtigen Beitrag leisten, die Schlafstörung zu reduzieren. Insgesamt sind zahlreiche Maßnahmen notwendig und möglich, um eine Schlafstörung abzuwenden sowie die Dauer und die Qualität des Schlafes zu erhalten (direkte Beeinflussung: Hypnotika, Antidepressiva, Schmerzbehandlung, Mobilitäts- und Lagerungshilfen, Atemhilfen; indirekte Beeinflussung: Physiotherapie, therapeutische Bewegungsgeräte). Die wirksame Behandlung einer Schlafstörung erfordert die Ermittlung und gezielte Reduktion der sehr unterschiedlichen Ursachenfaktoren.

168 Welche Behandlungsmöglichkeiten bestehen bei Muskelkrämpfen?

Muskelkrämpfe können ein belastendes Symptom der ALS sein. Sie entstehen durch eine gestörte Verbindung zwischen motorischen Nervenzellen und der

Muskulatur. Durch die instabile Verbindung zwischen Nerv und Muskulatur kann es zu unkontrollierten elektrischen Entladungen im Muskelgewebe und einer unwillkürlichen Muskelaktivität kommen, die sich als schmerzhafter »Muskelkrampf (Crampus)« darstellt. Die mit dem Muskelkrampf verbundenen Schmerzen können als belastend und behandlungsbedürftig erlebt werden. Die Muskelkrämpfe können spontan oder in Verbindung mit bestimmten Bewegungen entstehen. Gründe einer Behandlung sind die Schwere oder Häufigkeit der schmerzhaften Muskelkrämpfe. Die pharmakologische Behandlung von Muskelkrämpfen kann schwierig sein. Das häufigste Medikament ist Chinin (Limptar N), das einmal pro Tag in Tablettenform eingenommen wird. Im Fall einer unzureichenden Wirksamkeit von Chinin kommen noch andere Medikamente infrage, die formal zur Behandlung anderer Erkrankungen und Symptome zugelassen sind, aber auch Muskelkrämpfe positiv beeinflussen können (z. B. Carbamazepin, Gabapentin, Baclofen, Mexiletin). Im Einzelfall kann auch die Behandlung mit cannabishaltigen Medikamenten (z. B. Tetrahydrocannabinol in Verbindung mit Cannabidiol, THC:CBD) unterstützend sein (► Frage 182). Für THC:CBD ist bekannt, das auch Muskelkrämpfe durch dieses Medikament reduziert werden können. Cannabishaltige Medikamente sind dann sinnvoll, wenn andere Behandlungsmethoden nicht erfolgreich waren. In diesem Fall ist ein Antrag zur Genehmigung dieser Therapie bei der Krankenkasse erforderlich. Hinsichtlich der Auswahl des THC-Präparates, der Dosierung und Anwendungskriterien ist die Betreuung durch einen Arzt erforderlich, der über Erfahrungen in der Behandlung mit medizinischem Cannabis verfügt.

169 Welche Behandlungsmöglichkeiten bestehen bei Faszikulationen?

Faszikulationen sind wiederholte und unwillkürliche Bewegungen einzelner Muskelfasern, die bei der ALS gehäuft auftreten und als belastend erlebt werden können. Faszikulationen entstehen (wie Muskelkrämpfe) durch eine gestörte Verbindung zwischen motorischen Nerven und dem Muskelgewebe. Faszikulationen sind nur dann behandlungsbedürftig, wenn sie als störend empfunden werden. Durch häufiges und generalisiertes Auftreten (z. B. auch am Brustkorb und der Bauchmuskulatur) kann eine Ablenkung von Alltagsaktivitäten und eine Schlafstörung bedingt sein. In dieser Konstellation kann eine pharmakologische Behandlung sinnvoll sein. Die Medikamente Baclofen und Gabapentin können Faszikulationen reduzieren. Bei fehlender Wirksamkeit ist die Behandlung mit cannabishaltigen Medikamenten zu erwägen. Bei der Behandlung mit Tetrahydrocannabinol und Cannabidiol (THC:CBD) liegen Einzelfallberichte über die Verminderung von Faszikulationen (und Muskelkrämpfen) vor. Die Behandlung mit THC:CBD ist medizinisch und formal anspruchsvoll, da diese Medikamentengruppe dem Betäubungsmittelgesetz unterliegt und nur mit einem Antrag auf Kostenübernahme durch die Krankenversicherung verfügbar ist. Insgesamt sind die Behandlungsoptionen bei Faszikulationen auf wenige Medikamente beschränkt. Allerdings werden nur in seltenen Situationen die

Symptome als so belastend erlebt werden, dass Patienten eine Medikamenten-behandlung anstreben.

170 Welche Behandlungsmöglichkeiten bestehen bei einer Spastik?

Spastik ist eine erhöhte, unwillkürliche und unerwünschte Muskelanspannung, die durch einen Funktionsverlust motorischer Nervenzellen entsteht (▶ Frage 97). Mit der erhöhten und unkontrollierten Muskelspannung können verschiedene Belastungen verbunden sein, die unterschiedlich behandelt werden. Eine intensivierte Physiotherapie (und der Einsatz von therapeutischen Bewegungsgeräten) ist die erste und wichtigste Behandlungsform, um die Beweglichkeit der Muskulatur zu erhalten, die Muskelspannung zu reduzieren und Komplikationen der Spastik (Sehnenverkürzungen, schmerzhafte Gelenkveränderungen und Einengungen von Gelenkkapseln u. a.) zu reduzieren. Auch pharmakologisch bestehen mehrere Möglichkeiten der Spastikbehandlung. Bei einer leichten Spastik kann durch die Behandlung mit 4-Aminopyridin, zumindest bei einem Teil der Betroffenen, eine Verbesserung der spastischen Gangstörung erreicht werden. Durch Studien bei der Multiplen Sklerose (bei der ebenfalls eine Spastik auftreten kann) konnte gezeigt werden, dass 4-Aminopyridin die Signalübertragung in bestimmte Nervenbahnen positiv beeinflussen und die spastische Gangstörung reduzieren kann. Nach dem gleichen Prinzip kann die Verwendung von 4-Aminopyridin auch bei der ALS zur Verbesserung des Laufens sinnvoll sein. Bei einer ausgeprägten Spastik und belastenden Symptomen (z. B. bei spastikbedingten Schmerzen) ist die Behandlung mit spastiklösenden Medikamenten (Spasmolytika) möglich. Diese Medikamente werden auch als »Muskelweichmacher« bezeichnet. Baclofen und Tizanidin sind etablierte Spasmolytika, die eine Verminderung der Muskelspannung erreichen können. Eine zunehmende Bedeutung erlangt die Handlung mit cannabishaltigen Medikamenten. Durch Tetrahydrocannabinol und Cannabidiol (THC:CBD) kann ebenfalls eine Symptomminderung der Spastik erreicht werden. THC:CBD ist eine Behandlungsoption, wenn Spasmolytika (Baclofen, Tizanidin) nicht wirksam oder nicht ausreichend vertragen werden. Bei besonders schwerer Spastik einzelner Muskelgruppen (»fokale« Spastik mit Bildung eines »Spitzfußes«, einer »spastischen Faust« oder einer Adduktorenspastik kann die Behandlung mit Botulinumtoxinen eine wichtige Behandlungsoption darstellen. Botulinumtoxine sind eine Gruppe hochwirksamer »Muskelweichmacher«, die durch Injektion des Medikamentes in die Muskulatur zur Wirkung kommen. Vorteilhaft an Botulinumtoxinen ist die hohe Wirksamkeit bei geringen Nebenwirkungen – das Medikament verbleibt in der Muskulatur und dringt nicht in das Kreislaufsystem und in den sonstigen Körper ein. Nachteilhaft ist die örtliche Begrenzung der Wirksamkeit – das Medikament wirkt lediglich in der injizierten Muskulatur. Die Injektion kann schmerzhaft sein und muss alle drei bis vier Monate wiederholt werden. Insgesamt haben sämtliche Spastik-Medikamente spezifische Verwendungskriterien, Vorteile, Begrenzungen und Nebenwirkungen. Daher ist die Medikamentenbehandlung der

Spastik eine große Herausforderung und wird zumeist durch Fachärzte für Neurologie mit Erfahrung der Spastik-Behandlung durchgeführt und in einem intensiven Arzt-Patienten-Dialog entschieden.

171   Was sind Spasmolytika?

Unter »Spasmolyse« ist die Auflösung (»Lyse«) von Spastik zu verstehen. Medikamente, die eine Reduktion der Muskelspannung bewirken, werden als Spasmolytika benannt. Baclofen und Tizanidin sind Spasmolytika, die bei der ALS regelhaft zur Anwendung kommen. Diese Medikamente wirken nicht unmittelbar an
der Muskulatur, sondern innerhalb des Nervensystems. Dabei werden spezifische
Nervenzellen aktiviert, die für die Absenkung der Muskelspannung verantwortlich sind. Recht selten kommt ein Spasmolytikum zum Einsatz, das über einen
anderen Mechanismus direkt an der Muskulatur wirkt. So führt das Medikament
Dantrolen über eine Beeinflussung des Kalziumstoffwechsels der Muskulatur zu
einer Absenkung der Muskelspannung. Dantrolen ist in seiner Handhabung und
dem Nebenwirkungsprofil etwas komplexer, sodass dieses Medikament nur im
Ausnahmefall eingesetzt wird. Botulinumtoxine sind im erweiterten Sinne ebenfalls als Spasmolytika zu betrachten. Es handelt sich um Medikamente, die mit
einer feinen Injektionsnadel direkt in die Muskulatur appliziert werden und im
Umfeld der Injektion zu einer Verminderung der Muskelspannung mit einer
Dauer von drei bis vier Monaten führt. Die grundsätzliche Entscheidung zur
Spasmolytika-Therapie sowie die Auswahl des Medikamentes und der Dosierung
erfordert eine fachärztliche Behandlung bevorzugt mit einer Erfahrung in der
spezialisierten Spastik-Therapie.

172   Welche Nebenwirkungen haben Spasmolytika?

Bei einer Spastik ist die Behandlung mit Spasmolytika gegenüber den möglichen Nebenwirkungen abzuwägen. Vor Beginn einer Medikamentenbehandlung sind die Möglichkeiten der Physiotherapie und therapeutischer Bewegungsgeräte zu nutzen. Die Herausforderung der Spasmolytika-Therapie besteht
darin, eine geeignete Dosierung zu identifizieren, die zu einer Verminderung
der Muskelspannung ohne bedeutsame Nebenwirkungen führt. Die hauptsächlichen Nebenwirkungen liegen in einer übermäßigen Erschlaffung der Muskulatur (überschießender »Weichmacher«-Effekt). Diese Nebenwirkung ist typisch
für die ALS, da neben der Spastik auch zusätzlich eine Muskelschwäche (Parese)
und ein Muskelschwund (Myatrophie) vorliegen kann. Durch Spasmolytika
kann (im Sinne einer Nebenwirkung) die ALS-bedingte Parese (Muskelschwäche) verstärkt werden. Im ungünstigen Fall kann bei einer Spasmolytika-Therapie die Muskelspannung zwar erfolgreich reduziert, aber zugleich die Muskelschwäche hervorgehoben werden. In dieser Konstellation sollte – in Abwägung
beider Symptome – auf die Spasmolytika-Therapie verzichtet werden. Weitere
unerwünschte Arzneimittelwirkungen der Spasmolytika betreffen Übelkeit, Ab-

geschlagenheit und Müdigkeit. Alle genannten Nebenwirkungen sind häufig, aber nicht in jedem Fall zu erwarten. Diese Nebenwirkungen sind in jedem Fall rückläufig, sofern die Dosis reduziert oder das Medikament vollständig abgesetzt wird.

173   Wie funktioniert eine Spastik-Behandlung mit Botulinumtoxin?

Spastikreduzierende Medikamente (Spasmolytika, ▶ Frage 171), die als Tablette eingenommen werden (orale Medikation) wirken auf die gesamte Muskulatur. Bei Patienten, die eine schwere Spastik an ausgewählten Körperstellen, z. B. an der Hand oder dem Fuß aufweisen (fokale Spastik), kann durch orale Medikamente zumeist keine ausreichende Behandlung erreicht werden. In dieser Konstellation bietet sich die Therapie mit Botulinumtoxinen an – Medikamente, die unmittelbar in die Muskulatur injiziert werden und eine örtliche Herabsetzung der Muskelspannung bewirken. Diese Medikamentengruppe wurde vor mehr als 20 Jahren von einem Nervengift (daher die Bezeichnung »Toxin«) abgeleitet und nunmehr synthetisch hergestellt. Diese Substanz blockiert die Erregungsleitung am Übergang von motorischen Nervenzellen zur Muskulatur (motorische Endplatte) und reduziert damit die Muskelspannung. Die Blockade hält zwei bis vier Monate an, sodass in diesem Zeitraum diejenige Muskulatur entspannt wird, die von dem Botulinumtoxin infiltriert wurde. In dem genannten Zeitraum wird das Medikament vom Körper wieder abgebaut und die Muskelspannung kehrt zurück, sodass zur Abwendung einer weiteren Spastik das Medikament erneut appliziert werden muss. Die Botulinumtoxin-Therapie besteht darin, dass ein spezialisierter Arzt (zumeist Facharzt für Neurologie mit Erfahrung der Botulinumtoxin-Therapie) mit einer feinen Nadel an mehreren Stellen die spastische Muskulatur punktiert und geringe Mengen des Medikamentes appliziert. Die Injektion erfolgt zumeist unter Ultraschallkontrolle. Für jeden Muskel werden mindestens zwei bis drei Injektionen erforderlich. In Abhängigkeit vom Umfang der notwendigen Behandlung kann die Behandlung 20–40 Minuten erfordern. Durch das Nachlassen der Botulinumtoxin-Wirkung ist eine erneute Injektion im Abstand von drei bis vier Monaten erforderlich.

174   Ist eine Botulinumtoxin-Behandlung schmerzhaft?

Die Behandlung findet durch mehrere Injektionen der spastischen Muskulatur mit einer feinen Nadel statt. Bei der Injektion kann ein leichter Schmerz entstehen, der jedoch (in Abhängigkeit vom subjektiven Schmerzempfinden und dem Ausmaß der Muskelanspannung sowie der Anzahl der Injektionen) sehr unterschiedlich ist. Bei der Mehrheit der Patienten wird Botulinumtoxin-Injektion sehr gut toleriert. Ein Abbruch der Behandlung durch Schmerzen ist sehr selten.

175   Welche Medikamente sind bei Speichelfluss wirksam?

Ein überschüssiger Speichelfluss (Sialorrhoe) entsteht durch eine Schluckstörung (Dysphagie). Bei der ALS besteht keine Überproduktion von Speichel, sodass der Überschuss an Speichel im Mund- und Rachenraum durch das reduzierte Hinunterschlucken des Speichels entsteht (das sonst unbemerkt und kontinuierlich geschieht). Der Speichelfluss kann durch verschiedene Medikamente reduziert werden, die aufgrund ihrer pharmakologischen Wirkung zu einer reduzierten Sekretbildung führen. Die Speicheldrüsen werden durch das vegetative Nervensystem (auch »autonomes Nervensystem« genannt) und den darin enthaltenen Botenstoff Acetylcholin angeregt. Zur Reduktion des Speichelflusses kommen Medikamente infrage, die den Botenstoff Acetylcholin (an der Verbindung zwischen vegetativen Nerven und den Speicheldrüsen) hemmen können (»anticholinerge« Medikamente). Häufig eingesetzte Medikamente sind Amitriptylin, Atropin, Pirenzepin und Ipratropiumbromid. Diese Medikamente werden ursprünglich zur Behandlung anderer Erkrankungen verwendet und weisen die Nebenwirkung einer verminderten Speichelproduktion auf. Diese »Nebenwirkung« wird in der Behandlung des überschüssigen Speichelflusses »ausgenutzt«. Damit wird die vormalige Nebenwirkung (bei anderen Erkrankungen) zu einer Hauptwirkung bei der ALS. Ein besonders effektives Medikament zur Reduktion des Speichelflusses ist Botulinumtoxin, das mit einer feinen Injektionskanüle unter Ultraschallkontrolle in die Ohrspeicheldrüse (lateinisch: *Glandula parotis*) oder Mundspeicheldrüse (lateinisch: *Glandula submandibularis*) appliziert werden kann. Botulinumtoxin ist ein hocheffektives Präparat zur Blockade von Acetylcholin und der durch Acetylcholin angeregten Speichelbildung. Die Wirkung hält zwei bis vier Monate an. Zumeist kann wenige Tage nach Injektion des Medikamentes (und Infiltration der Substanz in die Speicheldrüse) ein deutlicher Rückgang der Speichelbildung (und damit des überschüssigen Speichelflusses) erzielt werden. Nachteilig ist die aufwendige Anwendung (Injektion unter Ultraschallkontrolle zumeist durch erfahrene Fachärzte für Neurologie oder HNO-Medizin) sowie eine nachlassende Wirkung, die eine erneute Injektion im Abstand von zwei bis vier Monaten erfordert. Aufgrund der genannten Nachteile ist die Behandlung durch orale Medikamente zu bevorzugen.

176   Welche Behandlungsmöglichkeiten bestehen bei pathologischem Lachen oder Weinen?

Infolge der ALS kann es zu einem ungewollten Lachen oder Weinen kommen (»pathologisches Lachen oder Weinen«, ▶ Frage 111). Ursächlich sind enthemmte Bewegungsabläufe (genannt: »motorische Disinhibition«), die als belastend erlebt werden können. Zur Behandlung kommt das Medikament Citalopram zur Anwendung, das ein bekanntes Antidepressivum darstellt. Obwohl das pathologische Weinen und Lachen nicht Ausdruck einer Depression sind, können Antidepressive, z. B. Citalopram oder Amitriptylin, das Symptom reduzieren. Seit 2011 ist das Medikament Dextromethorphan/Chinidin in den USA zur Behandlung der motorischen Disinhibition entwickelt und zugelassen worden (Handelsname: Nuedexta). In Europa ist das Medikament offiziell nicht zugelassen, aber durch eine Herstellung des Präparates über spezialisierte Apotheken verfügbar. Auf Basis einer Rezeptur über die definierte Kombination von Dextromethorphan und Chinidin lässt sich das Medikament in flüssiger Form oder als Kapsel herstellen. Dextromethorphan ist bereits in den 1950er Jahren als zentral wirksamer »Hustenstiller« (Antitussikum) entwickelt worden und befindet sich bis heute in zahlreichen Hustenmedikamenten. Offensichtlich lassen sich die Eigenschaften von Dextromethorphan, den Hustenreiz im Gehirn reduzieren, auch auf die Verminderung der Enthemmung von Lachen und Weinen übertragen. Chinidin wurde in die Medikamentenkombination aufgenommen, da dieser Bestandteil den Stoffwechsel von Dextromethorphan hemmt und damit seine Wirksamkeit verlängert (ansonsten müsste das Medikament häufiger am Tag eingenommen werden). Ein etabliertes Vorgehen bei der Behandlung von pathologischem Weinen und Lachen besteht darin, zunächst eine Behandlung mit Citalopram einzuleiten und bei unzureichender Wirksamkeit auf Dextromethorphan/Chinidin umzustellen. Bei besonders schwerwiegender Symptomatik kann auch in erster Linie das Kombinationspräparat verwendet werden. Die grundsätzliche Entscheidung, Medikamente zur Behandlung von pathologischem Weinen und Lachen einzusetzen sowie die Auswahl des geeigneten Medikamentes und der Dosierung, entsteht in einem Arzt-Patienten-Dialog.

177 Welche pharmakologischen Behandlungsmöglichkeiten bestehen bei Atemanstrengung?

Eine verminderte Muskelkraft der Atemmuskulatur (Hypoventilation, ▶ Frage 226) kann zu einer erhöhten Atemanstrengung führen (Dyspnoe). Bei der Behandlung der Dyspnoe steht die Anwendung von Geräten der Atemunterstützung im Vordergrund (Atemhilfe über eine Maskenbeatmung oder Hustenassistenten). In bestimmten Konstellationen können die Atemgeräte nicht eingesetzt werden oder es besteht der Patientenwunsch, auf technische Unterstützungsmaßnahmen (und die damit verbundenen Aufwendungen) zu verzichten. In dieser Situation kommen Medikamente zur Anwendung, die das Erleben der Atemanstrengung reduzieren. Zur Behandlung der Dyspnoe kommen Benzodiazepinen infrage (Lorazepam oder Diazepam). Es handelt sich um Sedativa (»Beruhigungsmedikamente«), die zwar nicht in der Lage sind, die Atemkraft zu stärken, aber geeignet sind, das subjektive Erleben der Atemanstrengung zu lindern. In diesem Sinne sind diese Medikamente als »Beruhigungsmittel« gegenüber der Dyspnoe zu verstehen. Bei ausgeprägter Atemanstrengung (zumeist in Verbindung mit einer Einengung der Atemwege durch Sekret im Rachen, Schlund und Bronchien) kann die Verwendung von Morphinen (in Form von Tabletten, Tropfen oder Injektionen des Medikamentes unter die Haut) eine Erleichterung verschaffen. Morphine sind bekannt für ihre hohe Wirksamkeit gegenüber Schmerzen. Mit einem vergleichbaren Mechanismus können diese Medikamente auch eine wirksame und zuverlässige Abschirmung gegenüber der Atemanstrengung erreichen.

In besonderen Konstellationen (z. B. bei plötzlich auftretenden Episoden der Atemanstrengung und des Lufthungers) bestehen positive Erfahrungen mit Fentanyl, das in Form eines Nasensprays (nasale Applikation) verabreicht werden kann und sehr rasch (innerhalb weniger Minuten) zu einer Symptomlinderung führen kann. Fentanyl ist ein synthetisches Morphinpräparat, das eine erhöhte Wirkstärke gegenüber den konventionellen Morphinmedikamenten aufweist. Morphine und Fentanyl unterliegen dem Betäubungsmittelgesetz und werden von Fachärzten verordnet, die über Erfahrung in der Morphinbehandlung im Bereich der Palliativmedizin verfügen. Die Entscheidung über die Verwendung von Benzodiazepinen und Morphinen wird im Wesentlichen durch den Schweregrad der Symptome, die Akzeptanz von möglichen Nebenwirkungen (z. B. von Müdigkeit nach Benzodiazepinen oder Obstipation nach Morphineinnahme) und das individuelle Behandlungsziel bestimmt. Diese Medikamente kommen vor allem dann zum Einsatz, wenn das Behandlungsziel in einer palliativen Symptomlinderung besteht.

178 Was bedeutet »Doppeleffekt« in der Medikamentenbehandlung?

Morphine, Benzodiazepine und andere palliative Medikamente können mit einem »Doppeleffekt« verbunden sein. Darunter ist zu verstehen, dass diese Medikamente zu einer Linderung von Symptomen führen, aber zugleich mit einer Verkürzung der verbleibenden Lebensspanne verbunden sein können. Eine Verkürzung der Lebenszeit durch palliative Medikamente ist dann möglich, wenn die Atemfunktion durch die ALS bereits hochgradig eingeschränkt ist und der beruhigende Effekt des Medikamentes eine weitere Dämpfung der Atemfunktion bedingt. In dieser Situation können die Medikamente zu einer Schläfrigkeit (Sedierung) führen und die körpereigene Kohlendioxid-Anreicherung verstärken (Kohlendioxid-Narkose). Auf diese Weise können palliative Medikamente den Sterbeprozess beschleunigen, der sich ohne Medikation zu einem etwas späteren Zeitpunkt eingestellt hätte. Vor einer Behandlung mit palliativen Medikamenten (z. B. mit Morphinen und Benzodiazepinen) sollten die Betroffenen und ihre Angehörigen über den möglichen Doppeleffekt informiert und beraten werden.

179 In welchen Situationen ist die Behandlung mit Benzodiazepinen sinnvoll?

Benzodiazepine sind Substanzen, die neben einer angstlösenden Wirkung auch eine Beruhigung (Sedierung) bewirken können. Weiterhin können sie das Gefühl der Atemanstrengung reduzieren. So steht das Medikament Lorazepam als Sublingual-Tablette (»sublingual«: unter der Zunge) zur Verfügung, die durch eine Aufnahme über die Mundschleimhaut einen raschen Wirkeintritt zeigt. Sublingual-Tabletten können auch bei einer Störung des Schluckens eingesetzt werden.

180 In welchen Situationen ist die Behandlung mit Morphinen sinnvoll?

Morphine in ihren unterschiedlichen Wirkstärken und Darreichungsformen (Tablette, Schmelztablette, Injektionslösung oder nasales Spray) verfügen über sehr breite Eigenschaften, die für die Linderung von Atemanstrengung, Unruhe und Angst geeignet sind. Morphine bewirken eine Entspannung von Muskulatur einschließlich der Atemmuskulatur, eine psychische Entspannung bis hin zu einer leichten Euphorisierung und (in Abhängigkeit von der Dosierung) zu einer Schläfrigkeit (Sedierung), die bei schweren Belastungszuständen erwünscht sein kann. Bei Patienten mit einer schweren Schluckstörung hat sich die Anwendung von Fentanyl als Nasenspray bewährt, da das Medikament auch durch Patienten und Angehörige mit einem sehr raschen Wirkungseintritt anwendbar ist. Im Einzelfall kann die Gabe von Morphinen mit einer Medikamentenpumpe durchgeführt werden. Dabei erfolgt eine Infusion mit einer dünnen Injektionsnadel in das Unterhautgewebe (Subkutan-Nadel). Diese Art der Gabe kann auch zu Hause erfolgen und bietet die Möglichkeit, die Medikamentengabe rasch und individuell anzupassen.

181 In welchen Situationen ist die Behandlung mit Sauerstoff sinnvoll?

Die Gabe von Sauerstoff (über eine »Nasenbrille) kann einen positiven Effekt auf die Atemanstrengung haben. Mit der Gabe von Sauerstoff, die über eine Sauerstoffflasche auch zu Hause angeboten werden kann, wird die Sauerstoffsättigung im Blut erhöht, das mögliche Gefühl von Lufthunger und Atemanstrengung reduziert sowie eine Entlastung der Atemfunktion erreicht. In der Folge kann es (wie bei der Gabe von Morphinen und Benzodiazepinen) zu einem Doppeleffekt kommen (► Frage 178). Auch durch die Sauerstoffgabe kann eine Reduktion der Atemfunktion und damit eine Verminderung der verbleibenden Lebensspanne entstehen. Dieser lebenszeitverkürzende Effekt ist als Bestandteil eines Palliativkonzeptes bewusst zu entscheiden, um belastende Symptome abzuwenden.

182 In welchen Situationen ist die Behandlung mit Cannabis sinnvoll?

In der Cannabispflanze befinden sich mehrere Inhaltsstoffe, die eine pharmakologische Wirkung entfalten und für eine therapeutische Anwendung infrage kommen. Im menschlichen Körper befinden sich in verschiedenen Organsystemen spezifische Rezeptoren (überwiegend im Nerven- und Immunsystem sowie in Bindegeweben und Knochen), die als Endocannabinoid-System bezeichnet werden. Chemische Bestandteile der Cannabispflanze (genannt: Cannabinoide) können am Endocannabinoid-System ansetzen und unterschiedliche Wirkungen entfalten. Von zahlreichen Bestandteilen der Cannabispflanze sind Tetrahydrocannabinol (THC) und Cannabidiol (CBD) am besten charakterisiert. Verschiedene pharmazeutische Hersteller haben sich auf die Extraktion (das gezielte Herauslösen durch pharmazeutische Verfahren) von THC und CBD spezialisiert. Andere Anbieter konzentrieren sich auf den Anbau und Aufbereitung von ganzen Cannabisblüten, die sämtliche Bestandteile der Cannabisblüte beinhalten. In der Behandlung von ausgewählten Symptomen der ALS stehen die Extrakte von THC und CBD im Vordergrund. Die Anwendung von THC-Medikamenten (ohne CBD) und die Verwendung von Cannabis-Blüten (mit THC und allen weiteren Bestandteilen der Cannabisblüte) kommen weniger häufig zur Anwendung. Bereits seit 2011 ist in Deutschland eine Kombination von THC:CBD zur Behandlung der Spastik bei der Multiplen Sklerose zugelassen. Daher besteht mit dieser Medikamentenkombination eine größere therapeutische Erfahrung. Mit der Zulassung von THC:CBD in der Behandlung von Spastik (bei der Multiplen Sklerose) konzentrierte sich ursprünglich die Anwendung dieses Medikamentes auf die Spastik-Therapie. Im Jahr 2018 wurde eine kontrollierte Studie zur CBD: THC-Therapie bei der ALS abgeschlossen, die einen positiven Effekt dieses Kombinationsmedikamentes bei der ALS-bedingten Spastik nachweisen konnte. Andere Untersuchungen konnten zeigen, dass Patienten mit einem hohen Schweregrad an Spastik eine hohe Zufriedenheit mit der THC:CBD-Behandlung aufweisen. Cannabishaltige Medikamente kommen daher durch Spastik-Behandlungen infrage, wenn konventionelle Medikamente (z. B. Baclofen oder Tizanidin) keine hinreichende Wirkung aufweisen oder mit Nebenwirkungen versehen sind. In der weiteren Entwicklung wurde offensichtlich, dass auch andere ALS-bedingte Symptome, wie Muskelkrämpfe (Crampi) und unerwünschte Muskelzuckungen (Faszikulationen) mit THC:CBD zu lindern sind. Allerdings sind die Daten zu den Behandlungserfolgen von Crampi und Faszikulationen noch gering. In diesen Konstellationen ist von einem individuellen Behandlungskonzept auszugehen. Ein breites Anwendungsfeld für cannabishaltige Medikamente sind Schmerzen, die durch konventionelle Schmerzmedikation nicht zu lindern sind oder unerwünschte Arzneimittelwirkungen die Schmerztherapie begrenzen. Bei der ALS stehen Schmerzen nur selten im Mittelpunkt des Beschwerdebildes, sodass cannabishaltige Medikamente bei der ALS überwiegend bei Spastik, Muskelkrämpfen und Faszikulationen sinnvoll sind und die Schmerztherapie ein seltenes Anwendungsfeld für THC:CBD bei der ALS darstellt. Die symptomatische und palliative Behandlung durch cannabishaltige Medikamente ist ein intensives Forschungsfeld, sodass weitere Forschungsergebnisse über geeignete Wirkstoffkombinationen und Dosierungen sowie Anwendungsfelder in der Zukunft zu erwarten sind. Zugleich ist (trotz der hohen wissenschaftlichen und öffentlichen Aufmerksamkeit) Vorsicht geboten, um die Erwartung gegenüber dieser Medikamentengruppe nicht unangemessen zu steigern. Cannabishaltige Medikamente weisen (wie andere pharmazeutische Substanzen) definierte Anwendungsbereiche aus, bei denen zu erwartende Hauptwirkungen, unerwünschte Arzneimittelwirkungen und Therapiebegrenzungen zu berücksichtigen sind. In diesem Sinne sind Cannabismedikamente nicht als »Wundermittel« zu betrachten, sondern eine Ergänzung von Therapieoptionen, für die definierte ärztliche Entscheidungskriterien der Behandlung vorliegen. Die Behandlung mit THC-haltigen

Medikamenten unterliegt dem Betäubungsmittelgesetz. Die Kostenübernahme ist vor erstmaliger Anwendung durch den Patienten und Arzt bei der Krankenkasse zu beantragen.

183   Wie kann eine Obstipation behandelt werden?

Die Verstopfung ist ein recht häufiges Problem bei Menschen mit ALS, das vielfältige Ursachen hat. Eine Schluckstörung oder Appetitminderung kann zu einer veränderten Nahrungszusammensetzung führen. Eine überwiegend sitzende oder liegende Position sowie die verminderte Mobilität sind mit einer reduzierten Anregung von Darmtätigkeit verbunden. Hinzu kann eine unmittelbare Schwäche der Bauchmuskulatur kommen, die ebenfalls einen Einfluss auf die motorische Darmtätigkeit haben kann. Ein weiterer Faktor sind Medikamente zur Behandlung der ALS, die (im Sinne einer Nebenwirkung) die Darmtätigkeit reduzieren können. Bei der Behandlung von Obstipation (Verstopfung) bei der ALS sind daher die Ursachenfaktoren zu unterscheiden. Im ersten Schritt ist die Nahrungszusammensetzung zu prüfen. Eine ballaststoffreiche Ernährung und Zubereitungen in Form spezieller Hüll- und Quellmittel z. B. mit Lein-Samen können den Faseranteil im Essen steigern und damit die Darmtätigkeit aktivieren. Voraussetzung ist eine ausreichende Flüssigkeitszufuhr. Weitere Maßnahmen beinhalten eine Physiotherapie mit Unterstützung der Mobilität und möglichst häufiger Einrichtung einer aufrechten Körperposition und gegebenenfalls einer Kolonmassage (äußere Massage der Bauchdecke in Richtung der regulären Darmtätigkeit zur Anregung der Darmpassage). Bei einer anhaltenden Symptomatik trotz Nahrungsumstellung und physikalischer Maßnahmen ist die Verwendung von »Abführmitteln« möglich. Häufig eingesetzte Präparate sind Movicol (Macrogol), Dulcolax (Bisacodyl), Laxoberal (Natriumpicosulfat) sowie weitere Medikamente, die jeweils in Form von Tabletten, Tropfen, Zäpfchen oder Klistiere zur Verfügung stehen. Die Obstipation ist ein häufiges Problemfeld in der Allgemeinbevölkerung, auch unabhängig von der ALS. Daher verfügen Mehrheit der Hausärzte, Fachärzte für Allgemeinmedizin und Innere Medizin über Erfahrungen und Expertise in der Behandlung der Obstipation.

184   Wie kann eine Harnblasenstörung behandelt werden?

Schwierigkeiten mit der Harnkontrolle können durch zwei Situationen entstehen, die zu unterscheiden sind. Häufig sind Mobilitätseinschränkungen, die zu einem erschwerten und verzögerten Erreichen der Toilette führen. Für diese Situation sind Schutzhosen oder Urinalkondome (für Männer) in Verwendung. Bei schwerwiegenden Mobilitätseinschränkungen kann in bestimmten Konstellationen auch die Anlage von Blasenkathetern (durch die Harnröhre oder durch die Bauchdecke) notwendig und sinnvoll sein. Insbesondere die Anlage eines Katheters ist nach sorgfältiger Prüfung der Notwendigkeiten und Risiken (Harnwegsinfekte) in Arzt-Patienten-Dialog zu prüfen, zu entscheiden und zu begleiten. Neben den Einschränkungen der Mobilität (mit den indirekten Folgen für die Urinkontrolle) kann bei der ALS auch eine motorische Harnblasenfunktionsstörung entstehen. Sie kann durch eine Spastik (erhöhte Muskelspannung) des Beckenbodens entstehen, die wiederum zu einer Verzögerung der Harnblasenentleerung führen kann. In dieser Konstellation ist die Behandlung mit Medikamenten möglich, die zu einer Herabsetzung der Beckenbodenspannung führen. Am häufigsten kommt das Medikament Oxybutynin zur Anwendung, das mehrfach täglich in Tablettenform eingenommen wird. Die grundsätzliche Entscheidung über eine medikamentöse Behandlung, die Auswahl der Medikamente und die Dosierung werden in einem Arzt-Patienten-Dialog entschieden.

185 Welche Behandlungsmöglichkeiten bestehen bei Schmerzen?

Die ALS ist grundsätzlich keine schmerzhafte Erkrankung, da das sensible Nervensystem nicht betroffen ist. Dennoch kann es bei der ALS zu Schmerzen kommen. Lähmungen (Paresen) und Muskelschwund (Atrophien) können dazu führen, dass Gelenke, Sehnen und knöcherne Strukturen mechanisch stärker belastet werden sowie bewegungs- und lagerungsabhängige Schmerzen entstehen. Durch Bewegungstherapie (z. B. Physiotherapie) und verbesserte Lagerungstechniken (z. B. Orthesen) sollen die Schmerzursachen reduziert werden. Wenn auf diesem Wege keine vollständige Schmerzlinderung möglich ist, können gezielt Medikamente eingenommen werden. Begonnen wird mit entzündungshemmenden Medikamenten (Diclofenac, Ibuprofen, Novalminsulfon u. a.). Die nächste Stufe der Schmerztherapie bilden opiathaltige Medikamente (Tramadol, Tilidin u. a.) bis hin zu Opiaten (Morphin, Fentanyl u. a.). Bei der Schmerztherapie müssen die Behandlungsziele (Schmerzreduktion) und die zu erwartenden Nebenwirkungen (z. B. Verstopfung oder Tagesmüdigkeit) abgewogen werden.

186 Ist die Einnahme von Vitaminen (Vitamin E, Vitamin B$_{12}$) von Vorteil?

Vitamine sind elementare Bestandteile der Nahrung, die für die Aufrechterhaltung der Körperfunktionen von Bedeutung sind. Daher ist eine ausgeglichene Ernährung mit den notwendigen Vitaminen aller Vitamin-Gruppen zu beachten. Für einzelne Vitamine wurde vermutet, dass durch eine hochdosierte Vitamineinnahme, die über den regulären Bedarf hinausgeht, eine Verlangsamung der ALS erreicht werden kann. Insbesondere für das Vitamin E wurde eine krankheitsverlangsamende (und damit therapeutische) Wirkung des Medikamentes vermutet. Mit der Vitamin E-Hypothese einer möglichen Krankheitsverlangsamung wurden zwei klinische Studien durchgeführt, in denen eine hochdosierte Vitamin E-Behandlung mit einer Placebo-Anwendung verglichen wurde. In beiden Studien konnte kein Unterschied zwischen Vitamin E und einem Scheinpräparat (Placebo) in Hinblick auf das Überleben und eine Symptomverlangsamung nachgewiesen werden. Für andere Vitamine (insbesondere B12) bestehen ebenfalls Vermutungen und Hoffnungen, dass diese Vitamine die ALS verlangsamen können. Für diese Hypothese besteht bisher keine medizinisch-wissenschaftliche Grundlage, da entsprechende klinische Studien bisher nicht realisiert wurden und die bisherigen Daten aus Patientenregistern keine ausreichenden Hinweise für eine positive Krankheitsbeeinflussung liefern. Insgesamt ist eine reguläre Vitamineinnahme im Sinne einer optimalen Ernährung empfehlenswert. Von einer hochdosierten Vitamingabe ist aufgrund fehlender Hinweise für eine Wirksamkeit abzuraten.

187   Ist die Einnahme von Kreatin von Vorteil?

Kreatin ist ein Stoffwechselprodukt, das in der Energieversorgung von Muskulatur beteiligt ist. Das Molekül leitet sich aus verschiedenen Aminosäuren des menschlichen Körpers ab. Aufgrund der zentralen Rolle für die Energieversorgung von Skelettmuskulatur entstand die Hypothese, dass eine hochdosierte Einnahme von Kreatin zu einer Stärkung von Muskelgruppen und zu einer Verlangsamung des Krankheitsverlaufes bei der ALS beitragen kann. Die hochkonzentrierte Einnahme von Kreatin gehörte für mehrere Jahre zu einer weitverbreiteten Selbstmedikation bei der ALS. Diese Praxis wurde beendet, nachdem die Ergebnisse einer negativen klinischen Studie veröffentlich wurden. In dieser Studie ergab sich kein Unterschied in Bezug auf Symptomatik und Überlebenszeit zwischen der Kreatin-Therapie und einer Placebo-Behandlung. Insgesamt ist von einer Kreatin-Behandlung (und den damit verbundenen Aufwendungen und Kosten) abzuraten, da die genannten klinischen Studien keine Wirksamkeit der Substanz erbracht haben.

188   Was bedeutet »Off-Label«-Medikation?

Unter »*Off-Label*«-Medikation ist die Verwendung eines Arzneimittels zu verstehen, die außerhalb der formalen Zulassung liegt. Das englische Wort »*Off*« steht für »außerhalb«, während »*Label*« mit »Bezeichnung« oder »Zulassung« zu übersetzen ist. Zur Behandlung von Symptomen und Beschwerden der ALS werden mehr als 100 unterschiedliche Medikamente verwendet. Ein Teil dieser Substanzen wird in einem Off-Label-Status eingesetzt. Sie wurden ursprünglich für andere Erkrankungen entwickelt und zugelassen, ohne dass zunächst die Verwendung bei der ALS beabsichtigt war. Ein Beispiel für einen Off-Label-Gebrauch ist die Nutzung des Medikamentes Pirenzepin, das ursprünglich zur Behandlung der Magenentzündung (Gastritis) und des Magengeschwürs (Ulkus) entwickelt wurde. Das Medikament hemmt die Sekretbildung im Magen, aber auch in den Speicheldrüsen. Bei der ALS wird Pirenzepin außerhalb der Zulassung (Gastritis) eingesetzt, um eine Hemmung der Speichelbildung zu bewirken und damit eine Behandlung der Sialorrhoe (▶ Frage 91) zu erreichen. Damit wird bewusst eine Nebenwirkung (Mundtrockenheit) des Medikamentes ausgenutzt, um ein belastendes Symptom der ALS (Sialorrhoe) zu reduzieren. Dieses Prinzip der zulassungsüberschreitenden Anwendung wird bei mehreren Medikamenten in der symptomatischen Therapie der ALS angewendet.

XV   Fragen zur Ernährung bei ALS

189   Wie kommt es zum Gewichtsverlust bei der ALS?

Ein unerwünschter Gewichtsverlust betrifft mehr als 50 % aller Menschen mit ALS. Die häufigste Ursache eines Gewichtsverlustes bei der ALS ist eine Schluckstörung und reduzierte Nahrungsaufnahme. Ein weiterer Grund kann in einem erhöhten Energiebedarf liegen, der durch eine Atemfunktionsstörung und damit verbundene Atemanstrengung liegen. Die Atemschwäche erfordert eine gesteigerte Atemarbeit und einen erhöhten Energiebedarf. Sollte der Energiebedarf nicht gedeckt werden, kommt es zu einer negativen Energiebilanz und zu einem Gewichtsverlust. Unabhängig von den Faktoren einer Schluckstörung (verminderter Nahrungsaufnahme) oder einer Atemfunktionsstörung (erhöhter Nahrungsbedarf) kann eine ALS-bedingte Stoffwechselstörung vorliegen, die als »Hypermetabolismus« beschrieben wird. Darunter ist die Steigerung des Ruheenergieumsatzes zu verstehen: Auch ohne körperliche Anstrengung wird mehr Energie benötigt, um die Funktionen des Körpers aufrechtzuerhalten. Die drei Faktoren der Gewichtsabnahme (Schluckstörung, Atemarbeit und Energieumsatz) können einzeln oder in Kombination vorhanden sein. Für eine gezielte Behandlung ist eine Unterscheidung dieser Faktoren und eine entsprechende Expertise von Ärzten und Ernährungstherapeuten notwendig.

190   Welche Abstufungen der Mangelernährung sind zu unterscheiden?

Beim Gewichtsverlust sind zwei Schweregrade zu unterscheiden: In einer ersten Stufe (Abfall des Gewichtes unter 80 % des Normalgewichts) liegt eine umkehrbare Verminderung des Fettgewebes und der Skelettmuskulatur vor. In einer zweiten Stufe (Abnahme des Body-Maß-Index unter 18 kg/m²) kann eine Abmagerung (Kachexie) entstehen, die mit einem weiteren Abbau von Muskulatur sowie der Reduktion von wichtigen Fettdepots verbunden ist. Diese zweite Stufe ist nicht umkehrbar und sollte durch eine effektive Ernährungsversorgung verhindert werden.

191 Kann eine Mangelernährung auch ohne Schluckstörung entstehen?

Bei einem Teil der Betroffenen kommt es auch ohne Schluckstörung zu einem unerwünschten Gewichtsverlust. Bei dieser Patientengruppe liegt eine ALS-assoziierte Stoffwechselstörung vor, die mit einem erhöhten Energiebedarf (»Ruheumsatz«) verbunden ist. Dieser ALS-bedingte Gewichtsverlust hat Parallelen zu anderen »konsumierenden« Erkrankungen (z. B. Krebserkrankungen), die zu einem Verbrauch von Fettreserven und einem Abbau von Muskelmasse führen (genannt: »primäres Wasting«-Syndrom). Bei anderen ALS-Patienten kann der Gewichtsverlust infolge bestimmter ALS-Symptome entstehen (»sekundäres Wasting-Syndrom«). So erleidet ein Teil der Betroffenen bereits im frühen Krankheitsverlauf eine Schwäche der Rumpf- und Zwerchfellmuskulatur (axiale ALS, ▶ Frage 47), die mit einer Atemschwäche sowie mit einer erhöhten Atemarbeit und gesteigertem Energiebedarf verbunden ist. Die negative Energiebilanz kann verstärkt werden, wenn (neben dem erhöhten Energiebedarf) die Nahrungsaufnahme reduziert ist. Ein häufiger Grund ist ein Appetitverlust, der durch unterschiedliche Faktoren bedingt sein kann (Belastungssituation, depressives Syndrom, Obstipation). Die motorische Betroffenheit der Arme kann ebenfalls (durch die Einschränkung von Bestecknutzung, Nahrungsvorbereitung und Essbewegungen) zu einer verminderten Nahrungsaufnahme beitragen.

192 Wie häufig ist eine Schluckstörung?

Bei 30–40 % aller Menschen mit ALS beginnt die Erkrankung mit einem »Bulbärsyndrom«. Darunter ist die Betroffenheit der Zungen-, Schlund-, Gesichts- und Kehlkopfmuskulatur zu verstehen, die gemeinsam aus dem Bulbärhirn (der unteren Funktionseinheit des Hirnstamms) gesteuert werden. Typischerweise beginnt das Bulbärsyndrom mit einer Sprechstörung (Dysarthrie). Wenige Wochen bis Monate nach Beginn der Sprechstörung folgt eine langsam fortschreitende Schluckstörung (Dysphagie; »dys« = Störung; »phagein« = Essen). Im Ausnahmefall kann auch eine Schluckstörung ganz am Beginn der Erkrankung stehen. Auch bei Patienten, deren Erkrankung mit Lähmungen an den Extremitäten beginnt, kann es im Krankheitsverlauf zu einem Bulbärsyndrom und einer Dysphagie kommen. Etwa 70 % aller Menschen mit ALS erfahren eine Schluckstörung im Krankheitsverlauf.

193 Wie verläuft die Schluckstörung?

Bei einer beginnenden Dysphagie ist anfänglich das Schlucken von Flüssigkeiten anfällig und erschwert. So ist das »Verschlucken« beim Trinken ein typisches Frühsymptom. In der Folge wird das Schlucken fester Nahrungsbestandteile eingeschränkt. Die Schwierigkeiten in der Platzierung, dem Transport und der Zerkleinerung von Nahrungsbestandteilen machen eine Anpassung von Auswahl und Zubereitung der Nahrung notwendig. Bei einer weiteren Zunahme der Dysphagie kommt es zu einer Transportstörung der Nahrung und zu einer Erhöhung der Mahlzeitendauer (im Vergleich zur früheren Essgeschwindigkeit). Die erhöhte Kau-, Schluck- oder Atemanstrengung führt bei einem Teil der Betroffenen zu einer verminderten Genussfähigkeit der Mahlzeiten. Hinzu kommt das mögliche Erleben einer Stigmatisierung durch überschüssigen Speichelfluss (Sialorrhoe) sowie durch den veränderten Kau- und Schluckvorgang, der auch nach außen hin sichtbar werden kann. So kann eine Rückzugstendenz bei Mahlzeiten entstehen und das Essen in der Öffentlichkeit (vor allem in größeren Gesellschaften) vermieden werden. Eine gezielte Ernährungstherapie (Logopädie mit Schlucktraining, ergänzende Trinknahrung und Weiterführung von oraler Kost trotz PEG-Ernährung – sofern möglich) dienen der Beibehaltung von Mahlzeiten, dem Erhalt von Genussfähigkeit und von sozialer Teilhabe.

194 Welche Bedeutung hat die Ernährung für die Verlaufsprognose?

Eine Gewichtsabnahme hat eine ungünstige prognostische Bedeutung bei der ALS und sollte durch eine optimale Ernährungsversorgung vermieden oder wirksam behandelt werden. Die prognostische Bedeutung geht auf die Ergebnisse verschiedener klinischer Studien zurück. In einer großen Beobachtungsstudie bei ALS-Patienten konnte gezeigt werden, dass Patienten mit einer Erhöhung der Blutfette (Cholesterin und Triglyzeride) eine verbesserte Prognose aufwiesen. Andere Untersuchungen konnten nachweisen, dass eine starke Gewichtsabnahme (mit einem Body-Maß-Index unter 18,5 kg/m^2) zu einer gesteigerten Sterblichkeit führt. Der ungünstige Effekt des Gewichtsverlustes bestand auch dann, wenn die Atmung der untergewichtigen ALS-Patienten intakt war. Bisher ist noch nicht im Detail bekannt, durch welchen Mechanismus der Gewichtsverlust zu einer Prognoseverschlechterung führt. Denkbar ist eine Schwächung des Immunsystems und eine damit verbundene Infektanfälligkeit infolge der negativen Energiebilanz. Nicht auszuschließen ist, dass ein Nahrungs- und Energiedefizit auch eine unmittelbare Auswirkung auf die Widerstandsfähigkeit der Motoneuronen ausüben kann. Zusätzlich ist bekannt, dass eine Gewichtsabnahme von mehr als 10 % des Ausgangsgewichtes (das vor Krankheitsbeginn bestand) mit einer erhöhten 30-Tage-Sterblichkeit nach Anlage einer PEG verbunden ist (▶ Frage 206). Möglicherweise führt der Gewichtsverlust zu einer körperlichen Schwächung, die eine Erholung von den operativen Belastungen der PEG-Anlage (und möglicherweise anderer Operationen) erschwert. Durch die klinischen und wissenschaftlichen Hinweise, dass ein höheres Körpergewicht den Krankheitsverlauf positiv beeinflusst, ist es sinnvoll, dem Erhalt des eigenen Körpergewichts und der Vermeidung von Gewichtsabnahme eine besondere Bedeutung zu geben.

195 Was ist ein kritisches Gewicht bei der ALS?

Die Gewichtsabnahme von 10 % des Ausgangsgewichtes ist als bedeutsam zu betrachten. Sie ist mit erhöhten Risiken für internistische Komplikationen und für die Durchführung von Operationen (z. B. die Anlage einer perkutanen endoskopischen Gastrostomie, PEG, ▶ Frage 206) verbunden. Daher sollten Anstrengungen unternommen werden, um mit Umstellung der Ernährung und die Nutzung von hochkalorischer Zusatznahrung eine Stabilisierung des Gewichtes zu halten. Die Prognose der ALS wird ebenfalls vom Gewichtsverlauf bestimmt. Die Abnahme des Gewichtes unter einem Body-Maß-Index (BMI) bereits unter 18,5 kg/m^2 (leichtes Untergewicht) ist mit einer ungünstigen Verlaufsprognose verbunden (im Vergleich zu ALS-Patienten mit Normal- oder Übergewicht). Diese Konstellation macht ein Umdenken erforderlich. Während in der inneren Medizin (insbesondere zur Abwendung von Herz- und Kreislauferkrankungen) ein möglichst geringes Körpergewicht erstrebenswert ist, so ist bei der ALS ein höheres Körpergewicht prognostisch vorteilhaft. Die positive Bedeutung eines höheren Gewichts ist wahrscheinlich darin begründet, dass die ALS mit einer Mangelernährung (durch Schluckstörung) oder einem erhöhten Energiebedarf (durch Atemfunktionsstörung oder gesteigerten Ruheenergieumsatz) verbunden sein kann.

196 Stimmt es, dass ALS-Patienten einen besonders hohen Energiebedarf haben?

Tatsächlich erfährt ein Teil der ALS-Patienten bereits im frühen Krankheitsverlauf einen hochgradigen Gewichtsverlust. Im Einzelfall kann ein unerwünschter Gewichtsverlust von 10–20 Kilogramm des Körpergewichtes auftreten. Untersuchungen zum Stoffwechsel bei der ALS haben erbracht, dass ALS-Patienten einen erhöhten Energieruheumsatz aufweisen, der als gesteigerter Stoffwechsel und erhöhter Energieverbrauch zu verstehen ist. Weitere Studien konnten zeigen, dass die hormonelle Steuerung des Stoffwechsels im Gehirn bei ALS-Patienten verändert ist. Diese Veränderungen im zentralen Nervensystem werden als einer von mehreren möglichen Faktoren für einen ALS-bedingten erhöhten Energieruheumsatz diskutiert. Der exakte Mechanismus der beschriebenen Stoffwechselstörungen ist bisher nicht bekannt. Ein weiterer Faktor für einen erhöhten Energiebedarf ist die Atemfunktionsstörung. Bei einer Schwäche der Zwerchfell- und Rumpfmuskulatur entsteht eine erhöhte Atemanstrengung (zumeist mit einer erhöhten Atemfrequenz), die wiederum zu einem erhöhten Energiebedarf führen kann. Aufgrund des erhöhten Energiebedarfs ist bei einer Atemfunktionsstörung oftmals die Anwendung einer hochkalorischen Zusatznahrung (Trinknahrung) notwendig und sinnvoll.

197   Was ist unter einer negativen Energiebilanz zu verstehen?

Der unerwünschte Gewichtsverlust entsteht durch eine negative Energiebilanz. Das Nahrungsangebot (bedingt durch Schluckstörung, Appetitverlust und andere Faktoren) ist in diesem Fall geringer als der tatsächliche Energiebedarf. Die Energiebilanz kann noch weiter verschlechtert werden, wenn besonders hohe Energiebedarfe (z. B. durch eine erhöhte Atemarbeit) oder einen erhöhten Ruheumsatz (Steigerung des Stoffwechsels bei der ALS) vorliegt. Das Ziel der Ernährungstherapie besteht darin, eine negative Energiebilanz zu verhindern und ein ausreichendes Kalorien- und Nahrungsangebot herzustellen. Der Energiebedarf eines Erwachsenen beträgt 30 kcal pro Normalgewicht eines Menschen. Die Berechnung des Normalgewichtes wiederum folgt nach einer einfachen Formel: Körpergröße in cm minus 100. So beträgt z. B. das Normalgewicht eines Menschen, der eine Körpergröße von 170 cm aufweist, 70 kg (Berechnung: 170 cm Körpergröße minus 100 = 70 kg). In diesem Fall ergibt sich folgender Energiebedarf pro Tag: 30 kcal x 70 kg = 2.100 kcal. Eine analoge Rechnung kann für jeden Patienten angestellt werden. Die Berechnung des Energiebedarfs ist die Aufgabe von Ernährungstherapeuten, die bei der Versorgung einbezogen werden sollten. Sie verfügen über die notwendigen Erfahrungen und Berechnungsmethoden, um den Kaloriengehalt der tatsächlich zugeführten Nahrung und den ungedeckten Energiebedarf zu ermitteln.

198   Wie wird der Energiebedarf bei der ALS errechnet?

Bei der Berechnung des Energiebedarfs sind Körpergewicht und Körpergröße von Bedeutung. Dabei wird das Körpergewicht (ermittelt auf einer Waage) mit der Körpergröße des Patienten in Relation gesetzt. Das Verhältnis zwischen Körpergewicht und Körpergröße wird im Body-Maß-Index (BMI) ermittelt. Der BMI berechnet sich als Körpergewicht in kg/(Körpergröße in Meter)^2. Für eine Person mit einer Körpergröße von 1,7 m und einem Gewicht von 80 kg berechnet sich der BMI wie folgt: $80 \text{ kg}/(1,7)^2 = 24,7 \text{ kg/m}^2$. Ein BMI unter 18,5 kg/m^2 gilt als Untergewicht und als behandlungsbedürftig. Eine Unterschreitung dieses Grenzwertes sollte vermieden oder behandelt werden. Unabhängig vom absoluten Wert des BMI sollte auch die relative Abnahme des BMI beachtet werden. Die Abnahme des BMI im Vergleich zum Ausgangsgewicht um mehr als 10 % sollte zu einer gezielten Ernährungsberatung und einer Einschätzung des Energiebedarfs führen. Bei einer negativen Energiebilanz, einer Unterschreitung des BMI unter den Grenzbereich oder einer stetigen Abnahme des BMI ist der Einsatz von hochkalorischer Trinknahrung oder Sondennahrung (bei Vorhandensein einer PEG) erforderlich.

199 Welche Anpassungen in der Nahrungsauswahl sind bei einer Schluckstörung zu beachten?

Bereits durch die Auswahl der Lebensmittel kann eine Erleichterung des Schluckens erreicht werden. Besondere Schwierigkeiten (bereits in der führen Phase der Dysphagie) können beim Schlucken von Getränken und dünnflüssigen Speisen (z. B. von Wasser, Saft, Suppe) entstehen. Problematisch können auch Lebensmittel sein, die besonders trocken (z. B. Brot) oder krümelig sind (Gebäck, Nüsse, Knäckebrot etc.). Für die genannten Lebensmittel liegen keine allgemeinen »Gesetzmäßigkeiten« vor. Es ist für jeden Patienten empfehlenswert (ggf. zusammen mit einem Logopäden), die Eignung einzelner Hilfsmittel zu probieren und die individuelle Verträglichkeit zu ermitteln. Die nachfolgenden Empfehlungen sind als generelle Erfahrungen zu verstehen, die von einer Vielzahl von Betroffenen beschrieben wurden. Insgesamt haben sich die folgenden Empfehlungen in der Auswahl von Lebensmitteln bewährt: Faserige Lebensmittel (z. B. Rhabarber und Spargel), säurehaltige Getränke (z. B. rote Fruchtsäfte) und Speisen (z. B. saure Gurken), kohlensäurehaltige Getränke (Brausen und kohlensäurehaltiges Mineralwasser), stark gewürzte und scharfe Speisen sollten vermieden werden, da die Gewürze die Speichelproduktion anregen und eine eventuell bestehende Sialorrhoe verstärken können. Der Austausch von Fleisch zu Fisch ist empfehlenswert, da Fisch eine geeignete Konsistenz bei einer Schluckstörung aufweist. Hartkäse sollte zu Frischkäse ausgetauscht werden, da Frischkäse eine geeignete Konsistenz zeigt. Reis oder Nudeln sollten durch Kartoffeln oder Kartoffelpüree aufgrund der günstigen Konsistenz ersetzt werden. Kräuter und Gewürzstaub sind zu vermeiden, da sie an sich zu einer Reizung der oberen Atemwege und zu einem Verschlucken führen können. Klebrige Kost (z. B. durch Weißbrot) sollten vermieden werden. Die individuelle Verträglichkeit bestimmter Nahrungsbestandteile (und die damit verbundene Vermeidungsempfehlung) hängt von der konkreten Betroffenheit ab. So kann die Verträglichkeit von trockenen und krümeligen Lebensmitteln oder die Entstehung einer Klebrigkeit von Nahrungsbestandteilen maßgeblich davon bestimmt sein, ob ein Mangel oder (häufiger) Überschuss von Speichel vorliegt.

200 Welche Anpassungen in der Nahrungszubereitung sind bei einer Schluckstörung zu beachten?

Bereits bei der Zubereitung sollten »komplizierte« Nahrungsbestandteile wie Obstschalen, Wursthaut, Brotrinde usw. entfernt werden. Obst, Gemüse, Brot usw. sollte vor der Mahlzeit kleingeschnitten, gerieben, geraspelt oder püriert werden. Bei einer geringen Schluckstörung ist durch die Vermeidung von »Problemkost« (Körner, Krusten, Fasern und Gräten usw.) eine Erleichterung zu erreichen. Bei einer mittelschweren Schluckstörung (Probleme beim Kauen und mühevolles Herunterschlucken) sollte die Konsistenz der Nahrung verändert und eine dickbreiige Kost bevorzugt werden (angedickte Suppen, Pudding, Quark, Joghurt, Eis, Früchtebrei, Brot ohne Rinde, Streichwurst, Streichkäse, sehr weiche Kartoffeln, Klöße, püriertes Fleisch, pürierter Fisch, Leberkäse, Würstchen ohne Haut). Außerdem sind hochkalorische Ergänzungsnahrungen (»Trinknahrung«) sinnvoll. Bei einer hochgradigen Schluckstörung (Unfähigkeit zu Kauen und erschwertes Herunterschlucken; wiederholtes Verschlucken bei der Mehrheit der Speisen und Getränke) ist eine weitere Anpassung der Kost vorzunehmen (leicht angedickte Suppen, Früchtebrei; Pürieren von Kartoffeln, Nudeln, Teigwaren, Gemüse, Hülsenfrüchten; starke Andickung von Getränken). In dieser Phase der Schluckstörung ist regelhaft eine zusätzliche Trinknahrung notwendig, da sonst eine ausgewogene Ernährungs- und Kalorienbilanz nicht mehr erreicht werden kann. Bei einer hochgradigen Einschränkung der Nahrungsaufnahme oder einem Verlust der Schluckfähigkeit (Aphagie) ist die Ernährung über eine perkutane endoskopische Gastrostomie (PEG) eine wichtige und etablierte Behandlungsoption.

201 Welche Anpassungen während der Mahlzeiten sind bei einer Schluckstörung zu beachten?

Für die Mahlzeit sollte ein optimales Umfeld geschaffen werden. Dabei sind die folgenden Anpassungen und Maßnahmen zu empfehlen: Für die Mahlzeit sollte ausreichend Zeit eingeplant werden, da die Schluckstörung zu einer Verlängerung der Mahlzeitendauer führen kann. Zur Verbesserung der Konzentration auf den Schluckakt an sich kann die Vermeidung von Ablenkungen (z. B. Fernseher, Radio und Gespräche) sinnvoll sein. Die geeignete Körperhaltung ist ein entscheidender Faktor für einen effizienten Schluckvorgang. So sollte die Mahlzeit in einer geraden und aufrechten Position am Tisch eingenommen werden. Bei einer Schwäche der Rumpfmuskulatur ist eine Rückenunterstützung oder Anlehnung des Rumpfes an eine Rückenlehne sinnvoll. Die Arme sollten leicht angewinkelt und die Schultern nach vorne gezogen sein. Ein Essen und Trinken im Liegen sollte vermieden werden. Der Kopf sollte leicht nach vorne gebeugt sein, damit die notwendigen Kehlkopfbewegungen während des Schluckaktes erleichtert erfolgen können. Bei Lähmungen der Hände sollten spezielle Trinkbecher, Strohhalme, Griffverdickungen individuell bereitgestellt und angepasst werden. Auf dem Teller sollten lediglich kleine Portionen aufgetragen werden. Die Speisemengen sollten angemessen sein. Bei Bedarf ist anstelle eines Esslöffels ein Teelöffel zu nutzen. Feste und weiche Kost sollte ausreichend lange gekaut und eingespeichelt werden. Erst bei einem subjektiven Eindruck, dass die Nahrung im Mund ausreichend zerkleinert und gleitfähig ist, sollte der Schluckprozess eingeleitet werden (nicht »zu früh« schlucken). Nach dem Schlucken sollte mindestens einmal nachgeschluckt werden. Vor dem nächsten Schlucken sollte eine Stimmprobe gemacht werden (»a-a-h« oder o-o-h«). Während des Kauens und Schluckens sollte nicht gesprochen werden. Während des Schluckens sollte der Körper nicht zurückgelehnt werden.

202 Was ist unter Dysphagie-Produkten zu verstehen?

Bei einer ALS-bedingten Dysphagie ist insbesondere das Schlucken von Flüssigkeiten und Getränken problematisch. Eine Möglichkeit, die Flüssigkeitsaufnahme zu erleichtern und das Verschlucken an Getränken zu verhindern, besteht in der Nutzung von Andickungsmitteln (Dysphagie-Produkten). So werden von verschiedenen Herstellern geschmacksneutrale Andickungsmittel angeboten, die für das Andicken von Getränken geeignet sind. Durch ein individuelles Mischverhältnis zwischen der Flüssigkeit (z. B. Tee, Kaffee, Säften usw.) und dem Andickungsmittel (Ausgangsprodukt als Pulver) kann durch ein entsprechendes Mischverhältnis die optimale Konsistenz probiert und ausgewählt werden. Die Andickungsmittel sind für kalte als auch warme Flüssigkeiten geeignet. Das Aussehen der Nahrung wird nicht verändert. Bereits nach wenigen Minuten ist die gewünschte Konsistenz erreicht. Eine Verzögerung der Nahrungsaufnahme durch das Bereitstellen von angedickten Flüssigkeiten ist daher nicht zu erwarten.

203 Was ist eine »Trinknahrung«?

Die Trinknahrung ist eine flüssige Nahrung, die zur Prophylaxe oder Behandlung einer Mangelernährung hergestellt wird. Sie wird als Medizinprodukt hergestellt und ist hinsichtlich der Energiemenge und der Zusammensetzung auf die Behandlung unterschiedlicher Erkrankungen ausgerichtet. Bei der ALS sind alle Nahrungsbestandteile in ausgewogener Weise vorhanden (im Gegensatz zur Trinknahrung bei Patienten mit Dialyse oder Lebererkrankungen). Die Trinknahrung bei der ALS hat eine erhöhte Energiedichte – mit der Aufnahme eines geringen Volumens der Flüssignahrung wird eine hohe Kalorienmenge aufgenommen. Insbesondere bei einer Schluckstörung kann die Aufnahme von fester Nahrung und Flüssigkeiten belastend sein. In dieser Situation ist von Vorteil, wenn mit einer geringen Portion an Trinknahrung eine hohe Menge an Energie aufgenommen werden kann. Auch bei einem Gewichtsverlust ohne Schluckstörung ist vorteilhaft, dass mit einem geringen Volumen eines hochkalorischen Getränkes eine hohe Nahrungszufuhr erreicht werden kann. Aufgrund dieser Eigenschaften ist die Trinknahrung ein wichtiger Bestandteil der ALS-Behandlung.

204 Kann eine Trinknahrung ärztlich verordnet werden?

Trinknahrung kann von einem Arzt (Hausarzt oder Facharzt oder durch Ärzte in ALS-Ambulanzen) verordnet werden. Die Ärzte sind bei der Verordnung von Trinknahrung und Sondennahrung – im Gegensatz zu vielen Medikamenten – nicht reglementiert. In Deutschland sind verschiedene Netzwerke entwickelt, die sich auf die Ernährungsversorgung einschließlich der qualifizierten Ernährungsberatung von Menschen mit ALS spezialisiert haben.

205 Wie ist die Verträglichkeit von Trinknahrung einzuschätzen?

Bei der Zufuhr von Trinknahrung ist darauf zu achten, dass sie zunächst langsam und vorzugsweise über den Tag verteilt zu sich genommen wird. Sie sollte bei Beginn in kleineren Portionen und mehreren Zwischenmahlzeiten eingenommen werden. Ein zu rascher Verzehr von Trinknahrung kann zu Unverträglichkeiten einschließlich Aufstoßen (Reflux), Übelkeit und Völlegefühl führen. Bei einer korrekten Anwendung von Trinknahrung ist von einer sehr guten Verträglichkeit der Ernährungsprodukte auszugehen.

206 Was ist eine PEG?

Sollte die Nahrungsaufnahme auf natürlichem Weg zu stark beeinträchtigt sein, ist die Anlage einer Perkutanen Endoskopischen Gastrostomie (PEG) eine etablierte Behandlungsform zur Aufrechterhaltung der Ernährung. Die PEG-Anlage ist ein etabliertes und risikoarmes Operationsverfahren nach der »Schlüssellochtechnik« (Endoskopie). Durch einen spezialisierten Internisten wird während einer Magenspiegelung eine kleine Öffnung in der Bauchdecke auf Höhe des Magens geschaffen. Vergleichbar mit dem Stechen eines Ohrlochs (zum Tragen von Ohrschmuck) verheilt diese Wunde anschließend, sodass eine schmerzlose Körperöffnung (»Stoma«) entsteht. In die entstandene Öffnung wird ein Kunststoffschlauch gelegt, durch den Flüssigkeiten und Ernährungslösungen verabreicht werden können. Auf diese Weise kann die ausreichende Energie- und Nährstoffzufuhr sichergestellt werden, selbst wenn eine hochgradige Schluckstörung vorliegt. Wichtig ist, dass auch nach Anlage einer PEG-Sonde die Nahrungsaufnahme auf natürlichem Weg durch den Mund unverändert fortgeführt werden kann (sofern motorisch möglich). Der richtige Zeitpunkt spielt bei der PEG-Anlage eine wichtige Rolle: Patienten sollten nicht so lang warten bis eine Schwächung des Körpers eingetreten ist und eine eingeschränkte Operationsfähigkeit besteht. Die Entscheidungen rund um eine Ernährungstherapie und über den richtigen Zeitpunkt einer PEG-Anlage ist Teil des vertrauensvollen Gesprächs zwischen Patient, Arzt und Ernährungstherapeut.

207 Ist eine PEG-Anlage ambulant möglich?

Die PEG-Anlage (▶ Frage 206) ist mit einem kurzen operativen Eingriff verbunden, der während eines Krankenhausaufenthaltes (stationäre Behandlung) durchgeführt wird. Zumeist erfolgt die stationäre Aufnahme einen Tag vor der PEG-Anlage, der zur Operationsvorbereitung dient (Aufklärung, Labor- und Funktionsdiagnostik, Narkosevorbereitung). Am Tag der PEG-Anlage wird der Patient in eine Endoskopie-Abteilung transportiert. Vorort wird eine Kurznarkose eingeleitet und die Magenspiegelung mit PEG-Anlage durchgeführt. Nach dem Eingriff, der zumeist nur wenige Minuten benötigt, wird die Kurznarkose beendet und der Patient in den stationären Bereich zurücktransportiert. Trotz der Kürze des Eingriffs sind Vorbereitungs- und Wartezeiten sowie Beobachtungsintervalle gegeben, sodass die gesamte Prozedur zumeist über eine Stunde dauert. Weiterhin kann es (in Abhängigkeit von den Prozeduren und Festlegungen) in den einzelnen Krankenhäusern deutliche Abweichungen von diesem Ablauf geben. In bestimmten Kliniken werden Patienten zur PEG-Anlage in einen Operationssaal aufgenommen oder nach der Prozedur auf eine Überwachungs- oder Intensivstation übernommen. Das operative Vorgehen ist (neben den strukturellen Gegebenheiten der einzelnen Kliniken) auch sehr stark vom individuellen Gesundheitszustand abhängig. Zur Planung der stationären Behandlung zur PEG-Anlage wird eine ärztliche Beratung durchgeführt. Zusätzliche Informationen zur Vorbereitung auf den Krankenhausaufenthalt können durch Ernährungsteams vermittelt werden.

208 Wann ist der »richtige« Zeitpunkt für eine PEG?

Die PEG-Anlage (▶ Frage 206) wird von der Mehrheit der ALS-Patienten als »Meilenstein« einer fortschreitenden ALS betrachtet. Daher besteht die Neigung, das Thema der PEG-Anlage zu vermeiden und die Operation zeitlich zu verschieben. Die psychologische Deutung und das Vermeidungsverhalten sind verständlich. Zugleich ist die Verzögerung einer notwendigen PEG-Anlage medizinisch problematisch. Die PEG-Anlage sollte durchgeführt werden, wenn die Schluckstörung zu einer erheblichen Verzögerung der Mahlzeiten, einem wiederholten Verschlucken und einer Gewichtsabnahme führt. Ein weiterer Faktor für den richtigen Zeitpunkt einer PEG betrifft die Operationsfähigkeit. Eine Atemfunktionsstörung kann die operative Durchführbarkeit einer PEG stark beeinträchtigen. In dieser Konstellation kann eine PEG-Anlage bereits bei einer geringen Schluckstörung sinnvoll sein, da zu einem späteren Zeitpunkt die PEG mit größeren operativen Risiken verbunden ist. Der »richtige« Zeitpunkt ist von mehreren individuellen Faktoren abhängig, die von erfahrenen Fachärzten insgesamt berücksichtigt und abgewogen werden. Der richtige Zeitpunkt ist dann gegeben, wenn ein Arzt (insbesondere mit Erfahrung in der ALS-Behandlung) die PEG-Anlage thematisiert und empfiehlt. Insgesamt ist eine möglichst frühe Anlage der PEG zu bevorzugen, um eine unerwünschte Gewichtsabnahme zu verhindern und die operativen Risiken zu minimieren.

209 Wie lange kann ich eine PEG »hinausschieben«?

Eine PEG-Anlage wird dann erforderlich, wenn eine hochgradige Schluckstörung vorliegt. Ein wiederholtes und regelmäßiges Verschlucken (Aspiration) und eine Gewichtsabnahme sind typische Auswirkungen einer Schluckstörung. Mit Vorliegen einer dieser Auswirkungen der Schluckstörung sollte eine PEG-Anlage nicht hinausgezögert werden. Zusätzlich ist die Atemfunktion zu beachten: Bei einer Abnahme der Atemkapazität (VK < 50 %, ▶ Frage 227) kann der operative

Eingriff einer PEG-Anlage mit erhöhten Risiken verbunden sein. Eine Atemfunktionsstörung ist daher ein weiterer Grund, eine PEG nicht hinauszuzögern. Es empfiehlt sich, dem ärztlichen Rat einer PEG-Anlage zu folgen. Gleichzeitig ist die PEG ein invasiver Eingriff, der das informierte Einverständnis des Patienten voraussetzt. So kann in einem palliativmedizinischen Konzept sehr bewusst auf eine PEG-Anlage verzichtet werden. In diesem Zusammenhang ist die Nicht-Anlage einer PEG nicht als »hinausschieben« zu verstehen, sondern als Therapiebegrenzung und grundsätzlicher Verzicht auf eine invasive Behandlung zu betrachten. Die Entscheidung für eine PEG und die Bestimmung des geeigneten Zeitpunktes sowie die Vermeidung einer ungünstigen Verschiebung der PEG-Anlage ist ein häufiges und wichtiges Thema in einem vertrauensvollen Arzt-Patienten-Dialog bei der ALS.

210   Wie risikovoll ist eine PEG?

Eine perkutane endoskopische Gastrostomie (PEG, ▶ Frage 206) ist ein Verfahren der medizinischen Ernährung, die seit der 1980er Jahren in Deutschland etabliert ist. Insgesamt ist die PEG mit geringeren Risiken verbunden. Nur in sehr seltenen Situationen kann es zu Wundinfektionen oder Entzündungen im Bauchraum kommen. Die Ernährungssonde selbst und die sich in der Bauchdecke befindende »Halteplatte« bestehen aus Kunststoff und sind jahrelang haltbar. Trotz der Robustheit (und jahrzehntelangen Erprobung) kann es im Einzelfall zu Materialermüdung und der Notwendigkeit eines Materialaustausches kommen. Das operative Verfahren der PEG-Anlage ist ebenfalls seit Jahrzehnten etabliert und eine gängige Prozedur, die in zahlreichen Kliniken angeboten und durchgeführt wird. Insgesamt sind die operativen Risiken als gering einzuschätzen. Die Risiken steigen, wenn vor der PEG-Anlage (z. B. durch eine Verzögerung der Entscheidung für eine PEG) bereits eine hochgradige Gewichtsabnahme (über 10 % des Ausgangsgewichtes) entstanden ist. Die Anlage einer PEG kann auch dann schwieriger werden, wenn eine Atemfunktionsstörung vorhanden ist. In dieser Konstellation besteht das Risiko, dass die ALS-bedingte Atemschwäche durch (die zur PEG-Anlage notwendige) Kurznarkose verstärkt wird und Beatmungstherapie notwendig macht. Zur Risikominimierung sollte eine PEG-Sonde möglichst frühzeitig und vor Beginn einer Atemfunktionsstörung angelegt werden. Wenn eine frühe PEG-Anlage nicht möglich ist und bereits eine reduzierte Atemfunktion vorliegt, sollte vor dem operativen Eingriff der PEG-Anlage das Risiko einer zusätzlichen Atemschwäche (verstärkt durch die Narkose) besprochen und die Möglichkeit einer Atemunterstützung während der PEG-Anlage vereinbart werden. In seltenen Konstellationen muss eine Beatmungstherapie, die während einer PEG-Anlage notwendig wurde, auch nach Entlassung aus dem Krankenhaus fortgeführt werden. Auch diese Möglichkeit gehört zu den indirekten Risiken einer PEG-Anlage. So kann es während der operativen Prozedur der PEG-Anlage zu Komplikationen mit Blutungen im Operationsgebiet kommen. Weitere Risiken betreffen eine Bauchfellentzündung (Peritonitis), die eine mehrtägige Nachbehandlung und einen verzögerten Krankenhausaufenthalt erforderlich machen kann. In den Tagen nach der PEG-Anlage können Beschwerden auftreten, die im Zusammenhang mit der beginnenden Nutzung der Ernährungssonde stehen. So kann die Verabreichung von größeren Volumina der Ernährungslösung dazu führen, dass eine erhebliche und ungewohnte Magenfüllung entsteht. Durch die Magenfüllung (»Magenblase«) kann die Bewegung des Zwerchfells etwas eingeschränkt werden. Im Fall einer hochgradigen Atemfunktionsstörung kann der (durch die PEG-Füllung bedingte) Magenhochstand zu einer weiteren Atemanstrengung führen. Nach PEG-Anlage sollte daher (insbesondere bei einer Atemfunktionsstörung) ein langsamer Kostaufbau vorgenommen werden. Dabei ist die Einbeziehung eines Ernährungsteams mit ALS-Erfahrung empfehlenswert. Trotz der zahlreichen genannten Risiken, die insgesamt selten sind und unter speziellen Konstellationen entstehen, sind die PEG-Anlage und die Durchführung einer PEG-gestützten Ernährung als sichere und etablierte Methode der Ernährungstherapie anzusehen.

211 Ist eine PEG schmerzhaft?

Die Nutzung einer PEG-Sonde (▶ Frage 206) ist grundsätzlich nicht mit Schmerzen verbunden. Allerdings kann die unmittelbare Phase nach dem operativen Eingriff der PEG-Anlage mit Schmerzen verbunden sein. In dieser Situation ist die Verabreichung von entsprechenden Schmerzmedikamenten möglich. Die PEG-Anlage erfolgt während eines Krankenhausaufenthaltes, sodass eine angemessene Schmerzmedikation abgesichert ist. Nach der unmittelbaren Operationsphase kann ein Wundschmerz, insbesondere beim Verbandswechsel oder Bewegen der Sonde entstehen. Nach Abheilung der Wunde ist die PEG-Sonde als schmerzlos anzusehen. Allerdings kann die rasche Füllung der Magenblase durch Verabreichung großer Volumina an Ernährungslösung zu Unwohlsein oder auch Bauchschmerzen führen, die jedoch durch eine langsame Gabe der Ernährungslösung (gegebenenfalls durch eine Ernährungspumpe) reduziert oder verhindert werden können. Schmerzen im Magen- und Bauchbereich, die nicht unmittelbar mit der Wunde in Verbindung stehen, sollten gegenüber einem Arzt mit PEG-Erfahrung mitgeteilt werden, der wiederum die Entscheidung für eine weiterführende Diagnostik trifft. In sehr seltenen Fällen können Schmerzen bei der PEG-Sonde entstehen, die Ausdruck von Komplikationen der PEG sein können (z. B. Bauchfellentzündung). Insgesamt sind die genannten Komplikationen sehr selten und nur in Einzelfällen bekannt, sodass die PEG als eine gut verträgliche Methode der Ernährungsunterstützung zu betrachten ist.

212 Kann ich nach Anlage einer PEG weiter essen?

Das Vorhandensein einer PEG-Sonde (▶ Frage 206) und eine reguläre Ernährung (orale Nahrungsaufnahme) schließen einander nicht aus. Im Gegenteil: Die Mehrheit aller Menschen mit ALS, die mit einer PEG-versorgt sind, nehmen weiterhin Flüssigkeiten und Nahrung zu sich – sofern es die ALS-bedingte Schluckstörung zulässt. Ein Nebeneinander von regulärer Nahrungsaufnahme und PEG-Sondenernährung ist möglich und übliche Praxis. Im Krankheitsverlauf der ALS ergeben sich zumeist Verschiebungen im Anteil von oraler Kost und PEG-Ernährung. Bei Beginn der PEG-Ernährung (insbesondere bei einer frühen Anlage der PEG-Sonde) kann die Nutzung der PEG-Sonde auf die Gabe von Flüssigkeiten und geringere Mengen an Sondennahrung beschränkt sein. Mit Zunahme der Schluckstörung nimmt der Anteil an oraler Kost ab und die Nutzung der PEG-Sonde zur Kalorienaufnahme zu. Bei einer hochgradigen Schluckstörung können die Verhältnisse weiter zugunsten der PEG-Sonde verändert sein: In dieser Situation wird der Kalorienbedarf überwiegend oder vollständig über die PEG-Sonde erfüllt, während nur geringere Mengen an oraler Kost zu sich genommen werden, die in erster Linie dem Genuss der (kleineren) Mahlzeit dient. Die Möglichkeit, orale Kost und PEG-Ernährung miteinander zu kombinieren, ist eines der wesentlichen Argumente, die Anlage einer PEG-Sonde nicht zu verschieben, wenn sie medizinisch notwendig ist. Durch die PEG-Sonde an sich entsteht kein »Entzug« von einer regulären Ernährung und oraler Kost. Die Einschränkung der oralen Ernährung entsteht durch die ALS-bedingte Schluckstörung und nicht durch die Prozedur der PEG-Anlage. Die kombinierte Ernährung über eine orale Kost sowie über die PEG-Sonde sollte mit einem Ernährungsteam abgestimmt und »bilanziert« werden. In einer Nahrungsbilanz wird dokumentiert, welcher Kalorienanteil über die Sondennahrung beziehungsweise die orale Kost aufgenommen wird. Durch die gemeinsame Veranlagung beider Ernährungsformen muss sichergestellt werden, dass eine positive Energiebilanz und ausreichende Kalorienzufuhr gewährleistet wird.

213 Kann ich mit einer PEG-Sonde baden gehen oder duschen?

Das Baden und Duschen mit einer PEG ist möglich. Allerdings muss die Wundheilung nach einer PEG-Anlage abgeschlossen sein. In einer vereinfachten Darstellung ist die Anlage einer Gastrostomie (»Stoma«, das Loch) mit dem Stechen eines Ohrlochs in einem Ohrläppchen vergleichbar. Unmittelbar nach dem Stechen entsteht eine offene Wunde, die in über Infektionen abgedeckt und geschützt werden muss. Das Loch wird durch den bereits liegenden Ohrring offengehalten. Bei der Gastrostomie wird ein Loch durch die Bauchdecke »gestochen«, das zunächst eine Wunde darstellt, die durch die liegende PEG-Sonde (Kunststoffschlauch) offengehalten wird. Diese Wunde ist anfänglich gereizt und muss gegenüber Infektionen geschützt werden. Nach Abheilung entsteht eine reizlose Öffnung, die nicht mehr »infizierbar« ist. Unter dieser Voraussetzung ist das Duschen und Baden (auch in Schwimmbädern und offenen Gewässern) möglich. Der Abheilungsprozess, eines Gastrostomas nimmt etwa vier bis sechs Wochen in Anspruch. Vor dem ersten Schwimmen ist eine Begutachtung des Stomas durch einen Arzt oder durch einen Ernährungstherapeuten sinnvoll, der mit der Betreuung der PEG vertraut ist. Insgesamt ist nach Abheilung der PEG-Wunde das Duschen, Baden und Schwimmen unkompliziert möglich.

214   Kann ich mit einer PEG-Sonde auf Reisen gehen?

Mit einer PEG-Sonde ist eine Reisetätigkeit möglich. In den ersten Tagen nach PEG-Anlage kann die Reisefähigkeit eingeschränkt sein, da noch eine Wunde im Bereich der Bauchdecke vorliegt und Schmerzen durch die Bewegung (beim Laufen, Aufstehen und Umlagern) entstehen können. Bei Teilung der Wunde nehmen die Einschränkungen ab, sodass nach vier bis sechs Wochen durch die PEG-Anlage keine Einschränkungen von Reisen entstehen sollten. Die Ernährung über eine PEG-Sonde setzt das Vorhandensein von ausreichender Sondennahrung voraus, die in gesonderten Packungen geliefert wird. Bei Reisen ist darauf zu achten, dass die ausreichende Anzahl an Packungen vor Reiseantritt berechnet und mitgeführt wird. Bei längeren Reisen kann mit den Ernährungsteams abgestimmt werden, dass die Sondennahrung (vom Hersteller oder Sanitätshaus) direkt zum Reiseort versendet wird. Auf diese Weise kann die Transportaufwendung durch den Patienten (und Angehörige) reduziert werden. Die veränderte Anlieferung sollte mehrere Wochen vor Reiseantritt organisiert werden, damit die logistischen Veränderungen für alle Beteiligten umsetzbar sind. Insgesamt ist die PEG-Ernährung mit einer Reisetätigkeit gut vereinbar.

215   Woraus besteht eine Sondennahrung?

Sondennahrung (oder Sondenkost) bezeichnet flüssige Ernährungsprodukte, die für eine Verabreichung über eine Ernährungssonde hergestellt werden. Diese Flüssigkeiten sind in der Nahrungszusammensetzung (zwischen Kohlenhydraten, Eiweißen und Fetten) und im Kaloriengehalt ausgeglichen, sodass mit Einnahme der Sondennahrung eine vollständige Ernährung erreicht wird. Die Sondennahrung enthält auch die notwendigen Vitamine und Spurenelemente, sodass auch bei längerer (gegebenenfalls jahrelanger) Verabreichung kein Ernährungsmangel entsteht. Neben den Ernährungsbestandteilen (Kohlenhydrate, Fett und Eiweiß) wird der Anteil an Ballaststoffen unterschiedlich angeboten. Weitere Unterschiede ergeben sich aus dem Kaloriengehalt. Dabei sind hochkalorische Sondennahrungen verfügbar, die eine sehr hohe Energiezufuhr bei der Gabe von geringen Volumina ermöglichen (z. B. Ernährungslösungen mit 2 kcal/ml). Die Sondennahrungen werden von Medizinprodukteherstellern hergestellt und sind ärztlich verordnungsfähig. Die Auswahl berücksichtigt die unterschiedlichen medizinischen Anforderungen und individuellen Präferenzen (Kalorienkonzentration, Ballaststoffanteil).

216   Kann ich mein »eigenes« Essen über die PEG-Sonde verabreichen?

Die Verabreichung von Getränken und Flüssigkeiten der eigenen Wahl ist zumeist unproblematisch. So können verschiedene Getränke, die selbst zubereitet werden (z. B. Tee oder Kaffee) über die PEG-Sonde verabreicht werden. Problematisch ist die Gabe von pürierter und verflüssigter Nahrung, die selbst zubereitet wurde. Die PEG-Sonde ist für die Gabe von bilanzierten Ernährungslösungen vorgesehen, deren Nahrungsbestandteile (Kohlenhydrate, Fette, Eiweiße, Spurenelemente und Vitamine) ausgewogen sind. Bei einer selbst hergestellten Ernährungsflüssigkeit ist der exakte Energiegehalt nur bedingt zu ermitteln und eine negative Energiebilanz nicht sicher auszuschließen. Ein weiteres Problem ist die Gefahr der Verstopfung der Sonde. Die eigene Nahrung müsste so stark püriert werden, dass eine vollständig flüssige Konsistenz entsteht. Bei einer höheren Viskosität (geringere Flüssigkeit) besteht die Gefahr einer Verlegung der Sonde durch unzureichend pürierte Nahrungsbestandteile. In dieser Situation kann es zu einer vollständigen Verlegung der PEG-Sonde kommen, die eine erneute Operation der PEG-Anlage erforderlich macht. Ein weiterer Aspekt ist die Schädigung des Materials der Kunststoffsonde durch bestimmte Nahrungsbestandteile (z. B. saure oder schäumende Nahrungsbestandteile). Die schädlichen Effekte von »eigener« Nahrung auf die Sonde können über längere Zeiträume der Anwendung entstehen. Insgesamt ist von der Nutzung der »eigenen« Nahrung abzuraten. Die Medizinprodukte der Sondennahrung wurden eigens für diese Ernährungsform entwickelt, und um die genannten Komplikationen abzuwenden.

217   Ist eine Gewichtszunahme nach PEG-Anlage möglich?

Eine Gewichtszunahme nach starkem vorangegangenem Gewichtsverlust ist recht selten zu erreichen. Häufiger und realistischer ist eine Gewichtsstabilisierung. Eine PEG wird dann notwendig, wenn eine Schluckstörung (Dysphagie) zu einer erschwerten Nahrungsaufnahme führt. Bereits in dieser Situation ist, auch ohne Gewichtsabnahme, eine PEG-Anlage medizinisch sinnvoll. Allerdings versuchen die meisten Betroffenen trotz einer Schluckstörung auf eine PEG-Sonde zu verzichten und die alleinige orale Ernährung fortzuführen. Erfahrungsgemäß wird die PEG-Anlage (trotz des ärztlichen Rats einer frühen PEG-Anlage) erst dann vorgenommen, wenn bereits eine Gewichtsabnahme zu verzeichnen ist. Ein hochgradiger Gewichtsverlust (von mehr als 10 kg) kann nur im Ausnahmefall wieder revidiert werden: Einige Patienten nehmen trotz PEG-Anlage (mit geringerem Ausmaß) weiter ab. Bei einer weiteren Gruppe an Patienten kommt es zu einer Stabilisierung des Gewichtes, während nur bei einer kleineren Patientengruppe eine Gewichtszunahme durch die hochkalorische Sondenernährung erreicht werden kann. Insgesamt sollte die Erwartung an die Ergebnisse der Ernährungstherapie realistisch sein. Die Rückgewinnung von Körpergewicht ist schwieriger als die Vermeidung einer Gewichtsabnahme durch eine frühzeitige und ausreichende Ernährungstherapie durch Trinknahrung und (bei einer stärkeren Schluckstörung) durch eine frühe Anlage einer PEG.

218   Können Medikamente über eine PEG verabreicht werden?

Nur bestimmte Medikamente können über eine PEG verabreicht werden. Geeignet sind Medikamente, die als Flüssigkeit, Suspension oder Sirup vorliegen. Bestimmte Medikamente können in einem »Mörser« zerkleinert und in einer Flüssigkeit aufgelöst werden. Nach einer vollständigen Auflösung des Medikamentes in Wasser (»Resuspension«) kann diese Flüssigkeit (mit dem darin enthaltenen Medikament) über die PEG verabreicht werden. Wichtig ist, dass alle Medikamente getrennt voneinander (hintereinander) über die PEG-Sonde gegeben werden. Zwischen den Medikamenten ist die PEG-Sonde mit Wasser (oder Tee) zu spülen. Eine Vermischung der Medikamente (z. B. durch gemeinsames Mörsern) oder durch Vermengung der aufgelösten Medikamentenflüssigkeiten sollte unbedingt vermieden werden, da durch die Vermischung unerwünschte Arzneimittelwechselwirkungen entstehen können. Die Verabreichung von Medikamenten über die PEG (in jedem Fall in flüssiger Form) ist durch den behandelnden Arzt oder einen Apotheker zu prüfen und zu autorisieren. Dabei ist zu beachten, dass bestimmte Medikamente (z. B. Medikamente in Kapseln oder retardierter Form) in keinem Fall über die PEG anwendbar sind. In diesem Fall muss eine Medikamentenumstellung auf eine andere Darreichungsform oder auf ein gänzlich anderes Medikament (mit identischer oder vergleichbarer Zielstellung) erfolgen.

219   Was ist eine Ernährungspumpe?

Eine Ernährungspumpe stellt eine Ergänzung für eine Perkutane Endoskopische Gastrostomie (PEG, ▶ Frage 206) dar. Bei einer PEG entsteht eine kontrollierte Öffnung in der Bauchwand, in der wiederum ein Schlauchsystem platziert wird. Über diesen Kunststoffschlauch können Flüssigkeiten und Ernährungslösungen verabreicht werden. Die praktische Verabreichung erfolgt durch eine größere Spritze (ohne Kanüle), die zuvor mit einer Ernährungslösung gefüllt wurde, auf den Ernährungsschlauch gesetzt und durch einen Druck auf den »Spritzenstempel« langsam über das Schlauchsystem in den Magen entleert wird. Die wiederholte Gabe von größeren Volumina an Ernährungslösung wird als »Bolusgabe« bezeichnet. Die Verabreichung eines Bolus entspricht einer Mahlzeit, bei der ebenfalls innerhalb kürzerer Zeit eine größere Menge an Nahrung aufgenommen wird. Die Bolusgabe wird nicht von allen Patienten vertragen. Im Einzelfall kann die rasche Magenfüllung als Völle- oder Druckgefühl erlebt werden oder mit einem Reflux verbunden sein. Bei einer Unverträglichkeit oder fehlenden Akzeptanz von Bolusgaben kann das Schlauchsystem der PEG mit einer medizinischen Pumpe verbunden werden. Die »Ernährungspumpe« transportiert die Sondennahrung aus dem Beutelsystem (mit dem die Nahrung angeliefert wird) in das Schlauchsystem der PEG und von dort aus in den Magen. An der Ernährungspumpe kann exakt eingestellt und kontrolliert werden, mit welcher Geschwindigkeit (Milliliter pro Stunde) die Ernährungslösung verabreicht wird. Durch die individuelle Anpassung der Pumpengeschwindigkeit können die (im

Einzelfall auftretenden) Belastungen der Bolusgabe reduziert und eine gute Verträglichkeit der Ernährungstherapie erreicht werden. Bei einer geringen Pumpengeschwindigkeit kann die Verabreichung der Nahrung mehrere Stunden umfassen. In dieser Konstellation ist die Ernährungslösung auch während der Abend- und Nachtstunden möglich. Ernährungsberater mit Erfahrungen der PEG-Ernährung sind geeignete Ansprechpartner, um eine Abwägung zwischen Bolusgabe und Ernährungspumpe zu treffen und ein persönliches Ernährungskonzept zu ermitteln und umzusetzen.

220   Wie lange hält eine PEG-Sonde?

Eine PEG-Sonde (▶ Frage 206) besteht aus Kunststoff, der sehr stabil und haltbar ist. Bei korrekter Anwendung kann eine PEG-Sonde über mehrere Jahre ohne Austausch genutzt werden. Trotz dieser grundsätzlichen Haltbarkeit kann es zu einer »Abnutzung« des Schlauchsystems kommen, die an einer Brüchigkeit, insbesondere an den mechanisch belasteten Stellen (Knicken des Schlauches oder häufiges Hantieren) entstehen kann. Bei einer Brüchigkeit am Ende des Schlauches können diese Abschnitte abgeschnitten und damit die PEG-Sonde neu aufgesetzt werden. Die Begutachtung der PEG-Sonde und die Entscheidung jeglicher Manipulation an der Sonde liegt bei einem Arzt mit Erfahrung in der Handhabung von PEG-Sonden oder einem Ernährungsteam, das sich auf die PEG-Behandlung spezialisiert hat. Bei einer stärkeren Abnutzung der PEG-Sonde, insbesondere bei beginnender Brüchigkeit des Kunststoffes der PEG-Sonde, kann ein Austausch der PEG-Sonde notwendig werden. Dabei ist zumeist eine erneute Magenspiegelung (Gastroskopie) im Rahmen einer Krankenhausbehandlung erforderlich. Diese Situation entsteht sehr selten. Bei der Mehrheit der ALS-Patienten ist eine einmalige stationäre Behandlung zur Anlage der PEG-Sonde notwendig, die dann über mehrere Jahre ohne weiteren Austausch genutzt werden kann.

221   Kann ich eine PEG-Sonde wieder entfernen lassen?

In bestimmten Situationen kann sich die Haltung gegenüber der Behandlung mit einer PEG verändern und das Einverständnis mit einer PEG-Ernährung zurückgezogen werden. In der Konsequenz kann auch die Ernährungssonde entfernt werden. Dabei wird in einer erneuten Magenspiegelung (Gastroskopie) der innere Teil des PEG-Systems (»Halteplatte« an der Innenseite des Magens) entfernt wird. Das einfache Ziehen des Schlauchsystems ist nicht empfehlenswert, da in diesem Fall die Halteplatte (die sich an der Magenwand befindet) nicht entfernt wird und im Magen-Darmsystem verbleibt. Ohne gezielte Entfernung der Halteplatte mit einer Magenspiegelung wird die Halteplatte mit den Nahrungsresten und dem Stuhl auf dem natürlichen Weg ausgeschieden. Da diese Ausscheidung nicht garantiert werden kann und in seltenen Konstellationen Komplikationen (bis hin zu einem Darmverschluss) entstehen können, wird die kontrollierte Entfernung einer PEG-Sonde im Rahmen einer Magenspiegelung empfohlen. Insgesamt sollte die Entfernung einer PEG-Sonde kritisch überdacht und abgewogen werden. Alternativ kann auf eine PEG-Ernährung verzichtet werden, obwohl die PEG-Sonde an sich verbleibt. In dieser Situation wird die Sonde nicht mehr genutzt oder lediglich für Flüssigkeiten oder die Gabe von Medikamenten verwendet. Auf diese Weise wird auf die Ernährung über eine PEG verzichtet, jedoch die Option einer Medikamentengabe bis hin zu einer palliativen Medikation weiterhin ermöglicht.

222 Was ist ein Port und in welchen Situationen ist ein Portkatheter sinnvoll?

Die Bezeichnung »Port« wird als Abkürzung für einen »Portkatheter« benutzt. Ein Portkatheter ist wiederum eine dauerhafte Verbindung zum Blutgefäßsystem des Patienten, um Medikamente oder Ernährungslösungen zu verabreichen. Der Port besteht aus einem sehr kleinen Kunststoffschlauch, der in einem kleinen operativen Eingriff in eine größere Vene (Vene unterhalb des Schlüsselbeins, lateinisch: *Vena subclavia*) verlegt wird. Dieser Schlauch wiederum steht mit einem Reservoir in Verbindung, das unter der Haut implantiert wird. Das Reservoir verfügt über eine Membran, die von einer dünnen Nadel von außen – durch die Haut hindurch – durchstochen werden kann. Medikamente (oder Ernährungslösungen) können über den folgenden Weg verabreicht werden: Die Infusionslösung gelangt über einen äußeren Schlauch zur Infusionsnadel, die wiederum durch die Haut und die Membran des Reservoirs gesteckt wird. Die Infusionslösung gelangt aus dem Reservoir durch das innere Schlauchsystem in das Blutsystem und von dort in den Körper. Portkatheter sind bei zahlreichen internistischen Erkrankungen häufig im Gebrauch. Bei der ALS kommen Ports nur im Ausnahmefall zum Einsatz. Eine Ernährung über Portkatheter ist nur dann sinnvoll, wenn eine orale Ernährung oder die Nutzung einer PEG-Sonde nicht möglich ist.

223 Was ist eine nasogastrale Sonde und in welchen Situationen ist diese »Magensonde« sinnvoll?

Eine nasogastrale Sonde bezeichnet einen sehr dünnen Schlauch, der – durch die Nase und den Rachen hindurch – in den Magen gelegt wird. Diese »Magensonde« dient der Verabreichung von Flüssigkeiten, Medikamenten oder Ernährungslösungen, wenn das Schlucken nicht möglich ist. Dabei wird ein dünner Kunststoffschlauch durch ein Nasenloch gesteckt und durch sanften Druck durch den Rachenraum und die Speiseröhre in den Magen gelegt. Auf diese Weise entsteht eine Verbindung von außen direkt zum Magen. Nachteilig ist, dass der Schlauch im Rachen und in der Speiseröhre liegt, sodass eine zusätzliche orale Nahrungsaufnahme eingeschränkt oder verhindert wird. Daher ist eine nasogastrale Sonde nur für kurze Zeit (und zumeist für Patienten in intensivmedizinischer Versorgung) geeignet. Bei Patienten mit ALS ist eine längerfristige Ernährung beabsichtigt und die Kombination von oraler Ernährung (weiterhin bestehende Mahlzeiten) und einer zusätzlichen Flüssigkeits- und Kalorienzufuhr über eine Ernährungssonde beabsichtigt. Beide Ziele (Längerfristigkeit der Sondennutzung sowie Kombinierbarkeit von oraler Ernährung mit Sondennahrung) können durch die nasogastrale Sonde (»Magensonde«) nicht erreicht werden, sodass bei der ALS eine PEG-Sonde zumeist zu bevorzugen ist. Eine nasogastrale Sonde kommt in sehr speziellen Situationen zur Anwendung, z. B. wenn die Zeit bis zur Anlage einer PEG-Sonde überbrückt werden muss. In bestimmten palliativmedizinischen Situationen kann der Verzicht auf eine längerfristige PEG-Sonde gewünscht und eine vorübergehende Verabreichung von Flüssigkeiten und Medikamenten angestrebt werden. In dieser Situation kann eine nasogastrale Sonde eine Hilfe und Erleichterung darstellen.

224 Gibt es Medikamente gegen unerwünschten Gewichtsverlust?

Medikamente, die eigens zur Steigerung des Körpergewichtes entwickelt wurden, sind nicht existent. Dennoch sind mehrere Medikamente bekannt, die eine Gewichtszunahme als »Nebenwirkung« aufweisen. So ist Mirtazapin ein modernes Antidepressivum, das neben der Stimmungsstabilisierung zu einer Gewichtszunahme führt. Im Sinne eines »Doppeleffektes« kann bei Patienten mit Gewichtsverlust und Herabgestimmtheit Mirtazapin verordnet werden, um ganz bewusst (und in Abstimmung mit dem Patienten) die Nebenwirkung der Gewichtszunahme zu erreichen. Mit Mirtazapin ist eine Gewichtszunahme von drei bis vier Kilogramm oder zumindest eine Gewichtsstabilisierung realistisch. In seltenen Konstellationen kann das psychiatrische Medikament Olanzapin verwendet werden, das ursprünglich zur Behandlung der Schizophrenie entwickelt wurde. Dieses Medikament ist mit einer stärkeren Gewichtszunahme (bei psychiatrischen Patienten bis zu 10 kg) verbunden. Die Gewichtszunahme durch Olanzapin wird durch neurohormonelle Veränderungen und Steigerung des Appetits erreicht. Neben den psychiatrischen Medikamenten Mirtazapin (Antidepressivum) und Olanzapin (Antipsychotikum) wird für cannabishaltige Medikamente ein günstiger Effekt auf Appetit und Gewichtszunahme berichtet. Insgesamt sind Medikamente mit Effekten der Gewichtszunahme eine wichtige Behandlungsoption, die in der spezialärztlichen Versorgung von Menschen mit ALS, zumeist in Kombination mit anderen Maßnahmen der Ernährungsunterstützung, eingesetzt werden.

XVI   Fragen zur Beatmungstherapie

225   Wie kann bei der ALS eine Atemfunktionsstörung entstehen?

Bei der ALS kann durch unterschiedliche Faktoren eine Atemfunktionsstörung entstehen. Der häufigste Faktor ist eine Muskelschwäche der Atemmuskulatur (Zwerchfell, Rippenmuskulatur, Bauchmuskeln), die zu einer Atemschwäche (Hypoventilation) und einer Verminderung des Hustenstoßes (Hustenschwäche) führt. Die Hypoventilation hat eine Anreicherung von Kohlendioxid im Blut (»Kohlendioxid-Retention«) und damit verbundene Symptome (Schlafstörung, Tagesmüdigkeit, Atemanstrengung) zur Folge. Neben der Schwäche der Atemmuskulatur kann eine Schwäche der Zungen- und Schlundmuskulatur ein weiterer Faktor der ALS-bedingten eine Atemfunktionsstörung sein. Sie kann durch eine Verengung oder Verlegung der oberen Atemwege (Erschlaffung oder Steifigkeit der Zunge und des Schlundes) oder durch Ansammlung von Speichel im Mund-, Rachen- oder Schlund-Bereich entstehen (Sialorrhoe). Für die Atemfunktionsstörung bestehen verschiedene Behandlungsoptionen (nicht invasive Beatmungstherapie, Hustenassistenz, invasive Beatmung).

226   Was bedeutet Hypoventilation?

Der Begriff »Hypoventilation« bezeichnet eine verminderte Atmungstätigkeit, die wiederum durch eine muskuläre Schwäche der Atemmuskulatur entsteht. Bei der ALS führt die Degeneration der motorischen Nervenzellen zu einer Lähmung (Parese) oder Steifigkeit (Spastik) der Willkürmuskulatur einschließlich der Atemmuskulatur. Insbesondere die Schwäche des Zwerchfells (des größten Atemmuskels des Menschen), der Rippenmuskulatur (zur Hebung und Senkung des Brustkorbes) sowie der Halsmuskulatur (die ebenfalls an der Hebung des Brustkorbes beteiligt ist) sind für die Atmung und das Entstehen der Hypoventilation von größter Bedeutung. Weniger im Bewusstsein, aber ebenfalls von Relevanz, ist die Bauchmuskulatur, die bei der Hebung und Absenkung des Zwerchfells (über die Steuerung der Druckverhältnisse im Bauchraum) an der Atmung beteiligt ist. Insgesamt führt eine Schwäche (oder Spastik) der Atemmuskulatur zu einer reduzierten Atemleistung. Im Ergebnis der Hypoventilation wird ein geringeres Atemvolumen in die Lungen aufgenommen – der Atemaustausch zwischen verbrachtem Kohlendioxid und notwendigem Sauerstoff wird eingeschränkt.

227   Was bedeuten Vitalkapazität (VK), FVC oder SVC?

Die verminderte Atemleistung lässt sich durch den Atmungstest der Vitalkapazität (VK) bestimmen. Die VK-Messung ist (neben der Bestimmung des Hustenstoßes und des Körpergewichtes ein zentraler Parameter, der regelhaft in ALS-Ambulanzen bestimmt und als Entscheidungsgrundlage für mögliche Behandlungsmaßnahmen herangezogen wird. die Messung der VK kann in unterschiedlicher Weise durchgeführt werden: durch schnelles Ein- und Ausatmen (FVC, *forced vital capacity*) oder durch langsames Ein- und Ausatmen (SVC *slow vital capacity*).

228   Welche Relevanz hat die Vitalkapazität?

Eine Vitalkapazität unter 50 % des Normalwertes erfordert eine Atemunterstützung. In bestimmten Konstellationen (z. B. bei rascher Abnahme der Atemkapazität oder Symptomen der Atemanstrengung) ist die Einleitung einer Atemhilfe bereits bei einer Vitalkapazität unter 70 % des Normwertes gerechtfertigt.

229   Wie zeigt sich eine Hypoventilation?

Eine Hypoventilation ist nicht nur über die Messwerte der Vitalkapazität erkennbar, sondern kann zu belastenden Symptomen führen. Typische Symptome der Hypoventilation sind Atemanstrengung bei Belastung (Belastungsdyspnoe) und im Liegen (Orthopnoe). Bei einer hochgradigen Hypoventilation kann bereits in Ruhe eine Atemanstrengung entstehen (Ruhedyspnoe). Bei belastenden Symptomen der Dyspnoe ist ebenfalls die Einleitung einer Beatmungstherapie (Maskenbeatmung) zu prüfen. In seltenen Situationen kann die Hypoventilation durch indirekte Symptome erkennbar werden: Eine ausgeprägte Tagesmüdigkeit kann das Ergebnis einer Hypoventilation darstellen. Die Minderbelüftung kann zu einer Anreicherung von Kohlendioxid im Blut führen, das wiederum mit einer Müdigkeit verbunden ist (Kohlendioxid verfügt über schlafanstoßende Eigenschaften, die bei hohen Konzentrationen bis zu einer Kohlendioxidnarkose führen können). Bei einer Tagesmüdigkeit sollte daher eine Hypoventilation als Ursache der Abgeschlagenheit in Betracht und überprüft werden. Insgesamt ist die Hypoventilation ein häufiges und wichtiges Symptom der ALS, das mit verschiedenen Methoden der Atemhilfe (Maskenbeatmung, Hustenassistenz) behandelt werden kann.

230   Welche Behandlungsmöglichkeiten sind bei einer Hypoventilation möglich?

Bei einer Atemschwäche (Hypoventilation) ist eine Maskenbeatmung eine geeignete Möglichkeit, um die erschwerte Atemarbeit zu unterstützen. Die Schwäche der Atemmuskulatur hat zur Folge, dass die Atemkapazität (das Volumen der

Ein- und Ausatemluft) vermindert werden. Mit einer Maskenbeatmung kann das Defizit der Atemleistung zumindest teilweise ausgeglichen werden. Die Maskenbeatmung wird als nicht-invasive Ventilation (NIV) oder nicht-invasive Beatmungstherapie (NIBT) bezeichnet. Eine weitere Auswirkung der Atemschwäche ist die Hustendefizienz. Das Husten ist eine wichtige Funktion des Körpers, um die Atemwege von Sekreten zu »reinigen«. Dabei ist das Husten ein komplexer und energieaufwendiger Vorgang des Atemapparates, der durch die Muskulatur des Kehlkopfes und des Rumpfes sowie durch die Bauchmuskulatur bewerkstelligt wird. Bei der ALS können sämtliche dieser Muskeln in ihrer Funktion beeinträchtigt und damit die Hustenfunktion reduziert werden. Bei einer Einschränkung des Hustenstoßes kann das Gerät des »Hustenassistenten« eingesetzt werden, um mehrfach am Tag (mithilfe des Gerätes) einen Hustenstoß zu erzeugen. Die Maskenbeatmung und der Hustenassistent gelten als nicht-invasive Methoden der Atemhilfe. In bestimmten Konstellationen, insbesondere, wenn die Unterstützung durch die nicht-invasiven Atemhilfen nicht ausreichend ist, kommt eine invasive Beatmung über die operative Anlage einer Luftröhrenöffnung (Tracheostoma) und Beatmung (mechanische Ventilation) über eine Trachealkanüle infrage. Neben der medizintechnischen Unterstützung durch eine Maskenbeatmung, einen Hustenassistenten oder eine mechanische Ventilation stehen auch Medikamente zur Verfügung, um Symptome der Atemanstrengung zu lindern (palliativmedizinische Behandlung). Die individuelle Abwägung der geeigneten Behandlungs- und Unterstützungsverfahren gehört zu den zentralen Themen in Ambulanzen, Praxen und Kliniken, die sich auf die Versorgung von Menschen mit ALS spezialisiert haben.

231   Was ist eine Maskenbeatmung?

Bei einer Schwäche der Atemmuskulatur und verminderter Atemleistung (Hypoventilation) kann das Atmungsdefizit durch eine Atemhilfe ausgeglichen werden, die als »Maskenbeatmung« bezeichnet wird. Bei dieser Form der Atemhilfe trägt der Patient eine Atemmaske über der Nase (Nasenmaske), dem Mund (Mundmaske) oder über Nase und Mund (Vollgesichtsmaske). Die Maske ist durch breitere Gummibänder am Kopf befestigt. Die Beatmungsmaske ist über einem Beatmungsschlauch mit einem Beatmungsgerät verbunden, das reguläre Luft (ohne Sauerstoffanreicherung) komprimiert und mit einem Überdruck über den Schlauch und die Atemmaske in die Lunge befördert. Mit dieser »Überdruckbeatmung« kann die geschwächte Atemmuskulatur entlastet werden. Die Maskenbeatmung wird zumeist über Nacht eingesetzt. Insbesondere in den liegenden Positionen ist die Atemarbeit für den menschlichen Körper erschwert, sodass eine Entlastung durch die Maskenbeatmung in dieser Phase besonders effektiv ist. Studien zum medizinischen Nutzen der Maskenbeatmung bei der ALS konnten einen positiven Effekt auf die Lebensqualität und das Überleben zeigen, wenn die Maskenbeatmung mindestens acht Stunden pro Tag erfolgt. Daher ist grundsätzlich eine Anwendung der Maskenbeatmung über die gesamte Zeit der Nachtruhe anzustreben. Im Einzelfall ist auch die zusätzliche Anwendung der

Maskenbeatmung im Tagesverlauf möglich. Grundsätzlich ist eine möglichst lange Anwendung der Maskenbeatmung anzustreben, um eine mehrstündige und effektive Entlastung der Atemmuskulatur anzustreben. Die Atemschwäche ist als Überforderung (und Überlastung) der Atemmuskulatur zu betrachten. Die Maskenbeatmung bietet in dieser Situation eine mehrstündige Entlastung und die Möglichkeit einer Erholung der überforderten Atemmuskulatur.

232 Was bedeutet »NIV«?

Die Abkürzung »NIV« steht für nicht-invasive Ventilation. Sie ist eine Form der Atemhilfe, um eine Atemschwäche auszugleichen. Die NIV wird in Form einer »Maskenbeatmung« durchgeführt. NIV und Maskenbeatmung stellen unterschiedliche Begriffe für die gleiche Methode der Atemhilfe dar.

233 Wann ist eine Maskenbeatmung notwendig und sinnvoll?

Eine Maskenbeatmung kann erforderlich werden, wenn die ALS zu einer Atemschwäche geführt hat. Dabei sind grundsätzlich zwei Gründe für die Einleitung einer Maskenbeatmung zu unterscheiden: Das Auftreten von Symptomen (insbesondere einer Atemanstrengung) oder der Nachweis einer Atemschwäche durch spezielle Messungen (Vitalkapazität, ▶ Frage 227). Bei der Mehrheit der Patienten kommen beide Gründe für eine Maskenbeatmung zusammen (Symptome und abweichende Messwerte). Eine Beatmung kann aber auch dann notwendig werden, wenn Symptome vorliegen und die Messwerte noch im Normbereich liegen (z. B. bei einer Atemanstrengung in der Situation einer Belastung, obwohl die Vitalkapazität sich im Grenzbereich befindet und die Blutgasanalyse keine Auffälligkeiten aufweist). Umgekehrt kann die Beatmungstherapie medizinisch sinnvoll sein, wenn die Messung der Vitalkapazität eine reduzierte Atemleistung aufweist, obwohl keine Symptome vorliegen (kein subjektives Empfinden einer Atemanstrengung). Häufige Symptome, die auf eine Atemschwäche hinweisen können, sind die Atemanstrengung bei Belastung (Beatmungsdyspnoe) oder im Liegen (Orthopnoe) sowie eine Atemanstrengung in Ruhe (Ruhedyspnoe). Andere Symptome einer Atemfunktionsstörung können Tagesmüdigkeit, Abgeschlagenheit, Appetitverlust und Herabgestimmtheit sein. Allerdings können diese Symptome auch unabhängig von einer Atemfunktionsstörung entstehen. Die Interpretation der Symptome im Zusammenhang mit einer Atemschwäche ist durch Ärzte möglich, die mit den Symptomen der ALS vertraut sind. Bei der Bewertung von Symptomen ist der neurologische Untersuchungsbefund (insbesondere von Rumpfinstabilität und Schwäche der Atemmuskulatur) sowie verschiedener Messwerte zu berücksichtigen. Messparameter zur Bewertung der Atemfunktion sind die Vitalkapazität, der Hustenstoß und die Blutgasanalyse (BGA) sowie die nächtliche Messung des Sauerstoff- und Kohlendioxidgehaltes im Blut (Kapnometrie). Die BGA und Kapnometrie wird zumeist in spezialisierten Beatmungszentren und während einer stationären Diagnostik realisiert. Für die Ersteinschätzung der Notwendigkeit für eine Beatmungstherapie ist (neben den Symptomen) die Vitalkapazität von entscheidender Bedeutung. Die Verminderung der Vitalkapazität unter 70 % stellt der Anlass für die Entscheidungsfindung (und weitere Diagnostik) für die Anpassung einer Maskenbeatmung dar. Bei einer Blutgasanalyse, die am Tage durchgeführt wird, stellt eine Kohlendioxidkonzentration von 45 mm Hg ein Kriterium für eine Hypoventilation (▶ Frage 226) dar. In der nächtlichen Kapnometrie (kontinuierliche Messung der Kohlendioxidkonzentration durch die Haut) beträgt der entsprechende Grenzwert 50 mm Hg. Insgesamt ist die Entscheidung einer Maskenbeatmung von verschiedenen Faktoren abhängig, die miteinander abgewogen und im Arzt-Patienten-Dialog erörtert werden.

234 Wie und wo erfolgt die Anpassung einer Maskenbeatmung?

Die Maskenbeatmung wird zumeist während eines Krankenhausaufenthaltes angepasst. Die Krankenhausbehandlung dauert etwa sieben bis zehn Tage. Eine Verlängerung der Krankenhausbehandlung darüber hinaus ist auch möglich, wenn die Anpassung der Maskenbeatmung komplexer ist. Wenige Kliniken in Deutschland haben sich auf die Anpassung der Maskenbeatmung von ALS-Patienten spezialisiert. Dabei kann es sich um Lungenkliniken handeln, die (neben der Expertise für Lungenerkrankungen) sich auf dem Gebiet der Neurologie (insbesondere der neuromuskulären Erkrankungen einschließlich ALS) spezialisiert haben. Andererseits sind auch neurologische Kliniken entstanden, die (neben der neurologischen Expertise) einen Kompetenzschwerpunkt bei der Beatmungsmedizin entwickelt haben. In anderen Kliniken sind Schlafmediziner tätig (zumeist in einer Kooperation zwischen Fachärzten für Neurologie und Innere Medizin), die über ihre Grunderfahrung bei der Behandlung der Schlafapnoe (die ebenfalls mit einer Maskenbeatmung behandelt wird) einen fachlichen Zugang zur Beatmungsmedizin gefunden haben. Daher können, je nach Region und Klinik, unterschiedliche Spezialisten (Neurologen, Pneumologen oder Schlafmediziner) die Anpassung der Maskenbeatmung vornehmen. Der Ort der Anpassung kann ebenfalls sehr unterschiedlich sein: In einem Schlaflabor, auf einer spezialisierten »Beatmungsstation«, auf einer Überwachungs- oder Intensivstation, in einer neurologischen Abteilung oder in einer Rehabilitationsklinik. Während des Krankenhausaufenthaltes wird die Anpassung durch Atmungstherapeuten (spezialisierte Pflegefachkräfte mit einer Zusatzausbildung im Bereich der Beatmungsmedizin) sowie durch Fachärzte vorgenommen. Dabei wird eine Maske ausgewählt, die für die Nasen-, Mund- und Kopfgröße geeignet ist. Die Maske ist über ein Schlauchsystem mit einem Beatmungsgerät verbunden, an dem individuelle Beatmungsparameter eingestellt werden. Mit einer Grundeinstellung, die sich bereits in der Atmungsfunktionsstörung den körperlichen Gegebenheiten orientiert, wird die Maske zur Nacht angelegt. Während des Nachtschlafes werden verschiedene Beatmungsparameter überwacht (Atemfrequenz, Sauerstoffsättigung und Kohlendioxidkonzentration). In Abhängigkeit von den genannten Beatmungsparametern und dem subjektiven Erleben der Beatmung durch die Patienten (Entlastung von der Atemanstrengung sowie mögliche »Nebenwirkungen« der Maske) werden die Beatmungsparameter in der folgenden Nacht weiter verändert und angepasst (»Adaptation«). Mit jeder Nacht werden schrittweise die Parameter soweit adaptiert, dass ein optimales Gleichgewicht zwischen einer wirksamen Behandlung (mit ausreichenden Beatmungsdrücken) und einer möglichst geringen Belastung des Patienten durch die Maskenbeatmung entsteht. Dieser Anpassungsprozess ist mit der Suche der geeigneten Dosis eines Medikamentes vergleichbar, bei dem ebenfalls die geeignete Dosis gefunden werden muss, die eine optimale Wirkung mit möglichst geringen Nebenwirkungen (oder sogar ohne jegliche Nebenwirkungen) ermöglicht. Auch bei der Maskenbeatmung muss die geeignete »Dosis« der Beatmungsmedizin gefunden werden. Daher ist der Zeitraum der Maskenanpassung vor der Krankenhausaufnahme nicht genau planbar. Im Einzelfall kann die Anpassung schneller (oder eben auch langsamer) als geplant gelingen. Daher sollte bereits vor der stationären Aufnahme ein zeitlicher Spielraum eingeplant und eine gewisse »Geduld« mitgebracht werden.

235 Welcher Nutzen ist von einer Maskenbeatmung zu erwarten?

Eine Maskenbeatmung wird initiiert, wenn Symptome der Atemschwäche entstehen oder Messparameter darauf hindeuten, dass eine Atemfunktionsstörung vorliegt. Die Erwartung an die Maskenbeatmung ist davon abhängig, welcher dieser beiden Ausgangspunkte vorliegt. Bei belastenden Symptomen der Atemanstrengung ist zu erwarten, dass durch die Anpassung der Atemmaske eine Linderung der Symptome erreicht wird. Durch die nächtliche Maskenbeatmung wird eine Entlastung der Atemmuskulatur bewirkt, sodass während des Tages ein Erholungseffekt und eine erleichterte Atmung spürbar ist. Eine andere Wirkung der Maskenbeatmung entsteht in der liegenden Position oder im Schlaf. Das Atmen im Liegen kann erschwert sein (Orthopnoe) und das Tragen der Maske als unmittelbare Erleichterung erlebt werden. Durch die Verbesserung des Schlafes (mit einem verbesserten Gasaustausch sowie einer verminderten Kohlendioxidkonzentration im Blut) kann eine Tagesmüdigkeit abgebaut und ein »erfrischender Effekt« des Nachtschlafes wiederhergestellt werden. Weitere positive Effekte der Maskenbeatmung können eine verminderte bronchiale Schleimbildung beinhalten: Durch die verbesserte Belüftung der Atemwege und Entfaltung des Lungengewebes durch die Überdruckbeatmung kann ein Sekretverhalt in den Bronchien wieder reduziert werden. Diese Wirkung ist auch beim Einsatz eines Hustenassistenten zu erwarten. Bei Patienten, die eine Maskenbeatmung aufgrund von reduzierten Atmungsparametern beginnen (Vitalkapazität unter 70 %) und keine subjektiven Symptome aufweisen, ist dennoch ein positiver Effekt der Beatmungstherapie zu erwarten. In dieser Konstellation ist die Wirkung prophylaktisch zu verstehen. Durch den frühzeitigen Einsatz einer Maskenbeatmung können die unerwünschten Effekte der Minderbeatmung (fehlende Entfaltung des Lungengewebes, Anreicherung bronchialer Sekrete; Verminderung des Gasaustausches und Anreicherung von Kohlendioxid) verhindert oder reduziert werden. Aus klinischen Studien zur Maskenbeatmung ist bekannt, dass ein frühzeitiger und konsequenter Einsatz einer Maskenbeatmung mit einer verbesserten Prognose (Lebenszeit und Lebensqualität) verbunden ist. Diese positiven Auswirkungen der Maskenbeatmung sollten auch für Patienten, die keine Symptome der Atemfunktionsstörung erleben, eine »Motivation« darstellen, kontinuierlich und ausreichend (idealerweise mehr als acht Stunden pro Tag) die Maskenbeatmung einzusetzen.

236 Wie viele Stunden pro Tag ist eine Maskenbeatmung erforderlich?

In den bisherigen Studien zur Wirksamkeit der Maskenbeatmung bei der ALS zeigte sich eine positive Wirkung der Beatmungstherapie, wenn die Maske mindestens acht Stunden pro Tag (24 Stunden) eingesetzt wird. Bevorzugt sollte die Maske während der gesamten Dauer des Nachtschlafes getragen werden. Erfahrungsgemäß ist die Einhaltung dieser Beatmungszeit nicht immer praktikabel, sodass eine geringere Beatmungszeit entsteht. Auch bei Unterschreitung der Beatmungszeit von acht Stunden pro 24 Stunden ist von einer positiven Wirkung der Behandlung auszugehen. Wahrscheinlich besteht eine »Dosis-Wirkung«-Beziehung: Auch eine geringere »Dosis« der Beatmung hat einen therapeutischen Effekt, der jedoch im Vergleich zu einer längeren Beatmung geringer ist. Eine weitere Orientierung für die Festlegung der Beatmungszeit ist das subjektive Erleben einer Atemanstrengung. Bei Vorhandensein einer Atemanstrengung (Dyspnoe) sollte die Anwendung der Maske ausgedehnt werden. Zum Erreichen einer Entlastung von Atemanstrengung kann die Maskenbeatmung auch während des Tages eingesetzt werden. Eine Obergrenze für die Maskenbeatmung besteht nicht. Prinzipiell könnte die Maskenbeatmung, wenn es zur Linderung von Atemanstrengung erforderlich ist, kontinuierlich eingesetzt werden. Allerdings ist die anhaltende Anwendung der Maskenbeatmung bei vielen Patienten mit Belastungen verbunden, die eine dauerhafte Anwendung verhindern.

237 Welche Belastungen der Maskenbeatmung sollten abgewogen werden?

Eine Maskenbeatmung kann mit verschiedenen Belastungen verbunden sein (Verminderung der Patientenautonomie, Erhöhung der pflegerischen Aufwendungen, Fremdkörpergefühl durch Atemmaske, Krankenhausaufenthalt zur Anpassung von Atemmaske oder Hustenassistenz). Die potenziellen oder tatsächlichen Belastungen durch eine Beatmungstherapie werden vom Patienten gegenüber den Vorteilen der Beatmung abgewogen. Bei einem Überwiegen der Belastungen gegenüber den erzielbaren Vorteilen ist der Verzicht auf eine Beatmungsversorgung gerechtfertigt und möglich (Zurückhaltung von Beatmungstherapie). In diesem

Fall können Medikamente genutzt werden, die eine Linderung der Atemanstrengung oder der Atemwegverengung ermöglichen. Die Abschirmung von belastenden Symptomen durch geeignete Medikamente wird als »Palliation« bezeichnet.

238 Kann eine Maskenbeatmung von Nachteil sein?

Eine schädliche Wirkung der Maskenbeatmung ist nicht bekannt. Ganz im Gegenteil: Die Anwendung einer Maskenbeatmung von acht Stunden (und darüber hinaus) ist mit einer verbesserten Prognose (Verlängerung der Lebenszeit) und einer erhöhten Lebensqualität (wahrscheinlich durch Verminderung der Atemanstrengung) verbunden. Die Sorge, dass durch die Verwendung der Atemmaske eine weitere Schwäche der Atemmuskulatur erreicht wird, ist nicht begründet. Erst eine vollständige Übernahme der Atmung durch ein Gerät über mehrere Tage würde zu einer Inaktivität der eigenen Atemmuskulatur führen. Dieses Phänomen ist bei Patienten in einem »künstlichen Koma« und einer mechanischen Beatmung bekannt. Die bei der ALS durchgeführte Maskenbeatmung ist davon unterschiedlich, sodass die aus der Intensivmedizin bekannte Problematik durch die nicht-invasive Beatmung nicht entsteht. Im Gegenteil: Durch die stundenweise Entlastung der Atemmuskulatur von einem Teil der Atemarbeit wird eine zwischenzeitliche Erholung und Stärkung der Atemmuskulatur ermöglicht.

239 Was sind die möglichen Schwierigkeiten einer Maskenbeatmung?

Bei der Maskenbeatmung gelangt komprimierte Luft über eine Maske (die über der Nase oder dem Mund liegt) durch den Schlund in die Atemwege. Bei der ALS kann der Übergang der Luft von der Maske in die Atemwege durch eine Verengung des Schlundes schwierig sein. Ein möglicher Hinderungsgrund ist die mögliche Schwäche (Parese) oder Steifigkeit (Spastik) der Zungen- und Schlundmuskulatur, die als Bulbärsymptomatik bezeichnet wird. Das Bulbärsyndrom ist die Hauptschwierigkeit zur Anpassung einer Beatmungsmaske. Durch die Lähmung der Zunge, des Gaumens und des Schlundes kann der Luftstrom so eingeschränkt sein, dass eine Maskenbeatmung nicht möglich oder mit verminderter Wirksamkeit verbunden ist. Eine weitere Schwierigkeit entsteht durch die Ansammlung von Speichel im Rachenraum oder im Schlund, die ebenfalls durch eine Störung der Schluckfunktion entsteht. Die Verminderung von Sekreten im Mund- und Rachenraum – und damit die Vorrausetzung für eine Maskenbeatmung – kann bei einem Teil der Betroffenen durch spezifische Medikamente erreicht werden. Bei Patienten mit einer hochgradigen Sprechstörung oder sogar dem Verlust der Sprechfunktion sowie bei Betroffenen mit einer hochgradigen Schluckstörung besteht eine größere Wahrscheinlichkeit, dass die Anpassung einer Beatmungsmaske mit methodischen Schwierigkeiten verbunden oder nicht möglich ist. Daher sollte bei einer Sprech- und Schluckstörung eine besonders frühe Anpassung der Beatmungsmaske angestrebt werden. In Beatmungszentren, die sich auf die Behandlung von Menschen mit ALS spezialisiert haben, liegt eine besondere Expertise vor, um eine Maskenbeatmung trotz eines Bulbärsyndroms (Schwäche der Zungen-, Gaumen- und Schlundmuskulatur) zu bewerkstelligen. Sollte die Anpassung einer Maskenbeatmung nicht möglich sein, ist eine grundsätzliche Entscheidung über Behandlungsalternativen zu treffen. In bestimmten Konstellationen sind ein Luftröhrenschnitt und die Atmung über eine Trachealkanüle geeignet (invasive Beatmung, ▶ Frage 248). Diese Versorgung beginnt mit einer intensivmedizinischen Behandlung im Krankenhaus und wird außerhalb der Klinik (in einer geeigneten Pflegeeinrichtung oder zuhause) fortgeführt. Falls eine Maskenbeatmung oder invasive Beatmung durch einen Luftröhrenschnitt nicht möglich oder nicht geeignet ist, stehen Medikamente zur Reduktion der Atemanstrengung zur Verfügung (palliative Medikamente, ▶ Frage 259). Eine Atemfunktionsstörung kann auch ohne Symptome verlaufen. In diesem Fall kann auf die Gabe von Medikamenten verzichtet und der »natürliche« Krankheitsverlauf akzeptiert werden. Weitere Schwierigkeiten der Maskenbeatmung können entstehen, wenn die Atemfunktionsstörung fortschreitet und die Maskenbeatmung nicht mehr ausreicht, um das Atemdefizit zu kompensieren. Auch an dieser Stelle entsteht eine »Weggabelung«, die zwischen einer intensivmedizinischen Behandlung (mit Luftröhrenschnitt) und einer palliativmedizinischen Behandlung besteht. Bei der Mehrheit der Betroffenen ist eine palliativmedizinische Behandlung die geeignete Versorgung, um die individuellen Vorstellungen der Patienten zu realisieren und weitere Belastungen abzuwenden.

240 Wie lange kann eine Maskenbeatmung durchgeführt werden?

Die Maskenbeatmung wird begonnen, wenn eine Atemanstrengung (Dyspnoe) vorliegt oder Atmungstests eine Abnahme der Atmungsleistung (Vitalkapazität unter 70 %) anzeigen. Die Maskenbeatmung wird bei Beginn mit acht Stunden pro 24 Stunden eingesetzt und kann bei Fortschreiten der Erkrankung in der Dauer der täglichen Beatmung erhöht werden. Wenn notwendig, kann die Maskenbeatmung über den gesamten Tag ausgedehnt werden. Kritisch sind zwei Faktoren: Die erste Begrenzung liegt bei möglichen Druckstellen (Dekubitus), die auf der Haut, insbesondere auf der Nase und den Wangenknochen, bei einer dauerhaften Anwendung der Maske entstehen können. Um eine effektive Beatmung zu ermöglichen, muss die Maske recht fest (durch Gummibänder) über die Nase, über den Mund oder über das gesamte Gesicht gezogen werden. Durch den dauerhaften Druck kann eine Hautschädigung entstehen. Das Risiko eines Dekubitus wird durch die Wärme und Feuchtigkeit unterstützt, die zwischen Haut und dem anliegenden Kunststoff der Maske entsteht. Zur Vermeidung von Hautläsionen wäre demzufolge eine zwischenzeitliche Abnahme der Maske zu empfehlen. Weiterhin kann das Risiko für die Ausbildung eines Dekubitus durch die Anfertigung einer Individualmaske (Modellierung der Atmungsmaske nach einem individuellen Abdruck des Gesichtes) erreicht werden. Eine zweite Be-

grenzung für die Maskenbeatmung liegt in der Leistungsfähigkeit der Beatmungs-
methode. Die Maskenbeatmung ist, im Gegensatz zur invasiven Beatmung über
ein Tracheostoma, nicht in der Lage, die Atemfunktion des Körpers vollständig
zu übernehmen. Wenn die Maskenbeatmung an ihre methodischen Grenzen
kommt, wird eine Grundsatzentscheidung notwendig: zwischen der Anlage eines
Tracheostomas und Einleitung einer invasiven Beatmung einerseits oder der alternativen palliativmedizinischen Versorgung andererseits, bei der die Linderung
belastender Symptome (insbesondere einer Atemanstrengung) durch palliative
Medikamente im Vordergrund steht. Bei 85–95 % aller Patienten in Deutschland
(mit regionalen Unterschieden) wird eine palliativmedizinische Behandlung
durchgeführt. Die invasive Beatmung über einen Luftröhrenschnitt (Tracheostoma, ▶ Frage 248) ist bei einem Teil der Betroffenen die geeignete Versorgungs-
form. Die Grundsatzentscheidung zwischen invasiver oder palliativer Behandlung sollte in einem längerfristigen Beratungs- und Entscheidungsprozess in
einem Arzt-, Patientendialog vorbereitet, getroffen und dokumentiert werden
(▶ Frage 263, ▶ Frage 264).

241   Welche Nebenwirkungen hat die Maskenbeatmung?

Die Maskenbeatmung ist grundsätzlich gut verträglich. Bei einem Teil der Patienten, die eine Maskenbeatmung anwenden, kann es zu Belastungen und »Nebenwirkungen« der Beatmungstherapie kommen. Die Belastungen der Maskenbeatmung beginnen bei der Geräteanwendung an sich. Die Notwendigkeit und
»Verpflichtung« der täglichen Maskenanwendung kann als Eingriff in den Alltag
verstanden werden. Mit dieser Betrachtung kann die Einhaltung des »Beatmungs-
regimes« der täglichen, möglichst achtstündigen Anwendung der Maske als Einschränkung der Patientenautonomie angesehen werden. Eine weitere Belastung
kann die Maske als Fremdkörper erlebt werden. Die Maske wird mit einem sanften Druck (durch breite Gummibänder) über der Nase oder dem Mund befestigt. Diese Fixierung kann als Einschränkung der Bewegungsfreiheit wahrgenommen werden. Die Maske kann bei Patienten mit Einschränkungen der
Hand- und Armfunktion nicht selbständig auf- und abgesetzt werden. Diese Notwendigkeit der Fremdhilfe kann als weitere Einschränkung der Patientenautonomie wahrgenommen werden. Durch das Tragen der Maske über der Nase, dem
Mund oder dem gesamten Gesicht wird das Sprechen verändert oder eingeschränkt. Die Verminderung der Kommunikationsfähigkeit während der Maskenanwendung ist ebenfalls zu beachten. Das Beatmungsgerät beinhaltet einen
Kompressor, der elektrisch und weitgehend geräuschlos betrieben wird. Jedoch
ist der vom Gerät erzeugte Luftstrom mit Geräuschen verbunden, die für den Patienten und Angehörige im unmittelbaren Umfeld als störend oder zumindest
gewöhnungsbedürftig wahrgenommen werden. In dieser Konstellation kann die
Nutzung von getrennten Schlafzimmern erforderlich und als Eingriff der Maskenbeatmung in das tägliche Leben verstanden werden. Wenn die Maske nicht
ausreichend fest über Nase und Mund befestigt ist, kann es zu einem Luftstrom
zwischen Haut und Maske kommen. Dieses »Luftleck« (»Leakage«) erzeugt Ge-

räusche oder Missempfindungen. So kann das Entweichen der Luft nach oben zu einem Luftstrom über die Wimpern führen und häufigeres Zwinkern auslösen. Auch ohne Leckbildung kann der reguläre Luftstrom der Maskenbeatmung zu einer Mundtrockenheit oder Reizung der Nasen- und Rachenräume führen. In bestimmten Beatmungssituationen (insbesondere, wenn hohe Beatmungsdrücke notwendig sind) kann ein Teil des Luftstroms nicht in die Luftröhre, sondern in die benachbarte Speiseröhre und von dort aus in den Magen gelangen. Das Eindringen von Beatmungsluft in den Magen wird als »Aerophagie« (»geschluckte Luft«) bezeichnet. Die Aerophagie wird zumeist als belastend erlebt, da mit dem Entstehen einer Luftblase im Magen ein Völlegefühl bis hin zu einem Druckschmerz erlebt werden kann. Weiterhin entsteht ein »Aufstoßen« (Reflux) von Luft aus dem Magen über die Speiseröhre wieder zurück in den Rachenraum. Die Aerophagie erfordert eine Umstellung der Beatmungsparameter und Anpassung der Maskenbeatmung. Mehrere der genannten Belastungen und Nebenwirkungen der Maskenbeatmung können durch Anpassungen oder Umstellung der Beatmung verhindert oder reduziert werden. Die Optimierung der Beatmung – ein Gleichgewicht zwischen wirksamen Beatmungsparametern und möglichst geringen Belastungen – steht im Mittelpunkt eines Anpassungsprozesses, der als Adaptation der Maskenbeatmung bezeichnet wird. Die Adaptation der Maskenbeatmung kann anspruchsvoll sein und erfordert zumeist die Aufnahme in ein »Schlaflabor« (da die Maske für die nächtliche Anwendung angepasst wird) oder in einer anderen Abteilung eines Krankenhauses, die sich auf die Anpassung von Maskenbeatmung spezialisiert hat. Trotz der Vielzahl der genannten potenziellen Nebenwirkungen und Belastungen der Maskenbeatmung wird diese Beatmung von der Mehrheit der Betroffenen gut toleriert, sodass zumeist die positiven Seiten der Beatmungstherapie (Entlastung von Atemanstrengung und Verbesserung der Krankheitsprognose) die negativen Aspekte der Maskenbeatmung (die bei einem Teil der Betroffenen und nicht bei allen Anwendern zum Tragen kommen) überwiegen.

242   Kann ich auf eine Maskenbeatmung verzichten?

Die Maskenbeatmung dient einer Verminderung der Atemanstrengung (Dyspnoe) und der Entlastung der Atemmuskulatur, wenn die ALS zu einer Schwäche der Atmung und zu einer Atemfunktionsstörung geführt hat. Daher ist die Maskenbeatmung eine wichtige Behandlungsmöglichkeit, die sich in Studien als vorteilhaft gezeigt und in der Praxis bewährt hat. Trotz dieser Vorteile kann die Maskenbeatmung mit Belastungen und »Nebenwirkungen« verbunden sein. Die Abwägung zwischen den zu erwartenden Vorteilen und den Belastungen in der Therapie ist individuell sehr unterschiedlich. Im Ergebnis der Abwägung kann auch der Verzicht auf eine Maskenbeatmung (und jegliche Form der Beatmungstherapie) stehen (▶ Frage 263). Der Verzicht auf eine Maskenbeatmung kann auch aus sozialen Gründen erfolgen. Bereits die Notwendigkeit einer stationären Behandlung zur Anpassung der Maskenbeatmung kann ein hinreichender Grund sein, auf eine Maskenbeatmung zu verzichten. Auch die Störung des Schlafes von Angehörigen (die im gleichen Raum schlafen) durch die Gerätenutzung (Hantierung der Maske und Geräuschbildung) kann eine soziale Begründung sein, auf eine Beatmungstherapie zu verzichten. Eine weitere grundsätzliche Überlegung betrifft die Lebensverlängerung durch die Maskenbeatmung. Ein Teil der Betroffenen strebt keine Lebensverlängerung an, da die Belastungen durch die Erkrankung als nicht akzeptabel betrachtet werden. In der Konsequenz wird auf die Maskenbeatmung bewusst verzichtet, um eine Lebensverlängerung abzuwenden. Die Zurückhaltung von lebensverlängernden Maßnahmen, einschließlich der Maskenbeatmung, wird als Therapiebegrenzung betrachtet, die in Deutschland rechtlich möglich und medizinethisch positiv bewertet wird. Der Verzicht auf eine Maskenbeatmung, auch wenn dadurch die verbleibende Lebenszeit verkürzt wird, ist ein wesentliches Element der Selbstbestimmung und Patientenautonomie. Der Verzicht auf eine Maskenbeatmung kann mit einer erhöhten Atemanstrengung verbunden sein. In dieser Situation ist eine palliative Unterstützung mit Medikamenten möglich (insbesondere mit Benzodiazepinen und Morphinen), um die Symptome abzuwenden oder zu lindern.

243 Was bedeuten »Sekretverhalt« und »Sekretmanagement«?

Die ALS führt durch eine Schwäche (Parese) oder Steifigkeit (Spastik) der Atemmuskulatur zu einer reduzierten Atemleistung (Hypoventilation). Eine bekannte Folge der Hypoventilation ist die verminderte Belüftung des Lungengewebes und die Einschränkung im Gasaustausch (Abgabe von Kohlendioxid und Aufnahme von Sauerstoff). Eine weitere Folge der Atemschwäche ist weniger bekannt, aber ebenso relevant: Die Anreicherung von Bronchialsekret. Im gesunden Bronchialsystem wird stets ein feines Sekret gebildet, das der Anfeuchtung der Atemluft und dem Abtransport von eingeatmetem Staub dient. Das gebildete Bronchialsekret wird aus den feinen Verästelungen der Bronchien in Richtung der Hauptbronchien und von dort zur Luftröhre und dem Kehlkopf transportiert. Wenn das Bronchialsekret dort eintrifft, wird es unbemerkt am Kehlkopf in die Speiseröhre »umgelenkt« und verschluckt. Dieser Transportprozess des Bronchialsekretes setzt eine ausreichende Belüftung der Lunge und bestimmte Druckverhältnisse voraus (Exspirationsdruck). Bei der ALS ist nicht nur das Einatmen, sondern auch die Ausatmung und damit der Aufbau eines notwendigen Exspirationsdruckes reduziert. Die Konsequenz der eingeschränkten Ausatmung besteht in einem verringerten Transport des Bronchialsekrets und seiner Anreicherung im Bronchialsystem, die als »Sekretverhalt« bezeichnet wird. Mit der Anreicherung des Sekrets werden die Atemwege verengt und die (ohnehin bereits geschwächte) Atmung erschwert. Bei einer vollständigen Verlegung von einer Bronchie wird der Luftstrom in das Bronchialsegment unterbrochen und der dahinterliegende Bereich des Lungengewebes vom Gasaustausch ausgeschlossen (Atelektase). Neben der erhöhten Atemanstrengung und Verringerung des Gasaustausches ist der Sekretverhalt mit einem erhöhten Infektionsrisiko verbunden. Das Sekret dient als »Nährboden« für bakterielle und virale Erreger. Der Sekretverhalt ist damit mit dem Risiko einer Bronchitis (Entzündung der Bronchien) oder einer Pneumonie (Lungenentzündung) verbunden. Aufgrund seiner verschiedenen ungünstigen Auswirkungen ist eine effektive Entfernung des Bronchialsekrets eines der wichtigsten Behandlungsziele bei der ALS. Die Gesamtheit der Maßnahmen, die der Vermeidung und Entfernung von überschüssigem Bronchialsekret dient, wird als »Sekretmanagement« bezeichnet. Die wichtigste Methode zur Entfernung von Bronchialsekret ist der »Hustenassistent« (Mechanischer Insufflator-Exsufflator, MIE). Durch die mehrfach tägliche Anwendung des Hustenassistenten wird ein »künstliches Husten« produziert, das der Entfernung von Bronchialsekret dient und den ungünstigen Folgen des Sekretverhalts (Atemanstrengung, Minderbelüftung, Infektionsrisiko) entgegenwirkt. Neben dem Hustenassistenten ist die Maskenbeatmung eine weitere Behandlung, die dem Sekretverhalt entgegenwirkt. Mit der Beatmungstherapie wird die Belüftung der Lungen und der Abtransport des bronchialen Sekretes unterstützt. Die Maskenbeatmung befördert in erster Linie die Einatmung (Inspiration), während der Hustenassistent beide Komponenten der Atmung, die Einatmung (Inspiration) und Ausatmung (Exspiration) betrifft. Die Einschränkung des Hustenassistenten liegt jedoch darin, dass die Anwendung auf wenige Ein- und Ausatemvorgänge beschränkt ist, während die Maskenbeatmung über mehrere Stunden angewendet werden kann. Daher ist die Kombination von beiden Behandlungsmethoden, einer Maskenbeatmung mit täglicher Anwendung des Hustenassistenten das wirksamste »Sekretmanagement«.

244   Was bedeutet »Hustendefizienz«?

Die ALS kann zu einer Beeinträchtigung der Atemmuskulatur führen. Damit kann auch eine Schwäche des Hustens verbunden sein. Die Hustenschwäche wird als »Hustendefizienz« bezeichnet. Das wirksame Abhusten ist insbesondere bei bronchialen Infekten (Bronchitis) wichtig, da Infekte der oberen Atemwege mit einer starken Bildung von Bronchialsekreten verbunden sind. Die Sekrete sollten durch ein wirksames Husten möglichst schnell und vollständig entfernt werden, um eine Verlegung der Atemwege (Atemanstrengung) zu reduzieren und eine Besiedlung des Sekretes durch Bakterien (Risiko einer bakteriellen Bronchitis oder Herausbildung einer Lungenentzündung) zu vermeiden. Eine weitere Notwendigkeit des Hustens entsteht nach einem Verschlucken von Sekreten oder Nahrungsresten. Das Verschlucken (Aspiration) kann bei der ALS gehäuft vorkommen, wenn eine Bulbärsymptomatik (Betroffenheit der Zungen-, Schlund- und Kehlkopfmuskulatur) vorliegt. Beim Verschlucken von Sekreten und Nahrungsbestandteilen ist ein Husten notwendig, um die Atemwege wieder zu »befreien«. Auch außerhalb von bronchialen Infekten und einem Verschlucken nimmt das Husten eine wichtige Rolle ein, um bronchiale Sekrete zu transportieren und die Atemwege freizuhalten. Die Hustendefizienz zeigt sich in einer Verminderung des »Hustenstoßes«: In der neurologischen Untersuchung werden Patienten gebeten, kräftig zu husten. Bei dieser Übung ist bereits erkenn- und hörbar, wenn eine Verminderung der Hustenleistung vorliegt. Wesentlich genauer ist die Bestimmung der Husteneffektivität durch die Messung des Luftstroms beim Abhusten (englisch: *Peak Cough Flow, PCF*). Ein weiterer Hinweis auf eine mögliche Hustendefizienz entsteht durch die Berichte der Betroffenen selbst: Einige Patienten bemerken von sich aus, dass ein wirksames Abhusten erschwert wird. Die Feststellung einer Hustendefizienz gelingt damit über drei Informationen: Das subjektive Erleben durch den Patienten, die körperliche Untersuchung des Hustenstoßes sowie die Messung des PCF-Wertes.

245   Was ist ein Hustenassistent?

Ein Hustenassistent (mechanischer Insufflator-Exsufflator, »MIE«) ist ein medizinisches Gerät, das Luft komprimieren und mit erhöhtem Druck bewegen kann. Mit dem Gerät kann ein »künstlicher« Hustenstoß produziert werden. Dem Patienten wird von einem Angehörigen oder Therapeuten eine Maske aufgesetzt, die mit dem Hustenassistenten in Verbindung steht. Durch einen Knopfdruck wird durch das Gerät ein schneller Luftstrom ausgelöst, der über die Maske in die Bronchien und die Lunge gelangt (entspricht einem tiefen Einatmen). Nach wenigen Augenblicken wird die Luft mit einer hohen Geschwindigkeit wieder abgesaugt (entspricht dem Ausatmen). Wie bei einem Hustenstoß werden die Sekrete der Bronchien mobilisiert und nach außen gebracht.

246   Welche Bedeutung hat ein Hustenassistent in der ALS-Behandlung?

Hustenassistenten (genannt: Mechanischer Insufflator-Exsufflator, MIE) wurde bereits in den 1990er Jahren etabliert. Ihre Bedeutung zur Behandlung der ALS wird, trotz der längeren Verfügbarkeit, noch unterschätzt. Die Anwendung eines Hustenassistenten ist die wichtigste Behandlungsmaßnahme, wenn die ALS die Atemmuskulatur erreicht hat und eine Hustendefizienz (verringerte Fähigkeit, wirksam abzuhusten) vorliegt. Bei der Anwendung des Hustenassistenten sind zwei Phasen zu unterscheiden: In einer ersten Phase wird vom Gerät über einen Schlauch und einer Maske ein starker Luftstrom in die Lungen produziert (Einatmen, genannt: Insufflation). In einer zweiten Phase erzeugt das Gerät einen plötzlichen und kräftigen Unterdruck (Ausatmen, genannt: Exsufflation). In der ersten Phase der Überdruckbeatmung werden damit die Rippen (und der gesamte Brustkorb) angehoben. Die Gelenke (und die damit verbundenen Gelenkkapseln, Sehnen und Muskeln) werden gedehnt (»Stretching« in den Gelenken zwischen Wirbelsäule und Rippen). Das gerätegestützte Einatmen ist weiterhin mit einer kräftigen Belüftung des Lungengewebes und zuvor verklebter Lungenareale (Atelektasen) verbunden. Die anschließende gerätegestützte Ausatmung dient in erster Linie dem Entfernen des Bronchialsekrets. Insgesamt hat der Hustenassistent eine Bedeutung für die Unterstützung von drei Funktionen: 1) Die Beweglichkeit der Atemmuskulatur (Physiotherapie der Rippengelenke); 2) die verbesserte Belüftung des Lungengewebes (Abbau von Atelektasen) sowie 3) das unterstützte Abhusten von bronchialen Sekreten (Sekretmanagement). Die Mobilität des Brustkorbes und die Belüftung des Lungengewebes wird durch die Insufflation (kräftiger Luftstrom in die Lunge hinein) erreicht, während die Entfernung der Sekrete durch die Exsufflation (kräftiges und plötzliches Absaugen der Luft mit Unterdruck) produziert wird. In der Zukunft ist zu erwarten, dass die Methode der Hustenassistenz noch eine größere Aufmerksamkeit und breitere Anwendung erfährt.

247 Wie oft sollte ich einen Hustenassistenten anwenden?

Zwei bis drei Anwendungen pro Tag sind für den Hustenassistenten zu empfehlen. Die Anzahl der Therapieeinheiten kann gesteigert werden, wenn die Belastung durch Bronchialsekret von den Patienten besonders stark erlebt wird oder ein Infekt vorliegt, der mit einer gesteigerten Sekretbildung verbunden ist. Analog zu einem Medikament, bei dem eine Dosissteigerung bei Bedarf möglich ist, kann auch beim Hustenassistenten eine Steigerung der Therapieeinheiten im Bedarfsfall festgelegt werden. Eine unbeschränkte Anwendung des Hustenassistenten ist nicht möglich, da die hohen Beatmungsdrücke bei der Einatmung und der Sog bei der Ausatmung das Bronchial- und Lungengewebe mechanisch beanspruchen. In jeder Therapieeinheit werden vier bis fünf Hustenzyklen wiederholt. Ein Hustenzyklus besteht jeweils aus drei Phasen: Der Einatmung (Insufflation), der Ausatmung (Exsufflation) sowie der Atempause. Die Dauer der drei Phasen wird individuell am Gerät eingestellt und beträgt zwischen 0,1 Sekunden und 5 Sekunden. Weitere Parameter, die von einem Arzt oder Atmungstherapeuten am Gerät eingestellt werden, betreffen den Einatmungsdruck (Überdruck), das Einatmungsvolumen (»Flow«) sowie den Ausatemdruck (»Sog«).

248 Was bedeutet »invasive Beatmungstherapie«?

Die Beatmung nach einem Luftröhrenschnitt (Tracheotomie) und Nutzung einer Trachealkanüle (Kunststoffschlauch, der im Tracheostoma liegt) und Nutzung eines Beatmungsgerätes wird als invasive Beatmung bezeichnet. Der Begriff »invasiv« steht für die Notwendigkeit eines Luftröhrenschnittes und die damit verbundene Öffnung der Haut mit Freilegung der Luftröhre unterhalb des Kehlkopfes. Durch eine chirurgische Prozedur wird eine Öffnung (Stoma) innerhalb der Luftröhre (Trachea) angelegt (genannt: Tracheostoma). In das Tracheostoma wird die Trachealkanüle eingelegt und über ein Schlauchsystem mit einem Beatmungsgerät verbunden, das die zum Atmen notwendige Luft in die Lunge transportiert. Am Beatmungsgerät können die erforderlichen Beatmungsdrücke (Überdruck) und Luftmenge (Atemvolumen) reguliert werden. Durch eine invasive Beatmung kann die Atemfunktion des Körpers vollständig ersetzt werden. Auch bei einem kompletten Kraftverlust der Atemmuskulatur kann über die invasive Beatmungstherapie eine ausreichende Versorgung des Körpers mit der Atemluft hergestellt werden. Der vom Beatmungsgerät hergestellte Überdruck »ersetzt« die Atemarbeit des Körpers, sodass diese Beatmungstherapie zuweilen auch als »künstliche Beatmung« benannt wird. Durch die Möglichkeit der invasiven Beatmung, die mechanische Atemfunktion des Körpers zu übernehmen, ist diese Behandlung als Organersatztherapie einzuordnen. Dabei wird die Organfunktion der Lunge (zumindest in der mechanischen Komponente) vom Beatmungsgerät ersetzt. Die invasive Beatmungstherapie gilt als eine lebensverlängernde Maßnahme, da sie zu einer Verlängerung des Lebens über den eigentlichen Krankheitsverlauf bewirken kann.

249   Was ist eine Trachealkanüle?

Ein spezieller Kunststoffschlauch, der in eine chirurgisch hergestellte Öffnung der Luftröhre (Tracheostoma) eingelegt wird, stellt eine Trachealkanüle dar. Über diese Trachealkanüle kann eine sichere Verbindung zwischen der Luftröhre (Trachea) und einem Beatmungsgerät hergestellt werden. Die Trachealkanüle beinhaltet neben dem eigentlichen Beatmungsschlauch auch weitere wichtige Bestandteile, die für die Verbindung zwischen dem Atmungssystem des Körpers und dem Beatmungsgerät von Bedeutung ist. Im unteren Abschnitt der Trachealkanüle befindet sich ein Luftpolster (»Cuff«), das in unterschiedlichem Maß gefüllt (geblockte Kanüle) oder entleert (entblockte Kanüle) werden kann. Auf diese Weise kann bestimmt werden, ob zwischen der Trachealkanüle und der Luftröhre eine »Abdichtung« erfolgen soll. Bei einer effektiven Beatmung ist eine Abdichtung der Trachealkanüle (geblockte Kanüle) notwendig. In anderen Konstellationen wird die Trachealkanüle als Öffnung »nur« für eine sichere Absaugung von Sekreten genutzt, ohne dass ein Beatmungsgerät angeschlossen wird. In dieser Nutzung kann – unter bestimmten Umständen – auf eine Abdichtung zwischen Trachealkanüle und der Luftröhrenwand verzichtet werden (entblockte Kanüle). Am äußeren Ende der Trachealkanüle befindet sich ein standardisierter Aufsatz, der eine sichere Steckverbindung zu einem Schlauchsystem ermöglicht, das wiederum mit einem Beatmungsgerät verbunden ist. Insgesamt ist die Trachealkanüle ein wichtiges Medizinprodukt, das für die sichere Öffnung der Atemwege von Bedeutung ist. Die Pflege, die Nutzung der Trachealkanüle setzt eine besondere Qualifikation von Ärzten und Pflegepersonal voraus. Nach der Anlage einer Trachealkanüle ist daher die Betreuung durch einen Pflegedienst erforderlich, der über die notwendige Qualifikation und Erfahrung in der Nutzung, Pflege und Überwachung der Trachealkanüle verfügt.

250   Wird eine invasive Beatmungstherapie nur im Notfall eingeleitet?

Die invasive Beatmung erfordert eine Operation, um eine Öffnung in der Luftröhre (Tracheostoma) herzustellen und über diese Verbindung der Luftröhre mit dem Außenraum eine Beatmungstherapie zu ermöglichen. Diese Operation des Luftröhrenschnittes kann geplant durchgeführt werden, sofern die Notwendigkeit einer invasiven Beatmung absehbar und vereinbart ist. Das geplante Vorgehen ist gegenüber einer notfallmäßig eingeleiteten invasiven Beatmung zu bevorzugen. Durch eine Planung der Versorgung (Versorgungsplanung, englisch: *Advance Care Planning*; ▶ Frage 336, ▶ Frage 339) ist anzustreben, dass eine Notsituation vermieden und die Tracheotomie geplant durchgeführt wird. Bei einer Akut- und Notsituation wird eine Intubation durch einen Notarzt zuhause oder in einer Rettungsstelle notwendig. Die Intubation ist die Anlage eines Beatmungsschlauches durch den Mund im Zustand einer Narkose. Erst in einem zweiten Schritt wird der chirurgische Eingriff einer Tracheostoma-Anlage in einem Operationssaal durchgeführt. Die Intubation im Rahmen einer Notsituation ist mit höheren Risiken verbunden als bei einem geplanten Eingriff. Bei der geplanten Tracheostoma-Anlage wird ein Termin für eine Krankenhausbehandlung vereinbart und der zeitliche Ablauf der Narkose, des chirurgischen Eingriffs und der nachfolgenden Behandlung auf einer Intensivstation geplant. Diese Planung ist für den Patienten, das soziale Umfeld, aber auch für die Risikominimierung des medizinischen Eingriffs von Vorteil. Die Grundsatzentscheidung für eine invasive Beatmung (▶ Frage 248) sowie die Festlegung eines geeigneten Zeitpunktes erfordert eine Expertise von Ärzten, die mit der ALS und der invasiven Beatmung vertraut sind und sowie einen Arzt-Patienten-Dialog, in dem die Möglichkeiten und Grenzen der invasiven Beatmung erörtert wird und zu einer kompetenten Entscheidung der Beatmungstherapie führt.

251 Werden die Kosten der invasiven Beatmung von den Krankenkassen übernommen?

In Deutschland gehört die Möglichkeit einer invasiven Beatmungstherapie zur Regelversorgung der gesetzlichen Krankenversicherung (GKV). Bei der privaten Krankenversicherung (PKV) bestehen erhebliche Unterschiede im Leistungsanspruch. Bei der PKV können die Leistungen der Beatmungstherapie sehr eingeschränkt sein. Auch die Kostenerstattung für komplexe Hilfsmittel, die insbesondere bei der invasiven Beatmung von Bedeutung sind, ist bei privat Versicherten mit höheren Barrieren und Anstrengungen verbunden. Die unabdingbare Voraussetzung ist eine medizinische Sinnhaftigkeit (Indikation), der notwendige Patientenwille und ein erforderliches soziales Umfeld.

252 Wie häufig werden ALS-Patienten mit einer invasiven Beatmung behandelt?

In Deutschland bestehen große Unterschiede in der Häufigkeit einer invasiven Beatmung bei Menschen mit ALS (▶ Frage 248). Auch unterliegt die Häufigkeit und Akzeptanz dieser Therapieoption einer Veränderung und Entwicklung. Seit den 1990er Jahren ist eine stetige Zunahme der invasiven Beatmung zu verzeichnen. Am ALS-Zentrum der Charité sind etwa 10 % aller Patienten mit einer invasiven Beatmung versorgt. Vor etwa 15 Jahren betrug der Anteil an Patienten mit einer Langzeitbeatmung über ein Tracheostoma unter 5 %. Ein entscheidender Faktor zur Zunahme der Beatmungstherapie ist in der verbesserten Hilfsmittelversorgung (insbesondere Hilfsmittel für Kommunikation und Mobilität) zu betrachten. Durch eine verbesserte Hilfsmittelversorgung gelingt (trotz einer Beatmungstherapie) eine verbesserte soziale Teilhabe. Durch die stärkere Durchsetzung komplexer und moderner Hilfsmittel (und der damit verbundenen Steigerung von teilhabe und Lebensqualität) ist zu erwarten, dass eine Lebensverlängerung durch Beatmung für einen steigenden Anteil an Betroffenen akzeptabel und anzustreben ist. Die Abwägung gegen oder für eine invasive Beatmung ist komplex und von zahlreichen Faktoren bestimmt. So liegen Unterschiede zwischen städtischen und ländlichen Regionen sowie zwischen unterschiedlichen Bundesländern vor. Die genauen Faktoren für die unterschiedlichen Versorgungssituationen ist noch nicht vollständig verstanden und im Mittelpunkt von wichtigen Projekten der Versorgungsforschung. Grundsätzlich ist anzustreben, dass bundesweit einheitliche Kriterien für die invasive Beatmung bestehen, die sich an den Leitlinien der neurologischen Fachgesellschaften orientieren. Insgesamt kommt die invasive Beatmung bei einer kleineren Untergruppe zur Anwendung.

253 Wie ist die unterschiedliche Häufigkeit der invasiven Beatmung innerhalb von Deutschland und Europa zu erklären?

Zur unterschiedlichen Anwendung der invasiven Beatmung (▶ Frage 248) bestehen Berichte aus einzelnen ALS-Zentren, aber noch keine systematischen Erhebungen. Eine der Hauptlimitationen zur Erfassung der regionalen Tracheotomie besteht in dem Fehlen eines nationalen ALS-Registers. Die vorliegenden Berichte aus den ALS-Zentren zeigen erhebliche Unterschiede in der Häufigkeit der Tracheotomie, die zwischen unter 5 % bis zu 15 % liegen. Die Ursachen für die erheblichen Unterschiede sind bisher nicht systematisch erhoben worden. Insgesamt sind mehrere komplexe Faktoren anzunehmen, die eine Beatmungsentscheidung beeinflussen. Das Vorhandensein einer Infrastruktur der Beatmungsversorgung (Intensivpflegeteams oder Beatmungswohngemeinschaften), die eine häusliche Beatmung realisieren können, kann für regionale und lokale Unterschiede in der Beatmungstherapie beeinflussen. Weitere Unterschiede sind im Versorgungsgrad mit Hilfsmitteln zu suchen. Eine komplexe Versorgung mit Hilfsmitteln der Kommunikation (die eine Internetnutzung trotz hochgradiger Lähmungen ermöglicht) sowie Transfer- und Mobilitätshilfen (Elektrorollstuhlversorgung mit integrierter Nutzung von Kommunikationssystemen) sind für die soziale Teilhabe und die Lebensqualität bei Beatmungstherapie von hoher Relevanz. Ohne das Vorhandensein dieser komplexen Hilfsmittelausstattung ist ein Lebensentwurf mit einer Langzeitbeatmung schwieriger realisierbar. Weitere regionale Unterschiede sind bei den Möglichkeiten der Palliativversorgung zu vermuten. In bestimmten Regionen Deutschlands liegen umfangreiche Erfahrungen in der Therapiezieländerung und einer Palliativversorgung vor. Für Menschen mit einer invasiven Beatmung ist bei Vorhandensein erfahrener Palliativstrukturen einfacher möglich, die bestehende Beatmungstherapie zu beenden, auf den Einsatz von Beatmungsgeräten zu verzichten und eine Abschirmung mit Palliativmedikamenten vornehmen zu lassen (▶ Frage 263, ▶ Frage 264, ▶ Frage 265, ▶ Frage 339). Bereits das Wissen, um die vorhandenen Strukturen und Erfahrungen zur Beendigung von Beatmungstherapie (falls eine Weiterführung der Behandlung nicht mehr gewünscht oder sinnvoll ist) kann die Entscheidungsfindung zugunsten einer Beatmungstherapie beeinflussen. Noch größere Unterschiede in der Häufigkeit der invasiven Beatmung bestehen in anderen Ländern. In der Schweiz und in Österreich wird eine invasive Beatmung nur im Ausnahmefall realisiert. Die Kostenübernahme einer invasiven Beatmung ist nicht Bestandteil der Krankenversicherung in den jeweiligen Ländern. Auch in Großbritannien besteht die Möglichkeit einer invasiven Beatmung nur im seltenen Ausnahmefall. Das gilt auch für Polen und die osteuropäischen Länder. Über die Praxis der Tracheotomie in Russland, China und anderen asiatischen Ländern liegen nur eingeschränkte Informationen vor. Allein über Japan ist eine sehr hohe Häufigkeit der invasiven Beatmung bekannt, die ein Bestandteil der Regelversorgung darstellt. Bis zu 80 % aller Patienten erhalten dort eine invasive Beatmung. Allerdings ist in Japan eine Beendigung von Beatmungstherapie aufgrund des dortigen medizin-ethischen Wertegefüges nicht möglich. Die Entscheidung für eine invasive Beatmungstherapie wird häufig getroffen und ist nach Beginn der Beatmung nicht umkehrbar. Eine mit Deutschland vergleichbare Häufigkeit der Beatmung wird in Frankreich, Italien und den USA realisiert. Insgesamt liegen, trotz der medizinischen und sozialen Relevanz der Thematik, wenige Ländervergleiche vor. Bei dieser Thematik besteht ein hoher Forschungs- und Aufklärungsbedarf.

254 Was sind mögliche »Nebenwirkungen« einer invasiven Beatmung?

Die invasive Beatmung macht einen Luftröhrenschnitt (Tracheotomie) erforderlich (▶ Frage 248). Über das Einlegen einer Trachealkanüle in die geöffnete Luftröhre kann eine ausreichende Luftzufuhr in die Lungen gesichert werden. Ein Nachteil der invasiven Beatmung liegt in einer Einschränkung (oder dem Verlust) des Sprechens nach der Tracheotomie. Mit Nutzung einer Trachealkanüle wird eine »Umgehung« des Kehlkopfes (Larynx) vorgenommen, über den wiederum die menschliche Stimme produziert wird. Der Erhalt der Sprechfähigkeit nach Tracheotomie hängt von zahlreichen Faktoren ab: Dem Vorhandensein einer ausreichenden Eigenatmung (die für die Stimmbildung wichtig ist), dem Vorliegen eines Bulbärsyndroms (bei einer Lähmung der Zunge ist auch bei ausreichender Atmung kein Sprechen möglich) und der Möglichkeit, einen »Sprechaufsatz« für die Trachealkanüle zu nutzen. Vor Anlage einer Tracheotomie ist eine orientierende Abschätzung über die Perspektive des Sprechens nach Einleitung einer invasiven Beatmung anzustreben. Die Abschätzung der Sprechfähigkeit ist vor allem für Patienten bedeutsam, die vor Anlage eines Tracheostomas eine erhaltene Sprechfunktion (kein hochgradiges Bulbärsyndrom) verfügen. Ein weiterer Nachteil der Tracheotomie kann die Notwendigkeit einer häufigen Absaugung sein. Die Verwendung einer Trachealkanüle sowie die invasive Beatmung (und die damit verbundenen Veränderungen von Druck, Feuchtigkeit, Fluss und Temperatur der Atemluft) kann zu einer verstärkten Sekretbildung in der Luftröhre und den Bronchien führen. Die Anreicherung von Sekret wird als belastend erlebt und macht eine Absaugung über die Trachealkanüle erforderlich. Die Absaugung ist über »Absaugkatheter« möglich. Dabei handelt es sich um dünne Kunststoffschläuche, die mit einer Absaugpumpe in Verbindung stehen und in die Trachealkanüle eingefügt werden. Eine Absaugung kann auch durch die wiederholte Nutzung eines »Hustenassistenten« erreicht werden.

255 Was sind die »Gegenargumente« einer invasiven Beatmung?

Mit der invasiven Beatmung ist eine Lebenszeitverlängerung möglich. Gleichzeitig nehmen, trotz der Lebensverlängerung, die motorischen Symptome zu: Die Paresen und Spastik schreiten fort. Durch die Beatmung wird die ALS über den »natürlichen« Krankheitsverlauf verlängert. Damit können Symptome entstehen, die ohne Beatmung nicht zu erwarten sind oder nur im Ausnahmefall auftreten. Ein vollständiger Verlust der Willkürmotorik (ein Zustand des »Eingeschlossen-Seins«, englisch: *Locked-In-Syndrom, LIS*, ▶ Frage 125), die Einbeziehung der Augenmuskulatur (Einschränkung der Augenbewegung und des Lidschlusses) oder das Auftreten einer Harn- oder Stuhlinkontinenz kann im Verlauf der Langzeitbeatmung entstehen. Das Auftreten der untypischen Symptome, die nicht zum regulären ALS-Verlauf gehören (Augenmuskellähmung und Inkontinenz) betrifft etwa 50 % aller Patienten mit Langzeitbeatmung. Vor Beginn der Beatmungstherapie ist nicht sicher abzuschätzen, bei welchem Patienten diese Einschränkungen zu erwarten sind. Grundsätzlich ist die Wahrscheinlichkeit zur Entwicklung einer Augenmuskellähmung (Ophthalmoplegie, ▶ Frage 124) erhöht, wenn die ALS bereits vor der Beatmung rasch verläuft (hohe Progression) oder bereits vor der Tracheotomie (diskrete) Hinweise auf eine Verlangsamung der Augenbewegung oder eine Einschränkung des Bewegungsumfanges in der Augenmotorik vorlagen. Eine weitere Schwierigkeit, die mit einer invasiven Beatmung verbunden ist, besteht in der Notwendigkeit einer »Beatmungspflege«. Die pflegerische Betreuung eines ALS-Patienten mit invasiver Beatmung beinhaltet eine 24-Stunden-Betreuung durch qualifiziertes Personal. Der erhöhte Pflegeumfang wird von den Betroffenen (und Angehörigen) unterschiedlich wahrgenommen. Einerseits stellt die pflegerische Versorgung durch ein spezialisiertes Pflegeteam eine erhebliche Entlastung in der Behandlung und Pflege eines ALS-Patienten dar. Zugleich kann mit der 24-Stunden-Pflege eine Verminderung an Selbstbestimmung und Privatsphäre erlebt werden. Die »Abhängigkeit« gegenüber Medizintechnik und anderen Menschen (Pflegepersonal) wird durch die invasive Beatmung verstärkt und kann eine psychosoziale Belastung für die Betroffenen und ihr Umfeld darstellen. Der Ort der invasiven Beatmung ist sehr variabel. Nicht in jedem Fall kann eine Beatmung zuhause (eigene Wohnung) gewährleistet werden. Die Faktoren für die Möglichkeit einer Beatmung in der »Ursprungshäuslichkeit« sind ebenfalls sehr komplex (Region, Wohnbedingung, Verfügbarkeit von Pflegefachkräften, Kostenübernahme, Haltung des Patienten). Zunehmend wird eine invasive Beatmung in Wohngemeinschaften (eigenes Zimmer, aber geteilte Wohnung) oder in Pflegeeinrichtungen realisiert. Damit ist die invasive Beatmung mit einem Verlassen der ursprünglichen Häuslichkeit und mit dem Umzug in ein neues Umfeld (Wohngemeinschaft, Pflegeeinrichtung) verbunden. Die Notwendigkeit, zugunsten einer invasiven Beatmung das vertraute Wohnumfeld zu verlassen, stellt für einen Teil der Patienten ein Argument gegen die Beatmungstherapie dar. Insgesamt ist die Entscheidungsfindung über eine invasive Beatmung sehr komplex und wird von medizinischen und sozialen Faktoren gleichermaßen bestimmt. Das Fortschreiten der Erkrankung trotz Beatmung und die psychosozialen Belastungen, die mit einer invasiven Beatmung verbunden sind, stellen die Schwierigkeiten und damit für die Mehrheit der Betroffenen ein »Gegenargument« der invasiven Beatmung dar.

256 Was sind die begrenzenden Faktoren einer invasiven Beatmung?

Trotz Beatmungstherapie schreitet die ALS fort. Mit einer invasiven Beatmung (▶ Frage 248) kann die Atemfunktion gesichert werden, aber die motorischen Funktionen nehmen weiterhin ab. An dieser Stelle liegt eine Herausforderung in der Entscheidung zugunsten einer invasiven Beatmungstherapie. Zum Zeitpunkt der Entscheidungsfindung sind die motorischen Symptome geringer als im späteren Krankheitsverlauf der Langzeitbeatmung. Dabei entsteht die Herausforderung, dass der Arzt und Patient in einem Dialog eine gemeinsame Vorstellung entwickeln, welche Symptome und Belastungen im weiteren Krankheitsverlauf zu erwarten sind. Bei einer Entscheidung zugunsten einer invasiven Beatmung ist für den Patienten bedeutsam, sich in die Situation der vollständigen Lähmung und des motorischen Autonomieverlustes hineinzuversetzen. Dazu gehört ein Zustand des »Eingeschlossen-Seins«, in dem die Kommunikation mit der Umwelt durch die Augenbewegung oder sonstige motorische Minimalfunktionen oder durch elektronische Kommunikationssysteme bewerkstelligt wird. Eine wesentliche Limitation der Langzeitbeatmung ist das mögliche Entstehen von Augenmuskellähmungen bis hin zu einem Verlust der Augenmotorik (▶ Frage 124). Diese Problematik betrifft etwa die Hälfte aller langzeitbeatmeten Patienten. Die Wahrscheinlichkeit für die Entwicklung einer Augenmuskellähmung ist erhöht, wenn bereits vor Beginn der Tracheotomie eine Verlangsamung der Augenbewegungen erkennbar ist oder eine sehr hohe Progressionsrate vorliegt. Durch eine Augenmuskellähmung wird die Nutzung augengesteuerter Kommunikationssysteme (oder die Kommunikation über den Augenkontakt) erschwert oder unmöglich. Damit entfällt eine wesentliche Modalität der Kommunikationsfähigkeit. Mit einer Augenmuskellähmung ist zumeist eine Störung der Lidfunktion und damit eine Verminderung der Augenöffnung verbunden. Die Augenmuskellähmung beeinflusst damit erheblich die Sehfähigkeit. Aufgrund der erheblichen Implikationen für die Kommunikationsfähigkeit und die Sehfunktion gehört die ALS-bedingte Augenmuskellähmung zu den hauptsächlichen Limitationen der Langzeitbeatmung.

257 Wie lange ist ein Leben mit invasiver Beatmung möglich?

Die Lebensverlängerung durch eine invasive Beatmung (▶ Frage 248) ist sehr unterschiedlich und hängt von zahlreichen medizinischen und sozialen Faktoren ab. Die moderne Beatmungstechnik gestattet eine Beatmung über viele Jahre, unter Umständen auch über Jahrzehnte. Die Begrenzungen der invasiven Beatmung liegen nur im Ausnahmefall bei der Beatmungsmedizin, sondern überwiegend bei der Schwere neurologischer Symptome oder psychosozialen Faktoren. Insgesamt sind vier Aspekte herauszustellen, die eine Langzeitbeatmung begrenzen können:

1. Die ALS kann bei einer Langzeitbeatmung auf nicht-motorische Körperfunktionen übergreifen. Bei einem Teil der Patienten kann das vegetative Nervensystem betroffen werden, die für die Steuerung des Herzrhythmus, der Darmtätigkeit und anderer Organfunktionen verantwortlich sind. Herzrhythmusstörungen, das Auftreten eines Darmverschlusses oder das Versagen anderer Organe sind in dieser Situation ein lebenszeitbegrenzender Umstand.
2. Die ALS kann neben den motorischen Zentren des Gehirns auch andere Bereiche des zentralen Nervensystems beeinträchtigen. Bei einem Teil der ALS-Patienten mit Langzeitbeatmung entsteht eine Demenz, die bis zu einem vollständigen Verlust der kognitiven Funktionen fortschreiten kann. In dieser Konstellation ist die Fortführung einer Langzeitbeatmung medizinisch nicht sinnvoll und führt zumeist zu einer Beendigung der Beatmungstherapie und palliativen Behandlung.
3. Im Verlauf der Langzeitbeatmung kann ein Verlust der Augenmotorik (Ophthalmoplegie) und Einschränkung der Sehfunktion entstehen, die bei der Mehrheit der betroffenen Patienten so belastend erlebt wird, dass eine Fortführung der Beatmungstherapie abgelehnt wird. Die Beteiligung der Augenmotorik ist der hauptsächliche Grund für den willentlichen Abbruch von Beatmungstherapie bei langzeitbeatmeten Patienten mit ALS.
4. Trotz Beatmung schreiten die motorischen Symptome bei der ALS fort. Bei einem Teil der langzeitbeatmeten Patienten wird die Symptomlast als nicht akzeptabel betrachtet und die Fortführung der lebenszeitverlängernden Beatmungstherapie abgelehnt. In dieser Konstellation ist eine Beendigung der invasiven Beatmung und eine palliative Behandlung möglich. Insgesamt sind die Möglichkeiten der Lebensverlängerung und die begrenzenden Faktoren der Langzeitbeatmung sehr individuell und setzen eine differenzierte Einschätzung und Abwägung der medizinischen und sozialen Faktoren in einem Arzt-Patienten-Dialog voraus.

258 Welche Symptome der Atemfunktionsstörung können ohne Beatmungsgeräte gelindert werden?

Eine Atemschwäche (Hypoventilation, ▶ Frage 226) oder Verengung der Atemwege (Obstruktion, ▶ Frage 225, ▶ Frage 243) kann mit unterschiedlichen Symptomen und Beschwerden verbunden sein. Typische Merkmale der Hypoventilation sind eine Atemanstrengung (Dyspnoe) sowie eine Abgeschlagenheit, Müdigkeit bis hin zur Schläfrigkeit. Letzte Symptome gehen auf eine Anreicherung von Kohlendioxid im Blut zurück. Die Atemwegsobstruktion durch Sekrete im Rachen, Schlund oder in den Bronchien kann als plötzliche und schwerwiegende Atemanstrengung oder »Lufthunger« erlebt werden. Sie entsteht durch das »Verschlucken« am eigenen Speichel, eine Sekretansammlung im Mund oder durch Schwierigkeiten, Bronchialsekrete wirksam abzuhusten. Die Symptome der Obstruktion werden oftmals als belastend erlebt und erfordern eine Behandlung mit schleimhemmenden oder dämpfenden Medikamenten. Besonders geeignet sind bestimmte Morphin-Präparate, die eine Abschirmung (Palliation) ermöglichen. Morphine und andere palliative Medikamente können mit einem »Doppeleffekt« verbunden sein (▶ Frage 178). Darunter ist zu verstehen, dass diese Medikamente zu einer Linderung von Symptomen führen, aber zugleich mit einer Verkürzung der verbleibenden Lebensspanne verbunden sein können. Eine Verkürzung der Lebenszeit durch palliative Medikamente ist dann möglich, wenn die Atemfunktion durch die ALS ohnehin hochgradig eingeschränkt ist und der beruhigende Effekt des Medikamentes zu einer weiteren Dämpfung der Atemfunktion führt. In der Folge können die Medikamente zu einer Schläfrigkeit (Sedierung) führen, die im Einzelfall auch die körpereigene Kohlendioxid-Anreicherung verstärken und den Sterbeprozess beschleunigen, der sich ohne Medikation zu einem etwas späteren Zeitpunkt eingestellt hätte. Vor einer Behandlung mit palliativen Medikamenten (z. B. mit Morphinen und Benzodiazepinen) sollten die Betroffenen und ihre Angehörigen über den möglichen Doppeleffekt informiert und beraten werden.

259 Wie findet eine palliativmedizinische Behandlung bei einer Atemanstrengung statt?

Eine palliativmedizinische Behandlung wird in Ergänzung oder als Alternative zur Beatmungstherapie angeboten, wenn die Möglichkeiten der Maskenbeatmung (und der Anwendung von Hustenassistenten) ausgeschöpft sind oder die Patienten eine Beatmungstherapie nicht beginnen oder fortführen möchten. Die palliativmedizinische Behandlung sollte von einem in der Palliativmedizin erfahrenen Arzt durchgeführt werden. In der palliativmedizinischen Betreuung ist eine intensive Beratung der Patienten, Angehörigen und des Pflegepersonals von besonderer Bedeutung. Die notwendigen Medikamente sollten beim Patienten vorrätig sein. Nahe Angehörige und das betreuende Pflegepersonal sollten über den zielgerichteten Einsatz der Medikamente informiert werden. Die Behandlung kann meist zu Hause erfolgen. In bestimmten Konstellationen – wie zur Optimierung der Behandlung und Entlastung von Angehörigen – kann die Behandlung auf einer Palliativstation oder in einem Hospiz sinnvoll und erforderlich sein.

260 Welche Medikamente können bei einer Einengung der Atemwege eingesetzt werden?

Die Bildung von überschüssigem Speichel (Sialorrhoe) in der Mundhöhle und im Rachen kann durch sekrethemmende Medikamente (z. B. Amitriptylin, Scopolamin, Pirenzepin, Atropin) versucht werden. Die Behandlung von bronchialer Sekretbildung ist schwieriger. Eine mögliche Behandlungsoption ist die Gabe von Butylscopolamin (durch subkutane Injektion oder durch eine Infusionstherapie). Bei starker Sekretbildung kann es auch sinnvoll sein, dämpfende Morphine einzusetzen, um das belastende Gefühl der Sekretverlegung zu überdecken – ohne dass eine Entfernung des Sekretes möglich ist.

261 In welchen Situationen ist die Gabe von Morphinen hilfreich?

Morphine in ihren unterschiedlichen Wirkstärken und Darreichungsformen (Tablette, Schmelztablette, Injektionslösung oder nasales Spray) verfügen über sehr breite Eigenschaften, die für die Linderung von Atemanstrengung, Unruhe und Angst geeignet sind. Morphine bewirken eine Entspannung von Muskulatur einschließlich der Atemmuskulatur, eine Besserung des venösen Rückstroms (Entlastung eines Blutstaus in den Lungen), eine psychische Entspannung bis hin zu einer leichten Euphorisierung und (in Abhängigkeit von der Dosierung) zu einer Schläfrigkeit (Sedierung), die bei schweren Belastungszuständen erwünscht sein kann. Bei Patienten mit einer schweren Schluckstörung hat sich die Anwendung von Fentanyl als Nasenspray bewährt, da das Medikament (ohne Tabletteneinnahme, ohne PEG-Gabe oder Subkutan-Spritze) auch durch Patienten und Angehörige mit einem sehr raschen Wirkungseintritt anwendbar ist. Im Einzelfall kann die Gabe von Morphinen mit einer Medikamentenpumpe durchgeführt werden. Dabei erfolgt eine Infusion mit einer dünnen Injektionsnadel in das Unterhautgewebe (Subkutan-Nadel). Diese Art der Gabe kann auch zu Hause erfolgen und bietet die Möglichkeit, die Medikamentengabe rasch und individuell anzupassen.

262 In welchen Situationen ist die Gabe von Sauerstoff hilfreich?

Mit der Gabe von Sauerstoff (über eine »Nasenbrille) kann eine Atemanstrengung gelindert werden. Mit der Gabe von Sauerstoff, die über eine Sauerstoffflasche auch zu Hause angeboten werden kann, wird die Sauerstoffsättigung im Blut erhöht, das mögliche Gefühl von Lufthunger und Atemanstrengung reduziert sowie eine Entlastung der Atemfunktion erreicht. In der Folge kann es (wie bei der Gabe von Morphinen und Benzodiazepinen) zu einem »Doppeleffekt« (▶ Frage 178) mit einer Verminderung der verbleibenden Lebensspanne kommen.

263   Was bedeutet Therapiebegrenzung in der Beatmungstherapie?

Durch eine Beatmungstherapie (mit Maskenbeatmung, Hustenassistenz oder invasiver Beatmung) kann eine Lebensverlängerung und Verbesserung der Lebensqualität bei einem Teil der Patienten erreicht werden. Die Belastungen der Beatmungstherapie können für den einzelnen Patienten so hoch sein, dass bereits auf die Einleitung einer Beatmungsversorgung verzichtet wird (Therapiebegrenzung, ▶ Frage 339).

264   Was bedeutet Therapiezieländerung in der Beatmungstherapie?

Eine Therapiezieländerung liegt vor, wenn Patienten eine Beatmungstherapie bereits begonnen haben und sich im Verlauf der Erkrankung entschließen, diese Behandlung abzusetzen und eine palliativmedizinische Versorgung zu erhalten. Aufgrund des Fortschreitens der Erkrankung und der fehlenden Hoffnung auf Heilung sowie durch den Verlust der Kommunikation und der Mobilität kann der Wunsch entstehen, die bestehende Beatmungstherapie nicht mehr fortzuführen und eine palliativmedizinische Behandlung in Anspruch zu nehmen (▶ Frage 339).

265   Ist die Beendigung von Beatmungstherapie statthaft?

Medizinethisch und juristisch ist der Wunsch nach Beendigung einer Beatmungstherapie und die Einleitung einer Palliativversorgung möglich und statthaft (▶ Frage 339). Durch die Nichtbenutzung des Atemhilfsmittels tritt wieder der »natürliche« Krankheitsverlauf (ohne Medizintechnik) der ALS ein – das Sterben wird zugelassen. Die Willensbekundung des Patienten zur Beendigung der Beatmungstherapie muss konsistent und nachvollziehbar im direkten Arzt-Patientenkontakt dokumentiert und wiederholt werden. Bei erloschener Kommunikation des Patienten finden Entscheidungen zum Abbruch von Beatmungstherapie in Abstimmung mit dem Vorsorgebevollmächtigten statt. Das Vorliegen einer Patientenverfügung kann bei der ärztlichen Entscheidungsfindung zugunsten einer Palliativversorgung von hoher Relevanz sein. Bei der Erstellung einer Patientenverfügung ist empfehlenswert, zwischen einer Therapiebegrenzung und einem Behandlungsabbruch zu unterscheiden. Die meisten Muster für Patientenverfügungen, die im Umlauf sind, thematisieren den Verzicht auf zukünftige

»künstliche Ernährung«, »künstliche Beatmung« und »Wiederbelebung« (Therapiebegrenzung). Für Menschen mit ALS, die bereits mit einer PEG oder Maskenbeatmung versorgt sind, ist es darüber hinaus sinnvoll, dass Kriterien festgelegt werden, bei denen eine bereits bestehende PEG, Maskenbeatmung oder invasive Beatmung beendet werden soll (Behandlungsabbruch). So wurden Patientenverfügungsmuster entwickelt, die typische Entscheidungssituationen der Therapiebegrenzung und des Behandlungsabbruchs bei der ALS adressieren (z. B. abzurufen unter: www.als-charite.de).

XVII Fragen zur Physio- und Ergotherapie sowie Logopädie

266 Was sind Heilmittel?

Der Begriff der »Heilmittel« ist bei der ALS etwas irreführend. Historisch wurde der Begriff für Arzneimittel verwendet. Seit Anfang des 20. Jahrhunderts wurde die Bedeutung des Begriffs grundsätzlich verändert, indem er im Deutschen Sozialrecht als Synonym für die Physiotherapie, Ergotherapie und Logopädie (Stimm-, Sprech- und Sprachtherapie) verwendet wird. Im gegenwärtigen Stand der Medizin ist eine »Heilung« der ALS nicht möglich. Daher ist auch die begriffliche Implikation von »Heilmittel« nicht zutreffend. Die damit gemeinte Physio- und Ergotherapie sowie Logopädie sind unterstützende Maßnahmen, um Funktionen des Körpers zu erhalten oder zu verbessern sowie die soziale Teilhabe zu befördern. Aufgrund der irreführenden Begrifflichkeit sollte das Wort der »Heilmittel« nur im formalen Zusammenhang (Heilmittel-Verordnung, Heilmittel-Katalog, Heilmittel-Erbringer) verwendet werden. Alternativ sind die einzelnen Therapieformen (Physio- und Ergotherapie und Logopädie) zu benennen, die in geeigneter Weise auf die Zielstellung der Therapie hinweisen.

267 Was ist die Zielstellung von Physiotherapie bei der ALS?

Mit der Physiotherapie kann das Fortschreiten von Lähmungen (Paresen) und Steifigkeit (Spastik) nicht aufgehalten werden. Dennoch hat die Physiotherapie einen hohen Stellenwert im gesamten Krankheitsverlauf. Die Zielstellung und die Formen der Physiotherapie ändern sich im Verlauf der ALS. Bei Beginn der Erkrankung steht die Stärkung der intakten Muskulatur und die Verminderung von Spastik (sofern vorhanden) im Vordergrund. Die vorhandenen Muskelfunktionen sollen stabilisiert werden. Einige Patienten berichten bei einer häufigen und intensiven Physiotherapie über einen Muskelaufbau oder Verbesserung von bestimmten Muskelfunktionen. Diese positive Wirkung kann nicht bei allen Patienten erreicht und in keinem Fall als Erfolgskriterium herangezogen werden. Aufgrund des fortschreitenden Charakters der ALS ist allein der Erhalt von Muskelfunktionen eine wertvolle Zielstellung. Bei einem weiteren Fortschreiten der ALS kann das eigenständige Bewegen der Extremitäten eingeschränkt sein und hochgradiger Muskelschwund auftreten. Auch in dieser Konstellation ist eine Physiotherapie sinnvoll und zielt auf eine Verringerung von »Inaktivitätsatrophie«. Der Muskelschwund durch Inaktivität ist aus anderen Zusammenhängen auch in der breiten Bevölkerung bekannt. Wird eine Extremität »stillgelegt« (z. B. nach einer Fraktur), entsteht ein Muskelschwund allein durch Mindergebrauch der Extremität, obwohl die Muskulatur nicht erkrankt ist. Ein vergleichbarer Effekt kann bei der ALS entstehen: Bei einer Parese der Hand wird die Gesamtextremität weniger benutzt, sodass das Risiko einer Inaktivitätsatrophie am Oberarm und den Schultern entsteht. Die Physiotherapie dient der Belastung und Mobilisierung (»Training«) auch von der Muskulatur, die nur indirekt betroffen ist (Oberarm- und Schultermuskulatur im genannten Beispiel). Weitere Ziele der Physiotherapie im mittleren und fortgeschrittenen Krankheitsverlauf liegen bei der Vermeidung von Kontrakturen (Verkürzung von Muskeln und Sehnen), die wiederum zu einer Einschränkung im Umfang von Arm und Bein (selbst wenn sie passiv bewegt werden) führen können. Häufigere, regelmäßige und ausreichende Dehnungsübungen (»Stretching«) sind von entscheidender Bedeutung zur Prophylaxe und Behandlung von Kontrakturen. Zur Gewährleistung einer Regelmäßigkeit und Kontinuität der Beweglichkeit haben sich therapeutische Bewegungsgeräte (»Bewegungstrainer«) bewährt, die vor allem an denjenigen Tagen eingesetzt werden, an denen keine Physiotherapie stattfinden kann (insbesondere an Wochenenden und Feiertagen). Bei hochgradigen Kontrakturen wird die Physiotherapie mit der Nutzung von Orthesen (Schienensysteme) zur Unterstützung der Extremität in der »richtigen« Position. Gehen die Kontrakturen auf eine Spastik zurück, wird in spezifischen Situationen das Medikament Botulinumtoxin vom Neurologen direkt in die kontrakte Muskulatur gespritzt. Danach ist eine intensive Physiotherapie besonders wichtig, damit das Medikament sich im Muskel verteilen und seine Wirkung voll entfalten kann. Selbst bei hochgradiger Einschränkung der eigenen Bewegungsfähigkeit ist die »passive« Krankengymnastik (Mobilisierung des Körpers durch eine Krankengymnastik, manuelle Therapie oder andere Anwendungen) von großer Bedeutung. Sie dient der Vermeidung von Arthrosen, Lymphödemen, Thrombosen und anderen Folgeerscheinungen des Mobilitätsverlustes. Der Anteil und die Bedeutung der passiven Mobilisierung (einschließlich Dehnungsübungen) ist mit Fortschreiten der ALS zunehmend. Auch bei einem vollständigen Verlust der Willkürmotorik ist die mehrfache wöchentliche Anwendung der Physiotherapie notwendig. Neben der positiven Wirkung von Physiotherapie (insbesondere Krankengymnastik) auf den unmittelbaren Muskel- und Gelenkapparat hat die Physiotherapie einen »Trainingseffekt« für die Durchblutung und die Kreislauffunktionen. Insbesondere die Unterstützung beim Laufen (sofern möglich) und Stehen (gegebenenfalls mit Unterstützung oder Hilfsmitteln). Ein weiterer Aspekt einer beständigen Physiotherapie ist (in Verbindung mit Ergotherapie und Physiotherapie) die Gewährleistung der sozialen Teilhabe. Durch die Mobilisierung kann ein Ortswechsel (verlassen des Hauses, der Wohnung oder des Raumes) erreicht werden. Insgesamt werden durch die Physiotherapie, in Abhängigkeit von der Erkrankungsphase und den individuellen Symptomen, drei Behandlungsergebnisse angestrebt: 1) Die Stärkung des Muskel- und Bewegungsapparates, 2) »ein Training« des Kreislauf- und Gefäßsystems und 3) die Überwindung physischer Barrieren und Unterstützung sozialer Teilhabe. Aufgrund ihrer Vielschichtigkeit in den Behandlungszielen ist eine Physiotherapie im gesamten

Krankheitsverlauf der ALS sinnvoll – auch wenn keine motorischen Verbesserungen zu erreichen sind. Sie wird als Grundelement der nicht-pharmakologischen Therapie der ALS betrachtet.

268 Gibt es eine ALS-spezifische Physiotherapie?

Eine Physiotherapie speziell für Menschen mit ALS ist nicht etabliert. Die relative Seltenheit der ALS und die Komplexität der Symptome sind Gründe dafür, dass kein »Therapiestandard« zur Behandlung von Menschen mit ALS vorhanden ist. Bei der Physiotherapie von ALS-Patienten bestehen zwei Besonderheiten, die für Therapeuten eine besondere Herausforderung darstellen: Die Erkrankung ist fortschreitend und damit in Änderung begriffen. Die Behandlungsziele und Therapietechniken verändern sich im Krankheitsverlauf. Während im Beginn der Erkrankung aktivierende und funktionserhaltene Behandlungsziele im Vordergrund stehen, sind im weiteren Krankheitsverlauf die passive Mobilisierung (Bewegung der Extremitäten in den Gelenken sowie Dehnungsübungen durch den Therapeuten) oder eine Symptomlinderung (Entspannung von spastischer Muskulatur) von Bedeutung. Die Veränderung der Therapieanforderungen im Krankheitsverlauf ist ein wesentlicher Unterschied zu einer Vielzahl anderer neurologischer Erkrankungen, bei denen motorische Defizite akut entstehen und rückläufig sind (z. B. nach Schlaganfall) oder eine langsame Progression erfahren (z. B. bei Parkinson-Erkrankung). Die Dynamik der ALS macht eine kontinuierliche Überprüfung und Anpassung der Behandlungsziele und Therapieformen notwendig. Eine weitere Besonderheit bei der ALS besteht in der kombinierten Schädigung des ersten und zweiten motorischen Neurons. Die Degeneration des ersten motorischen Neurons ist mit einer Spastik (Steigerung der Muskelspannung) verbunden, sodass eine physiotherapeutische Spastiktherapie notwendig wird. Diese Therapie weist große Ähnlichkeiten zur Behandlung des Schlaganfalls und der Multiplen Sklerose auf, die ebenfalls mit einer Schädigung des ersten motorischen Neurons verbunden sind. Die Schädigung des zweiten motorischen Neurons führt – im Gegensatz zur Spastik – zu einer Abnahme von Muskelspannung und Kraft, sodass in dieser Situation eine aktivierende Physiotherapie erforderlich ist (Anregung der Muskulatur zur Verhinderung einer Inaktivitätsatrophie). Die Herausforderung für Physiotherapeuten liegt in der Unterscheidung zwischen Symptomen des ersten und zweiten motorischen Neurons und Anwendung der entsprechenden Physiotherapie. So kann an den oberen Extremitäten eine überwiegende Schädigung des zweiten motorischen Neurons (mit Muskelschwund und Lähmung) vorliegen, die eine aktivierende Physiotherapie erfordert, während an den unteren Extremitäten desselben Patienten eine Spastik dominiert, die eine muskelentspannende Therapie erfordert. Aufgrund dieser besonderen Anforderungen an die Physiotherapie bei der ALS ist anzustreben, dass Therapeuten mit einer besonderen Erfahrung neurologischer Patienten die Behandlung übernehmen.

269   Kann Physiotherapie bei der ALS schädlich sein?

Grundsätzlich ist die Physiotherapie bei der ALS von großer Bedeutung, um bestehende motorische Funktionen zu stärken, Symptome zu lindern sowie Mobilität und Teilhabe zu bewahren. Trotz dieser positiven Zielstellung kann eine Physiotherapie mit »Nebenwirkungen« verbunden sein. Insbesondere bei Patienten mit einer überwiegenden Schädigung des zweiten motorischen Neurons (Muskelschwund und Lähmung) kann eine vorbestehende Muskelschwäche unmittelbar nach der Physiotherapie noch verstärkt sein. Dies äußert sich in einer Abgeschlagenheit und Erschöpfung nach den therapeutischen Anwendungen. Weiterhin kann ein Muskelschmerz (Myalgie, »Muskelkater«) auftreten. Beide Nachwirkungen der Physiotherapie (Erschöpfung und Myalgie) sind ein Hinweis für eine physiotherapeutische Überforderung, die durch Anpassung von Intensität, Dauer und Häufigkeit der therapeutischen Anwendungen korrigiert werden kann. Eine zwischenzeitliche Erschöpfung und gelegentliche Muskelschmerzen sind unproblematisch und Ausdruck eines »Trainingseffektes«. Die dauerhafte Erschöpfung und kontinuierliche Schmerzhaftigkeit sind als problematische Nebenwirkung zu betrachten und in Abstimmung mit dem Arzt, Therapeuten und Patienten durch Anpassung des therapeutischen Belastungsniveaus abzuwenden. Aufgrund der Unterschiedlichkeit der ALS-Verläufe (verschiedene Progressionsraten und variable Kombination von Schädigung des ersten und zweiten motorischen Neurons, ▶ Frage 22) ist die Durchführung von klinischen Studien zur Physiotherapie sehr komplex. Daher ist nur eine sehr geringe Zahl an medizinischen Studien zur ALS-Physiotherapie durchgeführt worden. Aufgrund der fehlenden Studienlage sind bisher keine exakten Belastungsgrenzen definiert worden. In einer Orientierung, die auf Erfahrungswissen beruht, sollte bei einer Physiotherapie bis zu 80 % des individuellen Leistungsumfangs abgerufen werden. Viele Menschen haben eine Kenntnis ihres eigenen Körpers und innerer Orientierung, wann eine Grenze der maximalen Leistungsfähigkeit (100 % der möglichen Leistung) vorliegt und können ebenfalls die submaximale Leistung (»gefühlte« 80 % der individuellen Leistungsfähigkeit) abschätzen. Die potenziellen »Nebenwirkungen« beziehen sich auf eine Überlastung der Muskulatur und betreffen nicht das Nervensystem. Auch im Fall von Erschöpfung oder Muskelschmerzen nach einer Physiotherapie kommt es nicht zu einer weiteren Schädigung von Motoneuronen. Daher ist ein schädigender Einfluss von Physiotherapie – auch bei einer körperlichen Belastung – auszuschließen. In der Versorgungsrealität ist eine Überlastung durch Physiotherapie die Ausnahme: Es überwiegt die Situation, dass Physiotherapie mit zu geringer Häufigkeit und Dauer angewendet wird. Häufige Ursachen für die physiotherapeutische Unterversorgung ist die eingeschränkte zeitliche Verfügbarkeit von Physiotherapeuten, die Erfahrungen in der Behandlung von neurologischen Patienten aufweisen. Eine weitere Limitation kann im Verordnungsverhalten von Ärzten liegen, die eine unberechtigte Sorge vor einer Überlastungssituation durch Physiotherapie haben und eine unzureichende Anzahl und Dauer von Physiotherapieanwendungen und Verordnung. Zur Überwindung beider Probleme ist ein gesellschaftlicher Wandel notwendig, der in der Ausbildung zusätzlicher Therapeuten und einer besseren Finanzierung der Physiotherapie sowie in einer weiteren Qualifikation von Fachärzten zum Thema der spezialisierten Hilfs- und Heilmittelversorgung einschließlich Physiotherapie erreicht werden kann.

270 Kann eine körperliche Belastung schädlich sein?

Eine starke körperliche Aktivität einschließlich einer intensiven und langanhaltenden Physiotherapie kann zu einer muskulären Erschöpfung unmittelbar nach körperlicher Aktivität führen. Bei einer hochgradigen Belastung kann der Erschöpfungszustand auch mehrere Stunden oder wenige Tage anhalten. Die Erschöpfung kann zu einer Zunahme der Gangstörung oder einer Sturzgefahr führen. Insofern kann eine körperliche Belastung zu einer indirekten Schädigung durch anhaltende Erschöpfung und einem Sturzrisiko führen. Eine dauerhafte Schädigung des Nervensystems und eine Zunahme des Nervenzelluntergangs durch eine körperliche Belastung (einschließlich Physiotherapie) ist nicht vorhanden. Daher ist die Sorge vor einer Zunahme der ALS-Progression durch körperliche Aktivität unbegründet. Im Gegenteil: Das Bewahren einer körperlichen Aktivität ist für den Muskel- und Bewegungsapparat sowie für das Herz- und Kreislaufsystem von großer Bedeutung.

271 Können motorische Einschränkungen durch eine Physiotherapie verbessert werden?

Die ALS ist eine fortschreitende Erkrankung, die mit einer Zunahme von Muskelschwund (Myatrophie), Lähmungen (Paresen) oder Muskelsteifigkeit (Spastik) verbunden ist. Der fortschreitende Charakter der ALS kann durch eine Physiotherapie nicht überwunden oder aufgehalten werden. Dennoch ist durch eine intensivierte Physiotherapie eine Verbesserung bestimmter motorischer Funktionen über einen längeren Zeitraum, die Verminderung von Symptomen und die Abwendung von Komplikationen möglich. Durch eine Physiotherapie von betroffenen Armen und Beinen kann ein beschleunigter Abbau von Muskulatur vermieden und ein längerer Erhalt von Muskelfunktionen erreicht werden. Auch bei einer Spastiktherapie können mitunter Verbesserungen bewirkt werden. Mit einer spastiklösenden Physiotherapie kann die Muskelanspannung (der Muskeltonus) reduziert und die Funktionsfähigkeit der betroffenen Muskelgruppen verbessert werden. In bestimmten Situationen ist auch eine Verbesserung der Gangstabilität und eine Verlängerung der Gehstrecke möglich. Sehnenverkürzungen (Kontrakturen) und schmerzhafte Veränderungen von Gelenken (Arthralgien) können durch eine kontinuierliche, intensive und dauerhafte Physiotherapie verhindert, stabilisiert oder verbessert werden. Ein wichtiges Ziel der Physiotherapie besteht in der Prävention von unerwünschten Folgen am Gelenk- und Bandapparat des Körpers. An dieser Stelle können die Physiotherapie (und der Einsatz von Bewegungstrainern) einen wichtigen Beitrag leisten und zur Verbesserung führen. Ohne eine körperliche Aktivität besteht ein Risiko für Sehnenverkürzungen, die Einengung von Gelenkkapseln und einem eingeschränkten Bewegungsradius in den Gelenken. Durch körperliche Aktivität (auch bei passiver Bewegung durch Therapeuten) lassen sich die unerwünschten Folgeerscheinungen am Bewegungsapparat einschränken.

272 Welchen Einfluss hat Wärme auf die Muskulatur?

Die Anwendung von Wärmetherapie (z. B. durch eine »Heiße Rolle« oder Fango-Anwendungen) hat einen positiven Einfluss auf die motorischen Funktionen. Vor diesem Hintergrund ist die Verordnung von Wärmetherapie sehr häufig ein regulärer Bestandteil der Physiotherapie. Physiologisch ist die Wärmeanwendung mit einer verbesserten Durchblutung der Muskulatur verbunden, die wiederum mit einer Zunahme des Sauerstofftransports in die aktive Muskulatur und den Abtransport von Stoffwechselprodukten führt. Neben der positiven Beeinflussung der Durchblutung ist eine tonussenkende Eigenschaft von Wärme bekannt. Unter dem »Tonus« ist das Ausmaß der Muskelanspannung zu verstehen. Der tonusreduzierende Effekt von Wärme ist insbesondere bei einer Spastik von therapeutischer Bedeutung. Durch eine gezielte Wärmeanwendung kann die Muskelspannung von spastischer Muskulatur erreicht werden. Damit ist die Wärmeanwendung ein wichtiger Bestandteil der Spastiktherapie, die eine Medikamentenbehandlung, eine Krankengymnastik oder die Anwendung von therapeutischen Bewegungsgeräten beinhaltet. Auch die Wärmetherapie, wie jede medizinische Anwendung, erfordert eine individuelle ärztliche Entscheidung zur Anwendung, da auch die Wärmetherapie mit Nebenwirkungen (z. B. durch Kreislaufbelastung) verbunden sein kann.

273 Was ist Wärmetherapie?

Die Wärmetherapie ist ein unterstützendes Therapieverfahren der Physiotherapie, die auf eine Erwärmung des Bewegungs- und Muskelapparates abzielt. Die Wärmetherapie dient der Verbesserung einer Durchblutung (Hyperämie) der Muskulatur, der Gelenke und Sehnen sowie auf eine Entspannung der behandelten Muskulatur (Relaxation). Dabei sind verschiedene Formen der Wärmetherapie (Thermotherapie) bekannt: Dampfbäder, Schlammpackungen, Heiße Rolle, Infrarot-Therapie und verschiedene Formen von Wärmebädern. Die Anwendung von Sauna und Bädern ist aufgrund der motorischen Einschränkungen, insbesondere im fortgeschrittenen Krankheitsverlauf, nur mit Einschränkungen und hohen logistischen Aufwendungen möglich. Im Mittelpunkt der Wärmetherapie bei der ALS steht die Anwendung von Schlammpackungen (Fango) und die Therapie mit einer »Heißen Rolle«. Bei dieser Therapie wird die Wärmeanwendung mit einer Massage kombiniert. Dabei werden Frottee-Tücher trichterförmig aufgerollt und mit heißem Wasser durchtränkt. Die erwärmte Tuchrolle (»Heiße Rolle«) wird vom Therapeuten auf die ausgewählten Körperbereiche aufgebracht, ausgerollt und vorsichtig massiert. Durch die Verbindung von Wärme und mechanischem Druck kommt es zu einer Verbesserung der Durchblutung in den bedeckten Regionen (Hyperämie). Unter »Fango« ist ein Mineralschlamm zu verstehen, der über wärmespeichernde Eigenschaften verfügt und für die gezielte Anwendung einer anhaltenden Wärmeapplikation in den bedeckten Körperregionen geeignet ist. Im Gegensatz zu einer Sauna, die eine Gesamterwärmung des Körpers einschließlich der Belastung von Atmung und Kreislauf verbunden ist, kann mit einer Fango-Packung die gezielte Erwärmung bestimmter Körperregionen vorgenommen werden. Jede Form der Thermotherapie (Heiße Rolle und Fango und Bäder) haben Vor- und Nachteile. Die »Heiße Rolle« hat sich in der Wärmetherapie am weitesten durchgesetzt, da sie über eine hohe Effektivität, gute Dosierbarkeit und Machbarkeit in Physiotherapie-Praxen und im Hausbesuch verfügt.

274   Welche Häufigkeit und Dauer der Physiotherapie ist empfehlenswert?

Die Intensität der Physiotherapie (Häufigkeit und Dauer der Anwendung sowie Form der Therapie) ist von der Symptomatik, der Schwere des Defizits und dem Krankheitsverlauf abhängig. Bei einem geringen Defizit (z. B. Lähmungen in einer Extremität oder wenigen Regionen) ist eine Therapie von 45 Minuten und zwei Anwendungen pro Woche hinreichend. Neben der Krankengymnastik ist bei vielen Patienten eine begleitende Wärmetherapie oder Massage erforderlich. Durch die kombinierte Anwendung von Krankengymnastik, Massagen und Wärmetherapie entsteht eine Anwendungszeit von über einer Stunde. Bei bestimmten Symptomen (z. B. Kontrakturen der Sehnen durch Spastik oder Mindergebrauch der Extremität) kann auch in frühem Krankheitsverlauf eine intensivere Physiotherapie mit einer Anwendung bis zu fünfmal pro Woche erforderlich sein. Bei einer Zunahme des ALS-Schweregrades ist eine hochfrequente Physiotherapie erforderlich, um die Folgen des Mobilitätsverlustes abzuwenden (Vermeidung von Kontrakturen, Schmerzen, Arthrosen, Thrombosen, Lymphödemen und Inaktivitätsatrophie). In dieser Konstellation ist eine Physiotherapie bis zu fünfmal die Woche sinnvoll und verordnungsfähig. Bei einer hochgradigen Lähmung des gesamten Körpers ist eine tägliche physiotherapeutische Anwendung angezeigt. Aufgrund der eingeschränkten Verfügbarkeit von Physiotherapieeinheiten am Wochenende ist eine tägliche Anwendung unrealistisch, sodass eine Therapie an fünf Tagen pro Woche empfehlenswert ist, die durch zwei Tage (Wochenende und Feiertage) der Selbstbehandlung ergänzt wird. Unter »Selbstbehandlung« ist auch eine Physiotherapie zu verstehen, die von Pflegepersonal oder von Familienmitgliedern auf Grundlage einer Therapieanleitung (ohne Präsenz der Therapeuten) eigenständig durchgeführt wird. Die tägliche Mobilisierung und motorische Aktivität ist für die Stärkung und Bewahrung motorischer Kapazitäten und die Abwendung von Komplikationen von entscheidender Bedeutung. Die Nutzung von therapeutischen Bewegungsgeräten ist eine wichtige Form der gerätegestützten Selbsttherapie, die in Ergänzung zur Physiotherapie zu verstehen ist und zu einer Erhöhung der Therapiefrequenz beitragen kann.

275 Wann ist eine Physiotherapie im Hausbesuch erforderlich?

Die Physiotherapie in einer Therapiepraxis hat verschiedene Vorteile, sodass die Entlastungen des Patienten im Hausbesuch gegenüber dem Nutzen einer Behandlung in der Praxis abzuwägen sind. In einem Therapiezentrum sind Räumlichkeiten und Behandlungsgeräte vorhanden (Therapiebänke, Therapiestehtische, Gangtrainer, Bewegungsbäder, Wärmepackungen), die den Behandlungsprozess unterstützen können. Auch die Anreise (und damit verbundene Tagesstruktur) kann einen therapeutischen Wert haben. Der Besuch in einem Therapiezentrum setzt eine Gehfähigkeit oder sonstige Mobilität voraus. Bei einem Verlust der Gehfähigkeit sowie logistischen Schwierigkeiten (hoher Zeitaufwand, Notwendigkeit von Begleitpersonen, Sturzrisiko) verändert sich die Nutzen-Aufwand-Relation in der Abwägung zwischen einer Therapie in der Praxis und dem Hausbesuch: Bei einer Zunahme der Belastung aus Patienten-Perspektive ist ein Hausbesuch durch den Therapeuten zu bevorzugen. Auf der Heilmittelverordnung ist durch von dem verordneten Arzt das Bedarfsfeld des Hausbesuches anzukreuzen. Der Therapeut erhält für die Anreise eine geringe Vergütung, die den Aufwand des Hausbesuches kaum kompensieren kann, aber zumindest einen gewissen finanziellen Ausgleich schafft. In der Abwägung zwischen Praxisbesuch (durch den Patienten) und Hausbesuch (durch den Therapeuten) ist individuell zwischen Patient, Therapeut und Arzt abzuwägen. Auch ist eine Kombination von beiden Besuchsformen möglich. Die jeweilige Wahl kann auch durch soziale Faktoren (Verfügbarkeit von Begleitperson für Praxisbesuch) oder die Therapieumstände (reduzierte Möglichkeiten der Anreise für eine Praxisbehandlung bei Winterwetter) bestimmt sein. In der Abwägung von Praxis- und Hausbesuch sollte maßgeblich sein, dass diejenige Behandlungsform gewählt wird, die ein Höchstmaß an Kontinuität der Therapie ermöglicht.

276 Gibt es Physiotherapeuten, die auf ALS spezialisiert sind?

In der Ausbildung von Physiotherapeuten ist eine Spezialisierung zur ALS nicht etabliert. Daher kann bei der Mehrheit der Therapeuten keine spezialisierte Ausbildung oder Berufserfahrung zur ALS vorausgesetzt werden. Eine wirksame Physiotherapie (und Ergotherapie sowie Logopädie) kann auch von Therapeuten realisiert werden, die über keine spezialisierte Kenntnis bei der ALS-Erkrankung aufweisen. Maßgeblich sind Kenntnisse zur Therapie von motorischen Erkrankungen (wie Schlaganfall und Muskelerkrankungen), da zur Behandlung anderer motorischer Erkrankungen Grundprinzipien gelten, die auch bei der Behandlung von ALS-Patienten zur Anwendung kommen. Vor diesem Hintergrund ist eine Spezialisierung zur ALS nicht unbedingt notwendig. Allerdings hat sich gezeigt, dass eine spezialisierte Erfahrung von Therapiezentren zur ALS einige Vorteile aufweist. Die Spezialisierung beinhaltet gezielte Behandlung von Symptomen des ersten und zweiten motorischen Neurons (insbesondere der Spastiktherapie) und

Kenntnisse in der palliativen Physiotherapie. Eine weitere Kompetenz spezialisierter Therapeuten ist die Anpassung der Therapie an den Krankheitsverlauf. Die Behandlung dient anfänglich dem Erhalt von motorischen Funktionen, während im weiteren Verlauf die Vermeidung von Folgen (Arthrosen, Thrombosen, Kontrakturen, Lymphödemen) und die palliative Linderung von Symptomen im Vordergrund steht. Die Abstufung der Therapie zwischen motorischen und palliativen Zielen kann in besonderer Weise realisiert werden, wenn ein spezielles Erfahrungswissen vorliegt. Durch die Bereitstellung von Behandlungsrichtlinien und Physiotherapieforschung bei der ALS (mit Bereitstellung der Ergebnisse über wissenschaftliche Publikationen) sollen in der Zukunft mehr physiotherapeutische Praxen in die Lage versetzt werden, ein spezialisiertes Therapieangebot für Menschen mit ALS anzubieten.

277 Was ist eine palliative Physiotherapie?

Unter Palliation ist die Linderung von Symptomen zu verstehen, wenn eine ursächliche Behandlung der Beschwerden nicht möglich ist (▶ Frage 149). Die ALS ist im gegenwärtigen Stand der Medizin nicht heilbar – zahlreiche Symptome sind fortschreitend. Verschiedene palliative Maßnahmen (Medikamente, Atemhilfen, Hustenassistenten, Hilfsmittel, Assistenztechnologie) stehen zur Verfügung, um eine Entlastung der Betroffenen herzustellen. Auch die Physiotherapie kann zur Linderung von Symptomen beitragen: Durch eine Wärmeanwendung (z. B. durch die »Heiße Rolle«), Massagen und durch eine passive Krankengymnastik können Schmerzen des Bewegungsapparates und der Muskulatur sowie eine Spastik und Fehllagerung reduziert werden. Bereits die passive Bewegung der Extremitäten, des Kopfes und Rumpfes sowie die Mobilisierung und Umlagerung des gelenkten Körpers kann in einem fortgeschrittenen Erkrankungsverlauf eine wichtige Entlastung darstellen. In dieser Erkrankungsphase steht die Symptomlinderung im Vordergrund, sodass diese physikalischen Behandlungsmaßnahmen als »palliative Physiotherapie« bezeichnet werden.

278 Gibt es Gründe, auf eine Physiotherapie zu verzichten?

Die Zurückhaltung gegenüber medizinischen Maßnahmen kann die Diagnostik, Medikamente, operative Prozeduren, lebensverlängernde Maßnahmen, aber auch die Physiotherapie betreffen. Die Gründe für die Ablehnung von Diagnostik und Therapie sind vielschichtig und nicht kritisierbar. Eine wichtige Voraussetzung für den Verzicht auf Therapiemaßnahmen ist ein Angebot der Ärzte gegenüber dem Patienten und einer detaillierten Information über den potenziellen Nutzen der Therapie und zugleich über die Implikationen des Behandlungsverzichtes. Allerdings besteht auch hier das Recht des Patienten auf einen Informationsverzicht: Der Patient kann ebenfalls davon absehen, sich über die Möglichkeiten der Therapie und die Folgen des Behandlungsverzichtes informieren zu lassen.

Unabhängig von einem generellen Behandlungsverzicht können Patienten gezielt auf eine Physiotherapie verzichten. Häufige Gründe für einen Behandlungsabbruch oder den primären Verzicht auf eine Therapie ist die Abwendung von Belastungen, die sich aus einer Physiotherapie ergeben können. Die Anreise (oder der Transport) zu einer Therapiepraxis, der Empfang eines Therapeuten zu Hause (Hausbesuch) und die zeitlichen Aufwendungen der Therapie, können als belastend und nicht akzeptabel erlebt werden. Hinzukommen die möglichen Anstrengungen, die sich durch eine aktive Krankengymnastik (mit Bewegungs- und Gangübungen) und einer anschließenden Erschöpfung ergeben können. Gerade im Beginn einer Therapie, z. B. bei der Behandlung einer bereits bestehenden Spastik und Kontraktur, können Gelenk- und Muskelschmerzen entstehen. Trotz den Möglichkeiten einer effektiven Schmerztherapie kann das Entstehen von therapieassoziierten Schmerzen als nicht tolerabel eingeordnet und eine Physiotherapie abgelehnt werden. In dieser Situation werden Patienten darüber informiert, dass innerhalb der Physiotherapie passive Behandlungsverfahren zur Verfügung stehen, die mit geringen Belastungen verbunden sind und auf eine Symptomminderung abzielen. Auch auf diese palliative Physiotherapie kann verzichtet werden, wenn keine belastenden Symptome vorliegen oder die Symptomkontrolle durch Medikamente erreicht werden soll. Typische Gründe für eine Ablehnung der Physiotherapie im fortgeschrittenem Krankheitsverlauf sind der Wunsch nach Privatsphäre und der Verzicht auf Zeitaufwendungen, die mit der Physiotherapie verbunden sind.

279   Was eine Ergotherapie?

Das Wort »Ergo« lässt sich mit »Arbeit« übersetzen. Im Zusammenhang einer medizinischen Behandlung ist unter »Arbeit« die Verrichtung einer konkreten Tätigkeit zu verstehen. Eine Ergotherapie ist in dieser Definition die Durchführung konkreter Verrichtungen mit einer therapeutischen Zielstellung. Bei der ALS kommt es, insbesondere durch Paresen oder eine Spastik der Hände und Arme, zu einer Einschränkung von alltagsrelevanten und beruflichen Verrichtungen. So kann das Hantieren mit Besteck, Geschirr, Kleidung, Alltagsgegenständen und Werkzeugen sowie das Bedienen von Geräten eingeschränkt werden. Die Ergotherapie ist ein Bestandteil der neurologischen Behandlung bei der ALS, in der die motorischen Verrichtungen trotz der bestehenden Defizite unterstützt werden.

280   Was ist die Zielstellung von Ergotherapie bei der ALS?

Die Ergotherapie ist eine Form der medizinischen Behandlung mit Unterstützung von speziell qualifizierten Therapeuten, die Patienten bei der Durchführung von komplexen Tätigkeiten unterstützt (▶ Frage 279). Ergotherapie kommt bei verschiedenen neurologischen Erkrankungen zum Einsatz, in denen Gehirn- und neurologische Körperfunktionen gestört sind. Bei der ALS sind die Gedächtnis- und Planungsleistungen des Gehirns, die für die Durchführung von gezielter Tätigkeit und Alltagsverrichtungen notwendig sind, zumeist ungestört (Einschränkung bei frontotemporaler Demenz, FTD, ▶ Frage 50, ▶ Frage 51, ▶ Frage 52). Trotz Erhalt der »geistigen« Funktionen wird bei der ALS die motorische Körperfunktion durch Paresen (Lähmungen) und Spastik (Steifigkeit) reduziert. Bei der ALS konzentriert sich die Ergotherapie auf die Behandlung der motorischen Funktionsdefizite. In Unterscheidung zur Physiotherapie (die der motorischen Funktionsstärkung des eigenen Körpers dient) wird bei der Ergotherapie die Interaktion zwischen Patient und Umwelt trainiert. Unter »Umwelt« ist die Gesamtheit an Personen und Gegenständen zu verstehen, die mit dem Patienten in Verbindung stehen. In diesem Sinne erfährt der Patient eine Beratung, Schulung, Anleitung und Übung, bestehende motorische Defizite zu kompensieren oder neue motorische Handlungsabläufe einzusetzen. Typische ergotherapeutische Anwendungsgebiete ist das Handtieren mit Besteck, das eigene Anreichen der Speisen, das Bewegen in einer Küche, das Ankleiden, die Körperpflege und das Bewegen in der Wohnung und im öffentlichen Raum – trotz bestehender motorischer Defizite. Der Schwerpunkt der Ergotherapie liegt bei den oberen Extremitäten, jedoch ist auch die gezielte Therapie anderer Körperregionen (Rumpf und untere Extremitäten) von Bedeutung. Begleitend zur Physiotherapie (Gangtraining) kann die Ergotherapie auch bei der Kompensation von Lauf-, Geh- und Stehdefiziten realisiert werden. Die Ergotherapie steht in Wechselwirkung zur Physiotherapie und logopädischer Behandlung. Sie ist ein wesentliches Therapieelement in der Stärkung der Alltagskompetenz von Menschen mit ALS.

281 Was ist bei der Ergotherapie zu erwarten?

Ergotherapeuten verfügen über eine spezialisierte Qualifikation, Methoden und Fertigkeiten, um Menschen mit ALS zu »trainieren«, motorische Defizite auszugleichen. Dabei stehen drei Strategien im Vordergrund: Adaptation, Kompensation und Substitution. Mit einer »Adaptation« erlernen die Patienten eine bestimmte, gewünschte Tätigkeit (z. B. das Hantieren mit Besteck) mit einer angepassten Handhabung (z. B. durch eine veränderte Greiftechnik). Im Ansatz der »Kompensation« wird die gleiche Funktion mithilfe eines Defizitausgleichs unterstützt (z. B. das Hantieren mit Besteck, die über angewinkelte und verdickte Griffe verfügen). Im Konzept der »Substitution« werden Strategien demonstriert und trainiert, um die defizitäre (oder erloschene) Funktion durch ein Hilfsmittel zu ersetzen (z. B. Einweisung und Training in der Nutzung eines Roboterarms zur Nahrungsaufnahme bei Verlust beidseitiger Armfunktionen). Zahlreiche Hilfsmittel zur Kompensation von motorischen Defiziten benötigen eine Einweisung, Schulung, Übung und Anpassung im Falle der Nutzung, die jeweils von Ergotherapeuten vorgenommen wird.

282 Welche Häufigkeit und Dauer der Ergotherapie ist empfehlenswert?

Aufgrund der unterschiedlichen Zielstellungen kommt die Ergotherapie bei der Mehrheit aller ALS-Patienten im gesamten Krankheitsverlauf zur Anwendung. Eine typische Therapieeinheit dauert 45 Minuten und wird an zwei Terminen pro Woche realisiert. In Abhängigkeit vom individuellen Symptomverlauf und den therapeutischen Zielstellungen ist eine geringere Anwendung (ein Termin pro Woche) bis hin zu einer hochintensivierten Ergotherapie (bis zu fünf Anwendungen pro Woche) möglich. Die Ergotherapie wird von einem Arzt entschieden und verordnet. Die konkrete Ausgestaltung der Behandlung (Anzahl, Dauer und Häufigkeit der Anwendungen) wird in Abstimmung von Ärzten mit Therapeuten entschieden. Die Therapie wird in jedem Fall an den Bedürfnissen und der Belastbarkeit des Patienten orientiert.

283 Welche Hilfestellung geben Ergotherapeuten bei der Anpassung von Hilfsmitteln?

Bei der Anwendung von Hilfsmitteln sind verschiedene Phasen zu unterscheiden. Am Anfang steht die Bedarfsermittlung: Liegen motorische Defizite vor, die vom eigenen Körper nicht mehr kompensiert werden können? Welche Einschränkungen ergeben sich im Alltag und Aktionsradius aus dem motorischen Defizit und wie kann ein Hilfsmittel dazu beitragen, dieses Defizit zu überwinden? Bereits bei dieser Bedarfsklärung kommt Ergotherapeuten eine wichtige Rolle zu. Die Defizite werden von Patienten selbst, von Ärzten, aber auch von Ergotherapeuten im Rahmen ihrer Therapie oder durch gesonderte Termine festgestellt, die expliziter Bedarfsermittlung dienen. In einer zweiten Phase der Hilfsmittelversorgung wird das notwendige Hilfsmittel (z. B. ein Elektrorollstuhl) und auf den individuellen Körper und die Bedürfnisse des Patienten angepasst. Die Anpassung und Erprobung wird überwiegend von Hilfsmittelversorgern vorgenommen. Insbesondere bei Hilfsmittelversorgern der komplexen Versorgung (z. B. bei Sanitätshäusern für Elektrorollstuhlversorgung, Sondersteuerung und Umfeldsteuerung) sind Ergotherapeuten wichtige Mitarbeiter im Team des Sanitätshauses und nehmen die Anpassung des Hilfsmittels vor (z. B. bei der individuellen Anpassung der Rollstuhlsteuerung an dem Patienten oder die Programmierung von Sondersteuerungen entsprechend der Bedürfnisse des Nutzers). Auch unabhängig von Sanitätshäusern können Ergotherapeuten bei der Anpassung von Hilfsmitteln unterstützend sein. So kann die Ergotherapie-Einheit für die Anleitung, Korrektur und Übung des Hilfsmitteleinsatzes genutzt werden. Damit werden Unsicherheiten der Patienten bei der Hilfsmittelversorgung überwunden, Anwendungsfehler korrigiert und Risiken, die sich aus einer fehlerhaften Anwendung des Hilfsmittels ergeben können, reduziert. So kann die Nutzung eines Elektrorollstuhls mit psychologischen Hemmnissen, aber auch durch offene technische Fragen eingeschränkt sein. Ergotherapeuten können eine wichtige Hilfestellung bieten, diese offenen Fragen direkt oder nach Rücksprache mit

Sanitätshäusern zu klären. Eine weitere Herausforderung der Hilfsmittelversorgung ist die Anpassung der Hilfsmittel an einem veränderten Bedarf. Eines der wesentlichen Merkmale der ALS besteht in der Progression, sodass von einer Zunahme der motorischen Defizite und damit von einer veränderten Inanspruchnahme von Hilfsmitteln auszugehen ist. Ergotherapeuten kommt – neben Ärzten und Hilfsmittelversorgern – durch ihre kontinuierliche Begleitung des Krankheitsprozesses die Rolle zu, den veränderten Bedarf zu erkennen und die Hilfsmittel auf die veränderten Defizite anzupassen. So ist bei technischen Hilfsmitteln die Kontaktaufnahme mit einem Sanitätshaus mit einer Veranlassung der veränderten Geräteeinstellung (z. B. Umprogrammierung der Sondersteuerung eines Elektrorollstuhls bei reduzierten Bewegungsmustern) oder die Umversorgung eines Hilfsmittels notwendig. In allen Fragen der Hilfsmittelversorgung können Ergotherapeuten eine wichtige unterstützende Funktion einnehmen.

284 Kann eine Ergotherapie im Krankheitsverlauf beendet werden?

Jede Behandlung, auch die der Ergotherapie, setzt eine Zielstellung voraus, die vom Patienten und Arzt gemeinsam bestimmt werden. Die Feststellung von Behandlungszielen und die Einwilligung des Patienten in die Therapie ist ein Grundprinzip der Medizin. Bei der ALS ist die Ergotherapie im gesamten Erkrankungsverlauf eine wichtige Therapieoption. Allerdings veränderten sich die Zielstellung und der Inhalt der Ergotherapie mit Zunahme der motorischen Defizite. Das körperliche »Training«, einschließlich der passiven Bewegung des Körpers liegt im fachlichen Schwerpunkt der Physiotherapie. Daher kommt es bei einem hochgradigen motorischen Defizit zumeist zu einer Schwerpunktverschiebung der Ergotherapie zugunsten der Physiotherapie. Allerdings bestehen auch in dieser Abwägung deutliche individuelle Unterschiede. So kann ein hoher ergotherapeutischer Bedarf bei der Anpassung und Umstellung von komplexen Hilfsmitteln entstehen, die insbesondere bei einem schweren motorischen Defizit (einschließlich Locked-In-Syndrom) anspruchsvoll und aufwendig sein können und eine intensive ergotherapeutische Versorgung benötigen. Aus Patientenperspektive ist die »Wirksamkeit« nicht in jedem Fall unmittelbar erkennbar. Die Schulung der Alltagskompetenz ist ein längerer Prozess, dessen »Trainingseffekt« nicht so offensichtlich ist wie bei der Physiotherapie. Daher ist bei der Ergotherapie bei einem Teil der Betroffenen eine Skepsis oder Zurückhaltung gegenüber dieser Behandlung vorhanden. In dieser Situation sollten die Patienten erneut über die längerfristige Zielstellung des Erhalts von Alltagskompetenz informiert werden. Dennoch ist eine ablehnende Haltung gegenüber einer Ergotherapie im Sinne der therapeutischen Selbstbestimmung zu akzeptieren und unproblematisch möglich. Die Reduktion der Ergotherapie ist insbesondere im fortgeschrittenen Erkrankungsverlauf, insbesondere in einer palliativen Erkrankungsphase vorhanden. Die Ergotherapie kann mit zeitlichen Aufwendungen (Behandlungszeit) und sozialen Belastungen (Terminorganisation; Transportlogistik) verbunden sein, die für den Betroffenen und das soziale Umfeld in einer Aufwand-Nutzen-Abwägung zum Abbruch der Ergotherapie führen kann. Die offene Kommunikation zwischen Patient, Arzt und Therapeuten über die individuelle Zielstellung und Behandlungskonzeption der Ergotherapie trägt dazu bei, die Intensität und die Dauer der Ergotherapie sowie eine mögliche Beendigung dieser Behandlung an die konkreten Bedürfnisse des Patienten anzupassen.

285 Was ist Logopädie?

»Logos« ist der altgriechische Begriff für »Das Wort«. Die direkte Übersetzung des Begriffs »Logopädie« lautet »Worterziehung«. Tatsächlich liegt ein Schwerpunkt der Logopädie – unabhängig von der ALS – in der Sprachentwicklung von Kindern, bei denen eine verzögerte Sprachentwicklung vorliegt. Im Erwachsenenalter kommt die Logopädie zur Anwendung, wenn die sprachliche Kommunikation durch eine Erkrankung des Gehirns, des Kehlkopfes oder Schlundes beeinträchtigt ist. Jenseits der »Spracherziehung« bei Kindern findet die Logopädie im Erwachsenenalter überwiegend bei Patienten mit neurologischen Erkrankungen statt. Charakteristisch für die Logopädie in der Neurologie ist die Behandlung nach Schlaganfall, bei dem die Hirnrinde (mit Störung der Sprachbildung; Sprachstörung, genannt: »Aphasie«) oder der Hirnstamm (mit Störung der dortigen Steuerung von Zunge, Schlund und Sprechstörung, Sprechstörung, genannt: »Dysarthrie«) verletzt werden. Bei der ALS ist die Sprachbildung in der Hirnrinde zumeist nicht beeinträchtigt. Nur bei einer kleinen Gruppe an ALS-Patienten mit einer Frontotemporalen Lobärdegeneration (FTLD, ▶ Frage 50) kann es zu einer Störung der Sprachbildung im Gehirn kommen. Die typische Problematik bei der ALS liegt in einer fortschreitenden Schwäche (Parese) oder Steifigkeit (Spastik) der Zungen- und Schlundmuskulatur sowie des Kehlkopfes. Diese Veränderungen führen zu einer Einschränkung des Sprechens und Schluckens. Die Logopädie bei der ALS zielt darauf ab, die Sprechfunktion zu erhalten und den Schluckvorgang zu unterstützen.

286 Was ist die Zielstellung von Logopädie bei der ALS?

Erfahrungsgemäß kann mit einer Logopädie keine Verbesserung des Sprechens erreicht werden. Ein realistisches Ziel ist die Verzögerung in der Abnahme der Sprechfunktion. In der Logopädie werden besonders schwierige Lautverbindungen durch wiederholte Anwendungen »trainiert« und damit eine Kräftigung der Zungen-, Schlund- und Kehlkopfmuskulatur beabsichtigt. Diese Form der Logopädie ist in einer vereinfachten Betrachtungsweise als »Physiotherapie des Sprechens« zu verstehen. Neben dem Training der Sprechmuskulatur wird die bewusste Abstimmung von Sprechen und Atmung geschult und geübt. Der reguläre Sprechvorgang beinhaltet ein Einatmen und das anschließende Ausatmen durch den Kehlkopf (»Stimmlippen«), in dem die Laut- und Stimmbildung stattfindet. An diesem grundsätzlichen Vorgang ist der enge Zusammenhang zwischen Atmung und Sprechen erkennbar. Logopäden unterstützen ALS-Patienten darin, die Einatmung und das Sprechen bewusster abzustimmen und auf die eigenen Kapazitäten abzustimmen. Bei der ALS können sowohl die Sprechmuskeln (Kehlkopf, Schlund und Zunge) als auch die Atemmuskulatur eingeschränkt sein. Daher kann eine veränderte »Einteilung« des Sprechens, z. B. die Formulierung kürzerer Sätze, oder die veränderte Akzentuierung längerer Sätze notwendig sein. Im weiteren Krankheitsverlauf kann es zu einer hochgradigen Einschränkung oder zu einem Verlust des Sprechens kommen (Anarthrie). In dieser Konstellation können Logopäden darin unterstützen, alternative Kommunikationsformen, z. B. über elektronische Kommunikationshilfen zu identifizieren, anzupassen und zu trainieren. Obgleich im Begriff der »Logopädie« die verbale Kommunikation im Vordergrund steht, ist die Unterstützung der Schluckfunktion eine zentrale Domäne dieser Behandlungsform. Mit den motorischen Defiziten der Zungen-, Schlund- und Kehlkopfmuskulatur ist eine fortschreitende Schluckstörung (Dysphagie) verbunden. In der Logopädie werden Patienten (und ihre Angehörigen) zu den Grundprinzipien des Schluckens und zur notwendigen Anpassung der Schluckvorgänge informiert und geschult. So kann die veränderte Körperhaltung und das Vermeiden von Kopf- und Körperpositionen, die für den Schluckvorgang ungünstig sind, »trainiert« werden. Auch beim Schluckvorgang ist eine enge Abstimmung mit dem Atmungsprozess gegeben. Ein Schlucken findet erst dann statt, wenn die Luftwege am Kehlkopf sicher verschlossen sind. Zwischen Schlucken und Atmen besteht ein Entweder-oder-Prinzip. Während des Schluckens kann nicht geatmet werden. Eine Abstimmung zwischen beiden Vorgängen (Schlucken und Atmen) ist besonders relevant, wenn eine Schluckstörung (Dysphagie) und Atemschwäche (Hypoventilation) vorliegt. In dieser Konstellation sollte die Nahrung so klein portioniert werden, dass die Atmung nicht zu lange unterbrochen wird. Weiterhin kann die Schluckstörung mit einem Risiko des »Verschluckens« (Aspiration) verbunden sein. Beide Aspekte werden in einem Schlucktraining berücksichtigt. Bei einer fortschreitenden Schluckstörung tragen Logopäden (neben Ärzten) zur diagnostischen Einschätzung bei, die Notwendigkeit einer Nahrungsanpassung (Adaptation), einer Trinknahrung (hochkalorische Zusatzernährung) oder der Einleitung einer Sondenernährung (perkutane endoskopische Gastrostomie, PEG-Sonde) festzustellen. Bei der Anpassung einer Ernährungstherapie findet eine enge Abstimmung zwischen Logopäden und Ernährungstherapeuten statt. Beide Therapeutengruppen sind an der Diagnostik, Schulung, Behandlung und der täglichen Handhabung von Ernährungstherapie beteiligt.

287 Welche Häufigkeit und Dauer der Logopädie ist empfehlenswert?

Eine typische Häufigkeit der Logopädie sind ein bis zwei Anwendungen pro Woche. In bestimmten Konstellationen (und definierten Ausnahmefällen) kann eine intensivierte Logopädie bis zu fünf Anwendungen pro Woche erforderlich sein. Eine Logopädie wird zumeist über Dauer von 45 Minuten durchgeführt. Die Logopädie findet überwiegend in einer logopädischen Praxis oder zuhause statt. Die Logopädie wird von einem Arzt veranlasst und verordnet.

288   Gibt es eine ALS-spezifische Logopädie?

Analog zur Physio- und Ergotherapie ist von Vorteil, wenn der Logopäde über eine spezialisierte Erfahrung in der Behandlung von ALS-Patienten verfügt. Die Abschätzung der Krankheitsprogression und die gezielte Anpassung der Therapie an dem veränderten ALS-Verlauf sind von Vorteil. Gleichzeitig ist, insbesondere im ländlichen Raum, nicht zu erwarten, dass eine Spezialisierung von Logopäden zur ALS-Erkrankung möglich ist. Auch in dieser Situation ist die Logopädie sinnvoll und vorteilhaft. Alle Logopäden verfügen über eine hohe Qualifikation zur Behandlung der Sprech- und Schluckstörung, die bei häufigen Erkrankungen (z. B. dem Schlaganfall) und seltenen Erkrankungen (wie der ALS) in ähnlicher Weise vorhanden sind. Damit ist für Logopäden, die über keine spezialisierte Erfahrung bei der ALS verfügen, das Erfahrungswissen in der Behandlung von häufigen Erkrankungen auf die Therapie bei der ALS übertragbar.

289   Welche Hilfestellung geben Logopäden bei der Anpassung von Hilfsmitteln?

In der logopädischen Therapie werden Patienten mit Sprech- und Schluckstörung unterstützt. Im Verlauf der ALS kann eine hochgradige Einschränkung (Dysarthrie) oder ein Verlust des Sprechens (Anarthrie) entstehen. In dieser Situation kommen Hilfsmittel der unterstützenden Kommunikation zur Anwendung. Die Kommunikationshilfsmittel werden dem individuellen Bedarf angepasst und reichen von einem »einfachen« Tablet-Computer bis zu einem Kommunikationssystem mit Augensteuerung. Logopäden sind (gemeinsam mit Ärzten) daran beteiligt, die Grundsatzentscheidung für eine Kommunikationshilfe zu treffen und den geeigneten Zeitpunkt für eine entsprechende Versorgung zu finden. Logopäden sind durch den regelmäßigen Kontakt (mit wöchentlicher Therapie) mit dem Krankheitsverlauf und dem sozialen Umfeld des Patienten vertraut. Daher sind sie geeignet, einem beginnenden Hilfsmittelbedarf frühzeitig zu erkennen und die ärztliche Entscheidungsfindung zu unterstützen. Auch bei der Überwindung von emotionalen und psychologischen Barrieren auf dem Weg zur Hilfsmittelnutzung nehmen Logopäden eine wichtige Funktion ein. Die Bereitstellung von Kommunikationshilfsmitteln erfolgt durch spezialisierte Versorgungsunternehmen, die über ALS-Versorgungsnetzwerke, Selbsthilfegruppen oder Logopäden empfohlen werden. Im Team der Hilfsmittelversorger, die sich auf Kommunikationssysteme spezialisiert haben, sind zumeist Logopäden (zusammen mit Technikern) tätig. Die Geräteeinweisung in ein Kommunikationshilfsmittel wird durch den Hilfsmittelversorger übernommen. Dennoch kann im Verlauf der Gerätenutzung ein Schulungs- und Übungsbedarf entstehen, der durch die logopädische Praxis erfüllt werden kann. Aufgrund der Vielzahl der technischen Systeme und ständiger Weiterentwicklung kann die Mehrheit der Logopäden keine technische Unterstützung der bestehenden Hilfsmittel übernehmen. Die Rolle der Logopäden besteht darin, offene Fragen und Probleme in der Hilfsmittelanwendung zu identifizieren und (gemeinsam mit dem Patienten) an den Hilfsmittelversorger weiterzuleiten. Die ALS ist eine fortschreitende Erkrankung, sodass die Kommunikationssysteme an die veränderten Anforderungen ebenfalls angepasst werden müssen. Für die Kommunikation des veränderten Bedarfs und die Abstimmung der Hilfsmittelversorgung zwischen Patient, Arzt, Hilfsmittelversorgern und spezialisierten Versorgungsnetzwerke können Logopäden eine wichtige Rolle einnehmen.

290   Kann eine Logopädie im Krankheitsverlauf beendet werden?

Die Logopädie bei der ALS zielt auf die Handlung von zwei Symptomen ab: Die Sprechstörung (Dysarthrie) und die Beeinträchtigung des Schluckens (Dysphagie). Im Verlauf der ALS kann es zu einem vollständigen Verlust der Sprechfunktion kommen (Anarthrie). In dieser Situation beendet ein Teil der ALS-Patienten die Sprechtherapie. Auch bei der Schluckfunktion kann im ALS-Verlauf ein Verlust der Schluckfähigkeit entstehen (Aphagie). Die Ernährung findet in dieser Konstellation über eine Ernährungssonde (PEG-Sonde) statt. Die Anleitung zur Nutzung der PEG-Ernährung wird überwiegend durch Ernährungstherapeuten gewährleistet. Die Logopädie hat in dieser fortgeschrittenen Erkrankungsphase das Ziel, die bestehende Schluckfunktion zu stärken und eine Mischkost zwischen Sondennahrung und oraler Ernährung zu ermöglichen. Tatsächlich kann bei einem großen Teil der Patienten mit PEG-Sonde eine begleitende orale Ernährung (und der damit verbundene geschmackliche Nahrungsgenuss) aufrechterhalten werden. Insbesondere bei Einleitung einer PEG-Ernährung wird von einem Teil der ALS-Patienten die logopädische Behandlung beendet. Im fortgeschrittenen Krankheitsverlauf, mit vollständiger Schluckstörung und Nutzung einer PEG-Sonde wird der therapeutische Vorteil durch eine Logopädie individuell sehr unterschiedlich betrachtet und führt da in einer Gruppe von ALS-Patienten zur Beendigung der Logopädie. Der Abbruch von Behandlungsmaßnahmen ist aus therapeutischer und ärztlicher Sicht zu respektieren, da alle therapeutischen Maßnahmen einschließlich der Logopädie mit zeitlichen und körperlichen Belastungen (Zeitaufwand von Transport und Therapie; Anstrengung der Behandlung) und sozialen Belastungen (Einbeziehung von Familienmitgliedern und des sozialen Umfelds zur Ermöglichung der Therapie) verbunden sein kann. Die Option einer Beendigung von Logopädie ist ein wesentliches Element von Patientenautonomie und therapeutischer Selbstbestimmung bei der ALS.

291   Worauf ist bei der Wahl einer Therapiepraxis zu achten?

Die ALS ist mit zehn Betroffenen pro 100.000 Einwohner eine relativ seltene Erkrankung, sodass bei der Vielzahl von Therapiepraxen (Physiotherapie, Ergotherapie und Logopädie) eine Spezialisierung zur ALS nicht vorausgesetzt werden kann. Dennoch ist bei der Suche und Auswahl der Therapiepraxis die Erkundigung sinnvoll, ob in der erreichbaren Region eine Therapiepraxis mit Erfahrung in der Behandlung von ALS-Patienten vorliegt. Versorgungsnetzwerke oder Selbsthilfegruppen können dabei behilflich sein, spezialisierte Praxen zu identifizieren und zu kontaktieren. Falls die Suche nach einer ALS-spezialisierten Therapiepraxis nicht erfolgreich war, ist darauf zu achten, dass eine neurologische Kompetenz in der betreffenden Praxis vorhanden ist. Insbesondere bei der Wahl der Physiotherapie-Praxis ist dieses Kriterium von besonderer Bedeutung, da die physikalische Therapie in einem breiten fachlichen Spektrum stattfindet. So sind einige Physiotherapiepraxen in der Sportmedizin, Unfallchirurgie oder Orthopädie spezialisiert. Die Ausrichtung von sportmedizinischen und orthopädischen Therapiezentren ist für die Behandlung von ALS-Patienten zumeist nicht optimal geeignet (individuelle Ausnahmen sind möglich). Bestimmte neurologische Symptome, die durch eine Physiotherapie therapierbar sind (z. B. eine Spastik) kommen bei orthopädischen Erkrankungen nicht vor, sodass in den entsprechenden Praxen wenig Erfahrungswissen zur Therapie dieser Symptome vorliegt. Auch die therapeutische Bewertung der Erkrankungsprogression und die Ausrichtung der Therapie in der palliativen Phase der ALS ist vor allem in neurologisch ausgerichteten Therapiepraxen zu erwarten. Insgesamt ist bei der Wahl der Therapiepraxis in Erfahrung zu bringen, ob die Physiotherapiepraxis mit der Behandlung neurologischer Patienten vertraut ist. Bei der Ergotherapie und Logopädie ist primär davon auszugehen, dass Erfahrungen mit neurologischen Erkrankungen vorliegen, da beide Therapieformen ihren Ausbildungs- und Tätigkeitsschwerpunkt bei neurologischen Erkrankungen haben.

292 Was ist eine Lymphdrainage?

Die ALS ist mit einer Muskelschwäche (Parese) verbunden, die wiederum zu einem Lymphödem führen kann. Bei einem Lymphödem handelt es sich um die Einlagerung von Gewebsflüssigkeit (Lymphe) im Zwischenzellraum der Arme und Beine. Die Anreicherung der Lymphflüssigkeit entsteht durch ein Ungleichgewicht in der Durchblutung einer Körperregion. Der Einstrom des Blutes in eine Extremität erfolgt durch arterielle Blutgefäße, die über eine Muskulatur in der Gefäßwand verfügen (»Puls«). Der Einstrom des Blutes wird durch den Puls und den (im Vergleich zu den Venen) erhöhten Gefäßdruck innerhalb der Arterien bedingt. Der Abtransport des Blutes aus den Extremitäten erfolgt über Venen, die wiederum über eine schwach ausgeprägte Gefäßwandmuskulatur verfügen. Der Abtransport des Blutes wird durch die umgebende Arm- und Beinmuskulatur befördert. Tatsächlich liegen die Venen in räumlicher Nähe zur Muskulatur. Die Muskelbewegungen führen dazu, dass die benachbarten Venen komprimiert und zum Körper hin ausgepresst werden. Diese Verbindung zwischen Venen und Muskulatur wird als »Venen-Muskel-Pumpe« bezeichnet. Bei der ALS kommt es (bedingt durch die Lähmungen der Muskulatur) auch zu einer Reduktion der Venen-Muskel-Pumpe. In der Folge wird mehr Blut in die Extremität hineintransportiert als über die reduzierte Muskel-Venen-Pumpe abtransportiert werden kann. Infolge des Ungleichgewichts entsteht das Lymphödem, das zu einer deutlichen Schwellung von Händen, Füßen, Unterarmen oder Unterschenkeln führt. Die Lymphdrainage ist eine Form der physikalischen Endstauungstherapie, mit der die Lymphflüssigkeit in Richtung des Rumpfes befördert und damit das Lymphödem reduziert wird. Mit speziellen Handgriffen bewirkt der Physiotherapeut die Eigenbewegung der Lymphgefäße an (manuelle Lymphdrainage). Die Massage (Drainage) wird einmal bis mehrmals pro Woche durchgeführt, der therapeutische Effekt hält zumeist 24 Stunden an. Ergänzend werden Kompressionsbandagen angelegt, um den Drainageeffekt zu verlängern. Neben der manuellen Lymphdrainage kommen Kompressionsbandage oder Kompressionsstrümpfe zur Anwendung. Mit Kompressionsbandagen werden die betroffenen Arme und Beine umwickelt. Durch die Kompression wird der Abtransport der Lymphflüssigkeit unterstützt. Bei schwerwiegenden Lymphödemen wird die Kompressionstherapie mit einer Bandage begonnen, um im weiteren Verlauf die Therapie mit Anpassung von Kompressionsstrümpfen weiterzuführen. Die Lymphdrainage ist erforderlich, da das Vorliegen von Lymphödemen (neben der schmerzhaften Schwellung) mit besonderen Risiken verbunden ist. Die Verletzung einer Extremität mit Lymphödem muss verhindert werden, da die Fähigkeit zur Wundheilung und die Infektabwehr durch die Schwellung der Extremität reduziert sind. Die Lymphdrainage wird überwiegend durch Physiotherapeuten durchgeführt und ist häufiger Bestandteil einer Physiotherapie, die aus einer Krankengymnastik, Massage, Wärmetherapie und Lymphdrainage besteht. Die Lymphdrainage wird, analog zu anderen Formen der Physiotherapie, von einem Arzt auf einem Heilmittelrezept verordnet und in einer Physiotherapiepraxis realisiert.

293 Was ist ein Kompressionsstrumpf?

Infolge der Paresen kann es zu Lymphödemen (▶ Frage 292) in den Armen und Beinen kommen. Das Lymphödem ist als Schwellung der Hände, Unterschenkel und Füße von außen erkennbar. Die manuelle Lymphdrainage ist die hauptsächliche Behandlungsform, um das Lymphödem abzubauen. Dabei handelt es sich um eine spezielle Form der Physiotherapie, in der durch manuell ausgeübten Druck und Bandage-Techniken die Gewebsflüssigkeit aus den Extremitäten in Richtung des Rumpfes »ausgedrückt« werden (▶ Frage 292). Neben der manuellen Lymphdrainage kommen Kompressionsstrümpfe für die Beine (und seltener Kompressionshandschuhe) zum Einsatz, um das erneute einlagern von Gewebsflüssigkeit (»Lymphe«) zu verhindern. Kompressionsstrümpfe (orthopädische Strümpfe) sind medizinische Hilfsmittel, die aus einem »Zweizugmaterial« bestehen. Dabei handelt es sich um Strickstrümpfe, die eine Längs- und Querdehnung erlauben. Die Strickstrümpfe bestanden in der Vergangenheit aus Naturfasern und werden gegenwärtig zumeist aus Vollsynthetik Fasern hergestellt. Die Kompressionsstrümpfe sind auf Basis einer ärztlichen Verordnung über Sanitätshäuser, orthopädiemechanische Werkstätten oder Apotheken verfügbar, die sich auf die Versorgung von Lymphödemen spezialisiert haben. Kompressionsstrümpfe werden auf die individuellen Körpermaße (auch bei Veränderungen im Krankheitsverlauf) angepasst. Das An- und Ausziehen von Kompressionsstrümpfen erfordert eine Schulung, manuelle Fertigkeiten und Kraft, sodass die Einbeziehung von Familienmitgliedern oder Pflegefachkräften bei der Anwendung der Kompressionsstrümpfe erforderlich sind. Die sachgerechte Anwendung von Kompressionsstrümpfen ist eine wirksame Behandlungsmethode, um das Entstehen von Lymphödemen zu reduzieren. Die Anwendung von Kompressionsstrümpfen erfolgt zumeist in Kombination mit der manuellen Lymphdrainage und Lagerungstechnik (hochlagern der Extremitäten in Phasen der körperlichen Ruhe).

294 Was sind Zeichen der körperlichen Überlastung bei der ALS?

Eine der häufigsten Fragen von Menschen mit ALS besteht nach der körperlichen Belastbarkeit und dem Risiko der Überlastung durch körperliche Aktivität. Grundsätzlich ist eine körperliche Aktivität, trotz Vorliegen von Paresen oder Spastik, von großer Bedeutung, um bestehende motorische Kompetenzen zu erhalten und negative Effekte zu reduzieren, die sich aus einer verminderten Aktivität ergeben. Vor diesem Hintergrund sind eine physikalische Therapie (insbesondere Krankengymnastik, Gangtraining und Atemtherapie) sowie die Nutzung von Bewegungstrainern die elementaren Bestandteile im Behandlungskonzept der ALS. Trotz der prinzipiellen Wichtigkeit der körperlichen Aktivität sind bei der Anwendung von Physiotherapie und Therapiegeräten bestimmte körperliche Grenzen zu beachten. Wie bei jeder körperlichen Aktivität ist die individuelle Leistungsfähigkeit zu berücksichtigen. Sie bezieht sich auf das Herz-Kreislaufsystem sowie den Muskel- und Bewegungsapparat. Bereits bei der Zielstellung der Physiotherapie sollte beachtet werden, dass eine »Überwindung« der ALS im Sinne eines »Gegen-Trainings« nicht möglich und sinnvoll ist. Die maximale Belastbarkeit von Muskulatur bei der ALS ist bisher nicht wissenschaftlich untersucht worden. Ein klinisches Anzeichen für eine Überforderung von Muskulatur ist das Entstehen von »Muskelkater« (Muskelschmerz, genannt: Myalgie), der sich aus der mechanischen Überforderung von Muskulatur ergibt. Beim Muskelkater ist von »Mikrotraumata« auszugehen, die mikroskopische Einrisse in den Faserstrukturen der Muskulatur darstellen. Das regelmäßige Auftreten von Muskelschmerz nach körperlicher Aktivität ist als Zeichen der muskulären Überlastung zu verstehen. Das unregelmäßige Auftreten von Muskelschmerzen nach Übungen und Belastungen (mehrfach im Monat) ist als unproblematisch zu betrachten. Von Muskelschmerzen (Myalgien) sind Sehnen- und Gelenkschmerzen (Arthralgien) zu unterscheiden. Gelenkschmerzen können insbesondere bei Beginn einer Physiotherapie entstehen, nachdem längere Phasen der geringen motorischen Aktivität vorlagen. Hier liegt es in der Kompetenz und Erfahrung des Physiotherapeuten, ein angemessenes Maß zwischen notwendiger Belastung (mit gerechtfertigtem Dehnungsschmerz) und einer Überforderung (mit Überlastungsschmerz des Gelenkapparates) zu finden. Auch bei Gelenkkapsel- und Sehnenschmerzen ist der Schmerz als Signal der Überlastung zu verstehen und die körperliche Belastung entsprechend anzupassen. Bei Auftreten von Schmerzen ist die Belastung zu reduzieren und erst in einem längeren Zeitintervall (über mehrere Wochen und Monate) zu steigern.

295 Wo liegt die körperliche Belastungsgrenze bei der ALS?

Zur Vermeidung einer Überlastung ist eine »submaximale« Belastung empfehlenswert: Darunter ist eine Belastung unterhalb der maximalen individuellen Leistungsfähigkeit zu verstehen. Dabei ist empfehlenswert bis zu 80 % der individuellen Leistungsfähigkeit während der Physiotherapie (oder andere körperliche Aktivitäten) regelmäßig zu nutzen. Die meisten Menschen verfügen über ein Körperbewusstsein, das die eigene Abschätzung von 80 % der Leistungsfähigkeit erlaubt. Eine besondere Form der Überlastung ist bei Vorliegen einer Spastik zu beachten. Die körperliche Aktivität kann zu einer zusätzlichen Muskelanspannung und der Zunahme einer bereits vorhandenen Spastik führen (»einschießende Spastik«). Daher ist bei einer ALS mit überwiegender Beteiligung des ersten motorischen Neurons (und damit verbundener Spastik) die Physiotherapie bewusst zu »dosieren«, um die Schwelle einer provozierten Spastik nicht zu überschreiten. Dabei ist zu betonen, dass die »einschießende Spastik« vorübergehend ist und üblicherweise im Verlauf weniger Minuten zurückgeht. Dennoch kann die Zunahme der Spastik mit einer reduzierten Funktion (z. B. mit einer Zunahme der Gangstörung) oder mit Schmerzen verbunden sein. Bei der Einschätzung der individuellen Belastungsgrenze nehmen Physiotherapeuten, die mit der Behandlung neurologischer Erkrankungen vertraut sind, eine wichtige Rolle ein.

XVIII Fragen zur Hilfsmittelversorgung

296   Was sind Hilfsmittel?

Im Verlauf der ALS entstehen fortschreitende motorische Defizite, die zu Einschränkungen im Sprechen, Schreiben, Hantieren, Tragen, Heben, Essen, Umdrehen, Laufen, Gehen, Treppensteigen, Husten, Atmen und vielfältigen anderen Funktionen führen. Hilfsmittel sind grundsätzlich medizinische Geräte oder Medizinprodukte, die zum Ziel haben, funktionelle Defizite auszugleichen oder bestimmte Funktionen zu ersetzen, die vom Körper nicht mehr selbständig realisiert werden können. Bei der ALS kommen Hilfsmittel zum Einsatz, die Defizite des Sprechens und Schreibens (Kommunikationshilfen), der manuellen Funktion (Umfeldsteuerung und Armroboter) und der Bewegung des gesamten Körpers (Transfer- und Mobilitätshilfen) dienen. Im erweiterten Sinne wird Medizintechnik zur Unterstützung des Atmens (Beatmungsgeräte) und des Hustens (Hustenassistenten) ebenfalls als Hilfsmittel bezeichnet. Auch Bewegungstrainer und Therapiegeräte (therapeutische Bewegungsgeräte, Therapietische, Aufstehhilfen u. a.) sind als Hilfsmittel zu verstehen. Weitere Hilfsmittel dienen der Körperpflege, der verbesserten Lagerung und der Anpassung des Wohnumfeldes (z. B. Pflegebetten, Sanitätshilfsmittel, Pflegemittel einschließlich Verbrauchsmaterial). Die Versorgung mit Hilfsmitteln ist ein wesentliches Element der Versorgung von Menschen mit ALS, um bestehende und fortschreitende Defizite mit allen Möglichkeiten auszugleichen, die technisch verfügbar, durch Kostenträger erstattbar und aus Patientenperspektive gewünscht und nutzbar sind. Der konkrete Hilfsmittelbedarf ist vom Krankheitsverlauf, den individuellen Versorgungszielen, der Offenheit gegenüber der Hilfsmittelversorgung, den räumlichen Gegebenheiten sowie dem sozialen Umfeld abhängig. Hilfsmittel sind zumeist zulasten der gesetzlichen Krankenversicherung verordnungsfähig. Bei Patienten mit einer privaten Krankenversicherung (PKV) bestehen erhebliche Unterschiede der Kostenerstattung, die sich aus den verschiedenen Verträgen und Tarifen der PKV ergeben. Die Beratung und Veranlassung von Hilfsmitteln sowie deren Verordnung sind ein Schwerpunkt in spezialisierten ALS-Ambulanzen. Bei der Suche geeigneter Hilfsmittelversorger und bei der Bewältigung organisatorischer Hürden der Hilfsmittelversorgung nehmen Versorgungsnetzwerke eine wichtige und unterstützende Rolle ein.

297 Was ist unter Assistenztechnologie zu verstehen?

Assistenztechnologie ist ein moderner Begriff für spezielle Hilfsmittel, die Patienten »assistieren«, wenn sie (bedingt durch motorische Defizite) bestimmte Handlungen nicht selbst ausüben können. Durch die Einschränkung oder den Verlust von Armfunktionen (Hantieren, Schreiben, Greifen, Essen, Heben, Schließen, Tippen, Kratzen, Tragen, Heben, Winken, Wischen) entsteht die Notwendigkeit für die Assistenz durch Hilfsmittel. Assistenztechnik zum Defizitausgleich der Armfunktionen sind computerbasierte Schreibsysteme, angepasste Steuerungen von Computern (für PC- und Internetnutzung), Kommunikationssysteme der Umfeldsteuerung (»Fernsteuerung«) von Unterhaltungselektronik, Türen, Fenstern, Haushaltsgeräten, Jalousien sowie Armroboter (Roboterarme und Mahlzeitenroboter). Auch komplexe Hilfsmittel zur Mobilität und für den Transfer sind als Assistenztechnologie zu betrachten. Bestimmte Elektrorollstühle mit Sonderfunktionen (Hub-, Liege- und Stehfunktion sowie Sitzkantelung) assistieren dem Patienten dabei, eine optimale (und wechselnde) Körperposition einzunehmen, ohne die Hilfe einer anderen Person in Anspruch nehmen zu müssen. Assistenztechnologie beschreibt die Gesamtheit der Hilfsmittel, die geeignet sind, die Patientenautonomie und Selbstbestimmung des Patienten zu bewahren und zu verbessern. Der technologische Fortschritt im Bereich der digitalen Kommunikation, Elektromobilität und Armroboter hat zu einer deutlichen Weiterentwicklung der Assistenztechnologie und den Möglichkeiten des Defizitausgleiches geführt.

298 Was ist eine Orthese?

In dem Begriff der Orthese ist das altgriechische Wort »Ortho« enthalten, das als »aufrecht« zu übersetzen ist. Die Orthese steht für medizinische Hilfsmittel, um Extremitäten oder den Rumpf in eine »aufrechte« Position zu bringen, die durch eine Erkrankung geschwächt oder verändert sind. Bei der ALS können eine Lähmung (Parese) oder eine erhöhte Muskelspannung (Spastik) zu einer Instabilität der Füße, Beine, der Hände, des Halses und Rumpfes führen, die jeweils zur Unterstützung durch eine Orthese führen. Eine einfache Übersetzung für das Wort Orthese ist der Begriff der »orthopädischen Schiene«. Bereits aus dieser Begrifflichkeit wird erkennbar, dass Orthesen darauf abzielen, geschwächte oder spastische Körperregionen zu stabilisieren und aufrechtzuerhalten. Bei der ALS wird am häufigsten eine Fußheberorthese (Peroneusorthese) eingesetzt, die dazu dient, die Schwäche der Fußhebermuskulatur auszugleichen und die Gangbehinderung durch einen »Fallfuß« zu reduzieren. Weitere Orthesen dienen der Stabilisierung der Kopfposition, falls eine Schwäche der Kopfhaltemuskulatur entsteht (zervikaler Orthese; Halsorthese). Die Schwäche oder Spastik der Handmuskulatur kann zur Entwicklung von Handbeugerkontrakturen (»Krallhand«) führen, die durch eine Lagerungsorthese des Unterarms und der Hände abgewendet wird. Bei einer Schwäche der Rückenmuskulatur kann eine Rumpfinstabilität entstehen, die wiederum zur Notwendigkeit einer Rumpforthese führt. Grundsätzlich sind Orthesen von einem Arzt zu veranlassen und zu verordnen und zulasten der Krankenversicherung erstattungsfähig. Orthesen werden in orthopädiemechanischen Werkstätten und spezialisierten Sanitätshäusern erstellt, angepasst und erprobt. Für die Akzeptanz und Nutzbarkeit der Orthese ist die individuelle Anpassung an den Körper und Behandlungsziel des Patienten von entscheidender Bedeutung. Bei Orthesen ist zwischen vorgefertigten Medizinprodukten (Lieferung eines vorgefertigten Produktes von einem Orthesen Hersteller und Anpassung durch das Sanitätshaus vor Ort) von individualisierten Anfertigungen (zumeist auf Basis eines Gipsabdruckes der Extremität oder anderer individueller Körpermaße) zu unterscheiden. Die Auswahl, Fertigung und Anpassung von Orthesen (insbesondere bei Individualfertigungen) setzt ein hohes Maß an Erfahrung und Fertigkeit durch das versorgende Sanitätshaus voraus. Innerhalb des Sanitätshauses sind qualifizierte Orthopädiemechaniker mit der Orthesenversorgung betraut. Dabei ist von Vorteil, wenn die jeweiligen Sanitätshäuser Erfahrungen in der Versorgung von ALS-Patienten aufweisen, um den individuellen Krankheitsverlauf bei der Orthesenherstellung zu berücksichtigen. Die Herausforderung bei einer fortschreitenden Erkrankung, wie der ALS, besteht darin, die zukünftige Progression der Muskelschwäche und Spastik abzuschätzen und bei der Erstellung der Orthese »einzuplanen«. Damit soll abgewendet werden, dass eine Orthese (bedingt durch die fortschreitende Erkrankung) nicht mehr passend ist, wenn das Hilfsmittel zur Auslieferung kommt. Aufgrund der besonderen Ansprüche an die Orthesenversorgung ist die Inanspruchnahme spezialisierter Sanitätshäuser und von Versorgungsnetzwerken vorteilhaft.

299   Was ist eine zervikale Orthese?

Orthesen zur Stabilisierung der Halsmuskulatur wird als zervikale Orthese bezeichnet (»cervix« ist das lateinische Wort für »Hals« oder »Nacken«). Bei der ALS kann es zu einer hochgradigen Schwäche der Halsmuskulatur kommen, die mit einer Instabilität der Kopfhaltung einhergeht. Die Halsmuskulatur ist für die Stabilisierung der Halswirbelsäule, aber auch für die Positionierung und aufrechte Stellung des Kopfes (Stell- und Haltemuskulatur des Kopfes) verantwortlich. Bei einer Muskelschwäche (oder Spastik) der Halsmuskulatur kann der Kopf nicht mehr in der aufrechten Position selbständig gehalten werden und nimmt eine Beugeposition ein. Die Patienten nehmen die Muskelschwäche als zunehmende »Schwere« des Kopfes wahr, der die Neigung hat, nach vorne zu fallen (englisch: »*Dropped Head-Syndrom*«; übersetzt: »Syndrom des fallenden Kopfes«). In dieser Situation kann eine Orthese (»Schiene«) der Halsmuskulatur für die aufrechte Position des Kopfes von Vorteil sein. Zur Versorgung stehen sehr unterschiedliche zervikale Orthesen zur Verfügung, die aus unterschiedlichem Material (Schaumstoff, Kunststoff, Karbon oder Metallapplikationen) bestehen können. Zervikale Orthesen aus weichem Material haben den Vorteil, dass Kopfbewegungen möglich sind und der Aktionsradius wenig eingeschränkt wird. Nachteilhaft an Orthesen mit Schaumstoffen (»Halskrause«) ist der relativ geringe Grad der Stabilisierung. Auch kann die Wärmeentwicklung unter der Orthese

(in Abhängigkeit von Witterungsbedingungen und Raumtemperatur) als belastend erlebt werden. Orthesen aus Karbon und anderen stabilen Werkstoffen
(Plastik, Metall) zeigen den Vorteil einer Stabilisierung des Kopfes in einer
aufrechten Position. Nachteilhaft kann die »Fixierung« des Kopfes in dieser Position sein, sodass eine Kopfwendung nur noch eingeschränkt möglich ist. Problematisch kann dabei der eingeschränkte Blick nach vorne und unten sein, sodass
der unmittelbare Raum vor dem Patienten nur noch eingeschränkt einsehbar ist.
Das kann zu Unsicherheiten und Risiken beim Gehen führen, da etwaige Hin-
dernisse nicht erkannt werden. Daher sind zervikale Orthesen so einzustellen,
dass eine ausreichende Stabilität und zugleich ein optimales Gesichtsfeld erreicht
werden. An dieser Stelle liegt eine große Herausforderung in der Versorgung mit
zervikalen Orthesen. Aufgrund der unterschiedlichen Anwendungsfelder kann
auch die Versorgung mit mehreren Orthesen, jeweils für unterschiedliche Situationen gerechtfertigt sein. Dabei kann für das Laufen eine Schaumstofforthese
(mit der weiterbestehenden Option der Kopfneigung nach vorne und Erhalt des
Gesichtsfeldes sinnvoll sein, während beim Fernsehen oder anderen Tätigkeiten,
die keine Blickwendung nach unten erfordern) das Tragen einer Karbonorthese
eine höhere Stabilität verspricht und geeigneter als eine Schaumstofforthese ist.
Auch beim Mitfahren in einem Auto sind Orthesen aus Karbon und anderen stabilen Kunststoffen zu empfehlen, um dem Kopf eine höhere Stabilität (z. B. bei
etwaigen Bremsmanövern und Beschleunigungen) zu gewährleisten. Bei zervikalen Orthesen ist eine besondere Erfahrung durch das versorgende Sanitätshaus
(und den verordneten Arzt) von Vorteil.

300   Was ist eine Peroneusorthese?

Der *Nervus peroneus* (»Wadenbeinen-Nerv«) ist für die Steuerung der Fuß- und
Zehenhebung verantwortlich. Bei der ALS kann es zu einer Muskelschwäche
und Lähmung der Fußhebermuskulatur kommen, die als »Peroneusparese« bezeichnet wird. Der Fuß kann beim Laufen nicht mehr vollständig angehoben
werden und wird zu einem Hindernis beim Gehen. Bei Beginn der Symptomatik
kommt es zu einem wiederholten »Stolpern« oder »Hängenbleiben« an der eigenen Fußspitze. Neben einer Muskelschwäche (Parese) kann auch eine zunehmende Muskelspannung (Spastik) zu einem Überwiegen der Fußsenkung und damit
zu einer »Spitzfußstellung« kommen. Auch in dieser Konstellation wird die eigene Fußspitze zu einem Hindernis des Laufens und Gehens. Mit einer Peroneusorthese kann der Fall- oder Spitzfuß verringert und das Laufen verbessert werden. Durch Medikamente ist im gegenwärtigen Stand der Medizin noch keine
Wiederherstellung der Muskelfunktion realistisch. Daher steht die Stabilisierung
der Muskelschwäche durch eine Peroneusorthese im Vordergrund. Unter der Peroneusorthese ist eine »Schiene« des Fußes zu verstehen, die eine Schwäche der
Fußhebermuskulatur ausgleicht. Diese Orthese besteht aus einer Halteplatte der
Fußsohle (mit Verhinderung des Absinkens des Vorderfußes), die wiederum
über einen Winkel (oder ein verstellbares Gelenk) mit einem Halteschafft am
Unterschenkel verbunden ist. Die Peroneusorthese besteht zumeist aus Karbon,

um bei einem geringen Gewicht eine hohe Stabilität und zugleich gewisse Flexibilität zu erreichen. Karbon ist ein moderner Werkstoff, der diese gewünschten Eigenschaften (geringes Eigengewicht, hohe Belastbarkeit und definierte Dehnbarkeit) beinhaltet. Neben dem Karbon (für das Basisgerüst) kommen noch Schaumstoffe und Klettverschlüsse zur Anwendung, um die Orthese am Unterschenkel und Fuß zu fixieren. Bei einer hochgradigen Peroneusparese können auch andere Werkstoffe, z. B. individuell gegossene Kunststoffe oder Metallapplikationen zur Anwendung kommen. Auch die Spastik des Fußes (mit Sitzfußstellung und Kontraktur der Achillessehne) kann besondere Anforderungen an eine Peroneusparese stellen. Bei einer hohen spastischen Muskelspannung kann die Anfertigung der Orthese aus Materialien erforderlich sein, die eine höhere Stabilität aufweisen und in der Lage sind, dem Muskeldruck (der durch die Spastik entsteht) größeren Widerstand zu leisten. In bestimmten Konstellationen kann der Einbau von »Gelenken« in die Orthese notwendig sein, um eine Verstellbarkeit des Fußwinkels und damit die Anpassung der Orthese an die sich verändernde Kontraktur zu ermöglichen. In speziellen Situationen kann es gelingen, eine bereits bestehende Sehnenverkürzung durch Verstellen des Orthesenwinkels zu reduzieren und den Spitzfuß wieder in eine regelrechte Position zu bewegen (»Redression«). Diese Korrektur kann nur über eine langfristige und kontinuierliche Anwendung eines leichten Druckes (über einen Zeitraum von Wochen und Monaten) erreicht werden. Bei der ALS besteht die besondere Herausforderung einer fortschreitenden Erkrankung, sodass im gesamten Erkrankungsverlauf veränderte Bedingungen entstehen. Daher ist eine Korrektur von Kontrakturen nur im Ausnahmefall realistisch und anzustreben. Bei der überwiegenden Zahl der Peroneusorthesen ist der Defizitausgleich des Fallfußes und die Stabilisierung im Fußgelenk sowie die Verbesserung des Laufens ein realistisches Versorgungsziel. Von der Versorgung mit »einfachen« Kunststofforthesen ist abzuraten, da zumeist die Stabilität und Belastbarkeit durch diesen Werkstoff nicht ausreichend ist. Lediglich bei einer sehr leichten Fußheberschwäche kann die Versorgung mit einer Kunststofforthese (oder Zugbandagen mit Klettverschlüssen am Unterschenkel und Schuhwerk) geeignet sein. Die meisten Peroneusorthesen sind mit regulärem Schuhwerk zu tragen. Aufgrund der Vielfältigkeit von verfügbaren Peroneusorthesen und der individuellen körperlichen Voraussetzungen zum Tragen einer Peroneusorthese ist die Versorgung durch ein Sanitätshaus zu empfehlen, das auf die Versorgung von ALS-Patienten spezialisiert ist.

301 Was ist eine Lagerungsorthese?

Infolge der ALS kann es zu einer Verkürzung von Muskulatur und Sehnen (Kontrakturen) kommen. Dabei geraten Muskeln und Gelenke in eine Fehlstellung. Häufig sind eine Fingerbeugung der Hand (»Krallhand«), Innenbewegung der Oberschenkel (»Adduktorenspastik« und Fußsenkung (»Spitzfußstellung«). Lagerungsorthesen wirken den kontrakturbedingten Fehlstellungen entgegen oder tragen dazu bei, das Entstehen von Kontrakturen abzuwenden. Die Orthesen bestehen aus Kunststoff, der auf – Basis eines Gipsabdruckes – an die individuelle

Form der zu behandelnden Körperregion angepasst wurde. Die Lagerungsorthesen müssen mehrere Stunden pro Tag getragen werden, um ihre volle Wirksamkeit zu entfalten. Sie werden entweder während der Schlafenszeit oder während anderer Ruhezeiten der Extremität (z. B. beim Fernsehen oder anderer Entspannungsphasen) getragen.

302   Was ist eine Rumpforthese?

Bei der ALS kann eine Schwäche der Wirbelsäulenmuskulatur sowie der Rippen- und Bauchmuskulatur entstehen. Durch diese Form der Muskelschwäche wird eine Rumpfinstabilität bedingt. Sie stellt sich in einer unbeabsichtigten Fehlstellung des Rumpfes mit einer Vorneigung des Kopfes und Oberkörpers oder einer Kippung des Rumpfes auf Höhe der Lendenwirbelsäule dar. Die Rumpfstabilität kann am Beginn der Erkrankung in einer geringen Vorneigung bestehen, die als »Rundrücken« imponiert. Im weiteren Verlauf kann die Rumpfinstabilität (auch »axiale Instabilität« bezeichnet) im Schweregrad zunehmen, sodass auch eine Gangstörung bedingt wird. Patienten mit Rumpfinstabilität spüren eine Erleichterung beim Schieben eines Einkaufswagens (der ihnen Stabilität verleiht) und profitieren von der Nutzung eines Rollators. Bei einer hochgradigen Rumpfinstabilität kann die Anpassung einer Rumpforthese sinnvoll sein. Rumpforthesen können technisch unterschiedlich gestaltet werden. Die häufigste Form der Rumpforthese ist ein Korsett, das dem Brustkorb (in Verbindung mit der Brustwirbelsäule oder der Lendenwirbelsäule) eine höhere Stabilität verleiht. Andere Orthesenformen bestehen aus einer rucksackähnlichen Zuggurtung (mit einer Stabilisierung des Rumpfes) oder aus Bauchbandagen (mit einer Stabilisierung der Lendenwirbelsäule). Die Anpassung an die individuellen Symptome und Behandlungsziele (z. B. der Unterstützung des Gehens und Stehens), aber auch die Belastungen durch eine Orthese müssen berücksichtigt und abgewogen werden. Tatsächlich kann eine Rumpforthese mit Einschränkungen und »Nebenwirkungen« verbunden sein. So kann die Stabilisierung des Brustkorbes durch eine Rumpforthese zu einer erschwerten Hebung des Brustkorbes führen, die wiederum in der Motorik des Einatmens hinderlich sein kann. Bei Patienten mit einer Atemfunktionsstörung (Hypoventilation, ▶ Frage 102) sollte daher diese potenzielle Einschränkung beachtet und die Orthese entsprechend angepasst werden. Rumpforthesen sind insgesamt relativ selten eingesetzte Hilfsmittel, die jedoch eine hohe Wirksamkeit aufweisen können, um eine Stabilität des Rumpfes und damit die Gehfähigkeit wiederherzustellen. Aufgrund der relativen Seltenheit und Komplexität der Orthesenfertigung für den Rumpf ist die Auswahl, Herstellung und Anpassung der Orthese durch einen spezialisierten Anbieter zu empfehlen.

303 Kann das Tragen einer Orthese zu einer Zunahme des Muskelabbaus führen?

Eine häufige Frage berührt einen möglichen Nachteil des Tragens einer Orthese. Die Bedenken seitens der Patienten bestehen darin, ob die Ruhigstellung der Extremität während des Tragens der Orthese zu einem weiteren Abbau der motorischen Leistungsfähigkeit führen könnte. Das Tragen von Orthesen ist für bestimmte Situationen und begrenzte Zeiten vorgesehen (z. B. während des Arbeitstages oder beim Laufen außerhalb der Wohnung). Der Zeitraum ist wesentlich zu kurz, um einen Abbauprozess zu provozieren. Dabei ist auf das Grundprinzip des menschlichen Körpers zu verweisen, der für längere Ruhephasen (z. B. den täglichen Nachtschlaf) eingestellt ist, ohne dass ein Abbau von Muskulatur entsteht. Wissenschaftliche Studien konnten zeigen, dass erst nach mehr als 24 Stunden der vollständigen Immobilisierung erste diskrete Anzeichen auf mikroskopischer Ebene für eine Veränderung von Muskulatur nachweisbar sind. Ein nachteilhafter Effekt einer Orthese (im Sinne einer Inaktivitätsatrophie) wäre erst nach einem mehrtägigen ununterbrochenen Tragen zu erwarten. Insgesamt sind die Sorgen um eine Beschleunigung des Krankheitsverlaufes durch das Tragen von Orthesen unbegründet. In der medizinischen Praxis ist das gegenteilige Phänomen zu beobachten: Orthesen werden (auch wenn sie vorhanden sind) oft »vergessen« und nicht immer eingesetzt, wenn sie einen Nutzen liefern könnten (z. B. die Erleichterung des Gehens beim Tragen einer Peroneusorthese).

304 Was sind mögliche »Nebenwirkungen« von Orthesen?

Unerwünschte Wirkungen von Orthesen können Hautreizungen und Schmerzen sein, die durch Druckpunkte des Orthesenmaterials auf der Haut entstehen. In dieser Situation muss eine erneute Anpassung der Orthese oder eine verbesserte Polsterung erfolgen. Diese Komplikationen der Orthesen können auch im Krankheitsverlauf entstehen, da sich die Muskelmasse reduzieren und damit die Passfähigkeit der Orthese verändern kann. In diesem Fall ist ein Kontakt zur Orthopädiewerkstatt mit dem Ziel einer Orthesenanpassung aufzunehmen. Bei einer umfassenden Anpassung ist eine neue ärztliche Verordnung erforderlich, die üblicherweise vom Sanitätshaus beim Arzt veranlasst wird. Eine mögliche »Nebenwirkung« der Orthese kann in einem Fremdkörpergefühl der Orthese liegen. So kann einerseits das Laufen durch die Orthese verbessert, aber zugleich das Körpergefühl (z. B. durch das Karbonmaterial zwischen Fußsohle und Schuhsohle) verändert sein. Dieses Fremdkörpergefühl benötigt bei einigen Patienten eine Eingewöhnung und »Sich-einstellen« auf das veränderte Gangmuster. Bei diesem Anpassungsprozess kann neben dem Orthopädiemechaniker auch der Physiotherapeut innerhalb der regelmäßigen Krankengymnastik unterstützend sein.

305   Warum können Orthesen so teuer sein?

Bei Orthesen sind »vorkonfektionierte« und handgefertigte Orthesen zu unterscheiden. Vorkonfektionierte Fertigprodukte werden von einem Sanitätshaus oder einer Orthopädiewerkstatt von einem Hersteller bezogen und durch wenige Arbeitsschritte an die individuelle Körperform des Patienten angepasst. Hier entstehen Kosten durch den Einkauf der Orthese sowie die handwerkliche Leistung der Anpassung. Davon zu unterscheiden sind handgefertigte Orthesen (Lagerungsorthesen, Rumpforthesen, Redressionsorthesen u. a.), die mit einem sehr hohen zeitlichen Aufwand direkt von einem Orthopädiemechaniker gefertigt werden. So wird eine Lagerungsorthese über einen Gipsabdruck, die Modellierung einer Gipsform, das Gießen einer Kunststoffschale sowie die mechanische Bearbeitung des gegossenen Kunststoffes produziert. Dieser Fertigungsvorgang kann einen vollständigen Arbeitstag erstrecken (verteilt über mehrere Kalendertage bedingt durch das Trocknen der Gipsform, das Backen und Aushärten von Kunststoffen und anschließender Bearbeitung). Aufgrund der zeitlichen Aufwendung im Herstellungsprozess durch hochqualifiziertes Handwerk sind hohe Kosten erklärbar und gerechtfertigt.

306   Was ist ein Aktivrollstuhl?

Zwischen Rollstühlen bestehen große Unterschiede, die im Wesentlichen durch die Zielstellung des Rollstuhls begründet sind. Ein Aktivrollstuhl setzt die eigene »Aktivität« des Patienten voraus, indem er selbst den Rollstuhl mit der Armkraft bewegen kann. Auch ist eine aktive Haltung des Rumpfes (Rumpfstabilität) des Patienten vorhanden, um einen Aktivrollstuhl zu nutzen. Es handelt sich um einen leichten und faltbaren Rollstuhl, der für die Fahrt mit eigener Muskelkraft (Armkraft) ausgerichtet ist. Aktivstühle sind erkennbar an der besonderen Ergonomie, der Verwendung gewichtssparender Materialien und Räderstellung, die für das Fahren aus eigener Kraft optimiert sind. Dieser Rollstuhl ist abzugrenzen von den weitverbreiteten »Schieberollstühlen«, die überwiegend für das Schieben eines Patienten durch Dritte vorgesehen sind. Aktivrollstühle sind für die Fertigung mit weit höheren Kosten verbunden, als die genannten Schieberollstühle. Aktivrollstühle werden bei der ALS recht selten verwendet, da im Krankheitsverlauf mit Einschränkungen der Armfunktionen und einer Rumpfinstabilität zu rechnen und damit die längerfristige Nutzung nicht realistisch ist. Sie werden zumeist bei anderen Erkrankungen eingesetzt, bei denen die Symptomatik auf die unteren Extremitäten begrenzt bleibt (z. B. bei der Spastischen Spinalparalyse).

307   Was ist der Unterschied zwischen einem Schieberollstuhl und einem Aktivrollstuhl?

Auf den ersten Blick sind beide Formen der Rollstühle kaum zu unterscheiden. In beiden Fällen handelt es sich um faltbare Rollstühle, die jedoch unterschiedliche Zielstellungen aufweisen: Ein Schieberollstuhl ist ein »konventioneller« faltbarer Rollstuhl, der mit Schiebegriffen an der Rückenlehne ausgestattet ist und dem passiven Transport eines Patienten dient. Der Faltrollstuhl ist (obwohl Haltegriffe an den Rädern oftmals vorhanden sind) nicht dafür konstruiert worden, dass der Patient den Rollstuhl über größere Strecken bewegen kann. Im Unterschied zu einem Schieberollstuhl sind »Aktivrollstühle« wesentlich leichter und ergonomischer gebaut, um das aktive Fahren (Selbstfahrer) mit eigener Armkraft zu ermöglichen.

308 Ist die Zurüstung eines Elektroantriebs zum Faltrollstuhl sinnvoll?

Ein Elektroantrieb für Rollstühle stellt eine Zurüstung eines Faltrollstuhls dar, wenn die Armkraft des Patienten nicht ausreichend ist, die Räder des Rollstuhls selbständig anzutreiben. Bei der ALS ist die Aufrüstung eines Faltrollstuhls mit Elektroantrieb nur im Ausnahmefall sinnvoll. Bei beginnenden Einschränkungen der Hände und Arme sollte ein vollwertiger Elektrorollstuhl versorgt werden. In der Versorgungspraxis ist zu beobachten, dass verschiedentlich Krankenkassen zu einer Aufrüstung von Faltrollstühlen durch einen Elektroantrieb raten. Aus neurologischer Perspektive ist dieses Vorgehen nicht sinnvoll und sollte vermieden werden. Ein Faltrollstuhl mit zugerüstetem Elektroantrieb bringt wesentliche Merkmale eines Elektrorollstuhls nicht mit: die Verstellbarkeit der elektrischen Rückenlehne sowie eine Hub-, Liege- oder sogar Stehfunktion. Weiterhin ist die Anpassbarkeit der Armlehnen und der Rumpfstabilisierung nicht gegeben. Möglichkeiten einer Sondersteuerung und der Verbindung mit einem Kommunikationssystem sind begrenzt oder unmöglich. Insgesamt ist ein Elektroantrieb für Faltrollstühle mit »Skepsis« zu betrachten und nur im Ausnahmefall sinnvoll.

309 Was ist ein Multifunktionsrollstuhl?

Mit einem Multifunktionsrollstuhl lassen sich viele (»multi«) Änderungen und Einstellungen am Rollstuhl vornehmen. Die Rumpfposition kann mit einer Sitzkantelung verändert werden. Weiterhin lässt sich eine Kopfstütze an der verstellbaren Rückenlehne montieren und damit eine stabile Kopfposition herstellen. Auch die Beine sind durch veränderte Fußrasten hochzulagern und in der Position änderbar. Multifunktionsrollstühle werden auch als »Pflegerollstühle« bezeichnet. Diese Rollstühle kommen in erster Linie für die Lagerung und Pflege von Schwerstkranken zum Einsatz, die nicht mehr in der Lage sind, eine eigene Steuerung des Rollstuhls vorzunehmen (z. B. Patienten nach Hirntrauma, Schlaganfall und anderen Hirnerkrankungen). An dieser Stelle liegt der kritische Aspekt bei Multifunktionsrollstühlen bei der ALS: Eine Veränderung der Sitzneigung oder der Fußrasten durch den Patienten selbst ist technisch nicht möglich, obgleich ALS-Patienten die kognitiven Voraussetzungen aufweisen. Sämtliche Positionsänderungen (Sitzkantelung oder Veränderung der Beinposition) müssen durch Angehörige oder Pflegepersonal vorgenommen werden. Unter dem Aspekt der Patientenautonomie sind Multifunktionsrollstühle bei Menschen mit ALS nur in bestimmten Konstellationen (z. B. in einer Palliativversorgung) geeignet. Multifunktionsrollstühle wurden weitgehend durch Indoor-Elektrorollstühle (▶ Frage 311) abgelöst, die eine selbständige Veränderung der Sitzneigung (Sitzkantelung), Sitzhöhe (Hubfunktion) und Ausrichtung des Rollstuhls (Fahrfunktion) ermöglicht.

310   Was ist ein Elektrorollstuhl?

Der Elektrorollstuhl ist ein wichtiges Hilfsmittel zur Bewahrung der Mobilität, wenn die Gehstrecke verkürzt, das Gehtempo reduziert oder das Laufen nicht mehr möglich ist. Der Begriff »Elektro« steht dafür, dass innerhalb des Rollstuhls Elektromotoren verbaut sind, die das Fahren, aber auch die Verstellung der Rückenlehne sowie die Veränderung der Sitzhöhe möglich macht. Durch die Integration von Elektromotoren ist das Fahren im Innen- und Außenbereich möglich. Neben dem Fahren spielt die eigenständige Einstellung der Körperposition (»Lagerung« oder »Positionierung«) bei der ALS eine entscheidende und oft unterschätzte Rolle. Bei der ALS kommen komplexe Elektrorollstühle zum Einsatz, die eine elektrische Verstellung der Rückenlehne, Kopfstütze, Armlehnen, Sitzhöhe und Beinposition ermöglichen. Bei bestimmten Elektrorollstühlen ist auch eine Hub- und Stehfunktion integriert. Damit kann die Höhe dieses Sitzens eigenständig verändert und ein wiederholtes Stehen (mit allen damit verbundenen körperlichen und psychologischen Vorteilen) erreicht werden. Die Versorgung mit einem angemessenen Elektrorollstuhl ist ein Kernelement einer stufenweisen und angepassten Versorgung bei Menschen mit ALS, die fortschreitende Einschränkungen der Bein- und Rumpffunktion aufweisen.

311   Was ist ein Indoor-Elektrorollstuhl?

»Indoor« ist der englische Begriff für »Innenraum«. Der Name des Elektrorollstuhls besagt bereits, dass es sich um einen Elektrorollstuhl handelt, der für die Verwendung im Innenbereich (innerhalb der Wohnung oder des Hauses) optimiert wurde. Diese Indoor-Elektrorollstühle sind besonders kompakt und werden mit einer geringen Breite konfiguriert. Damit können die meisten Türen und Durchgänge passiert werden. Ein weiteres Merkmal ist die Wendigkeit des Rollstuhls (durch Konfiguration der Rädersteuerung), sodass ein Drehen auf der Stelle (z. B. für schmale Küchen und andere beengte Wohnräume) möglich ist. Die Indoor-Elektrorollstühle sind trotz der geringen Maße und Wendigkeit mit einer Sitzkantelung (elektrische Verstellung der Rückenneigung), Hubfunktion (selbständige Steuerung der Sitzhöhe) und Stehfunktion (Hydraulik für wiederholtes Stehen am Tage) ausgestattet. Indoor-Rollstühle sind für Menschen mit ALS geeignet, die eine vollständige Autonomie der Lagerung und Veränderung der Körperposition anstreben und bei denen die Außenaktivität im Elektrorollstuhl nicht im Vordergrund steht. Zu betonen ist, dass auch Indoor-Rollstühle im Außenbereich fahren können und auch auf der Straße eine vollständige Funktion haben. Die hauptsächliche Einschränkung bei Indoor-Rollstühlen im Außenbereich liegt in der reduzierten Batterieleistung und dem verringerten Aktionsradius. Auch bestimmte Fahreigenschaften im unebenen Gelände sind Grenzen für Indoor-Rollstühle. In diesem Fall sind Outdoor-Rollstühle zu bevorzugen.

312 Was ist ein Elektrorollstuhl mit Sonderfunktionen?

Ein »konventioneller« Elektrorollstuhl ist für das Fahren optimiert. Die alleinige Funktion des Fahrens ist bei Menschen mit ALS (aufgrund der häufigen Beeinträchtigung der Rumpf-, Kopfhalte- und Armfunktion) nicht ausreichend. Neben der Funktion des Fahrens sind weitere Funktionen notwendig, die als »Sonderfunktion« bezeichnet werden. Im Zusammenhang mit der ALS ist der Begriff der »Sonderfunktion« missverständlich, da diese Funktionen keine Besonderheit darstellen, sondern zur Regelversorgung gehören. Sonderfunktionen bei Elektrorollstühlen umfassen eine elektrische Sitzkantelung (Einstellung der Rückenlehne bis hin zur Liegefunktion) die Hubfunktion (elektrische Einstellung der Sitzhöhe) und Stehfunktion (durch eine Hydraulik kann der Patient in eine Stehfunktion gebracht werden, auch wenn das eigenständige Aufstehen und Stehen nicht mehr möglich ist). Diese Sonderfunktionen sind bei der Elektrorollstuhlversorgung zu berücksichtigen. Zur optimalen Versorgung ist die Betreuung in einem ALS-Zentrum (mit Kompetenzen in der Hilfsmittelversorgung), die Koordination in einem Versorgungsnetzwerk und die Versorgung durch hochspezialisierte Sanitätshäuser empfehlenswert.

313 Warum kann es sinnvoll sein, mehrere Rollstühle zu nutzen?

Rollstühle sind sehr unterschiedlich und können verschiedene Funktionen übernehmen. Bei der ALS kommen zwei Kategorien an Rollstühlen zur Anwendung: Faltrollstühle (Schieberollstühle) und Elektrorollstühle. Tatsächlich ist mehrheitlich eine parallele Versorgung mit beiden Rollstühlen sinnvoll. Faltrollstühle dienen der Mitnahme des Rollstuhls im eigenen Auto oder in öffentlichen Verkehrsmitteln. Sie dienen dem »passiven« Transfer, indem die Betroffenen von einer weiteren Person geschoben werden. Im Unterschied dazu ist mit einem Elektrorollstuhl das selbständige Bewegen mit einem Elektromotorik (statt einer schiebenden Person) möglich. Allerdings sind Elektrorollstühle sehr schwer und nicht faltbar. Die Mitnahme in einem regulären Auto ist nicht möglich. Durch die unterschiedlichen Einsatzgebiete und Transportfähigkeiten haben beide Rollstühle ihre Berechtigung und sollten zumeist parallel versorgt werden. Eine entsprechende Argumentation gegenüber dem Kostenträger ist erfahrungsgemäß möglich.

314   Führt der Gebrauch eines Rollstuhls zu einem schnelleren Fortschreiten der ALS?

Erfahrungsgemäß sind Patienten gegenüber der Nutzung eines Rollstuhls zurückhaltend und versuchen, möglichst lange ohne die Nutzung dieses Hilfsmittels auszukommen. Die Nutzung eines Rollstuhls wird als Symbol der Erkrankungsschwere und der eigenen körperlichen Einschränkung betrachtet. Damit entsteht eine psychologische Barriere gegenüber der Rollstuhlnutzung. Ein weiterer Grund für das Bestreben, die Rollstuhlnutzung aufzuschieben, liegt in der Befürchtung einer weiteren Verschlechterung der Erkrankung durch das Sitzen in einem Rollstuhl. Diese Bedenken sind medizinisch unbegründet: Der menschliche Körper ist in seinem physiologischen Aufbau darauf eingestellt, längere Ruhephasen einzunehmen, ohne einen Abbau der Muskelmasse und der motorischen Funktion zu erfahren. Besonders deutlich ist dieses Grundprinzip an den täglichen Schlafphasen erkennbar, die jeweils ohne Verlust von Muskelmassen verlaufen. Das wiederholte und auch mehrstündige Sitzen in einem Rollstuhl hat daher keine negativen Auswirkungen auf die motorische Funktion. Hinzu kommt, dass in der komplexen Elektrorollstuhlversorgung eine Stehfunktion einzurichten ist, die auch eine weitere Inanspruchnahme des Gelenk- und Muskelapparates sowie des Kreislaufsystems (und damit verbundene »Trainingseffekte«) beinhaltet. Insgesamt werden aufgrund der psychologischen Barrieren und der noch weit verbreiteten Missverständnisse gegenüber den »Risiken« der Rollstuhlnutzung diese Hilfsmittel noch zu zurückhaltend und zu spät eingesetzt. Durch eine gezielte Hilfsmittelberatung in spezialisierten ALS-Zentren sowie von Sanitätshäusern (mit Expertise in der Rollstuhlversorgung) können die genannten Barrieren gegenüber der Rollstuhlversorgung reduziert werden.

315   Was ist ein »Bewegungstrainer«?

Bewegungstrainer sind therapeutische Bewegungsgeräte, die speziell für den Einsatz zuhause konzipiert sind und täglich zum Einsatz kommen können. Sie ermöglichen durch einen integrierten Elektromotor kreisförmige Bewegungen der Arme und der Beine (passive Bewegung). Bei erhaltener Muskelkraft kann ein Bewegungstraining mit eigener Muskelkraft (aktive Bewegung) der Beine und des Oberkörpers ermöglicht werden. Diese Hilfsmittel sind als Ergänzung zur Physiotherapie zu verstehen, da die Therapieeinheiten der Physio- und Ergotherapie zeitlich begrenzt sind. Mit Bewegungstrainern können die erhaltenen Muskelgruppen gestärkt, die Spastik reduziert, die Beweglichkeit der Gelenke erhalten, die Durchblutung gefördert sowie das Thrombose- und Arthroserisiko reduziert werden. Durch die Vermeidung von Kontrakturen, Arthrosen und Lymphödemen können Gelenk-, Kapsel- und Muskelschmerzen reduziert oder verhindert werden.

316 Was ist eine elektronische Kommunikationshilfe?

Kommunikationshilfen verringern Einschränkungen beim Sprechen, Schreiben und in der Tastaturnutzung, die aufgrund einer Sprechstörung oder Schwäche der Handmuskulatur auftreten. Einfache und nutzerfreundliche Tablet-Computer stehen zur Verfügung, um Worte und Sätze zu schreiben, die von der Kommunikationshilfe laut vorgelesen, angezeigt oder per E-Mail versendet werden können. Weitere Kommunikationshilfen können mit Minimalbewegungen der Arme oder Beine oder durch Kopf- und Augenbewegungen gesteuert sowie mit dem persönlichen Computer und dem Internet verbunden werden. Moderne Kommunikationshilfen in Verbindung mit Internetnutzung und E-Mail-Kommunikation tragen entscheidend zu einer verbesserten privaten, sozialen und teilweise beruflichen Teilhabe bei. Sie werden durch hochspezialisierte Hilfsmittelexperten in Zusammenarbeit mit Ergotherapeuten und Neurologen erprobt, angepasst und versorgt.

317 Was ist eine Kopf-, Kinn- oder Augensteuerung?

Das Bedienen eines Elektrorollstuhls durch eine Handsteuerung (»Joystick«) oder eines Kommunikationssystems (durch Tastatur oder manuelle Schalter) kann durch fortschreitende motorische Defizite der Hände und Arme eingeschränkt werden. In dieser Konstellation ist die Nutzung alternativer Steuerungsformen notwendig und möglich. Die Auswahl von Steuerungsoptionen erfolgt an den vorhandenen motorischen Funktionen. So kann die Steuerung eines Rollstuhls mit dem Kinn (durch Taster, die in der Nähe des Kinns befestigt sind) eingerichtet werden. Bei unzureichender Erreichbarkeit der Sondersteuerung durch Kinnbewegungen ist auch die Steuerung durch Kopfbewegungen (Berührung von Mikroschaltern durch Neigung oder Drehung oder Kippung des Kopfes) verfügbar. Eine weitere Möglichkeit besteht darin, Kommunikationssysteme (auch »reguläre« Computer oder Internetanwendungen) über eine Augensteuerung zu bedienen. Die Augensteuerung ist eine Form der Kommunikationshilfe, bei der die Stellung des Auges durch das Kommunikationssystem (zumeist durch einen Infrarotsensor) erfasst und in die Bewegung eines Zeigers (»Cursor«) auf den Bildschirm übersetzt wird. Aus Perspektive des Betroffenen ist damit die Erstellung von Texten oder die Nutzung von Computern (einschließlich Internetnutzung) möglich, auch wenn keine sonstige Willkürmotorik vorhanden ist. Der Patient schaut auf den gewünschten Buchstaben auf dem Bildschirm. Durch den Verbleib des Blickes auf diesem Symbol (oder durch Augenschluss oder andere vorher programmierte Kriterien) wird die gewünschte Aktion auf dem Bildschirm ausgelöst. Mit der Augensteuerung wurden wesentliche Fortschritte erreicht, um die Kommunikationsfähigkeit von Menschen mit einem hochgradigen Verlust der Willkürmotorik zu erhalten. Die Entscheidung über eine geeignete Sondersteuerung (Kind-, Kopf- oder Augensteuerung) wird in enger Abstimmung zwischen dem Patienten und seinen Angehörigen sowie der ALS-Ambulanz und dem spezialisierten Sanitätshaus (Versorger für Kommunikationssysteme) getroffen.

318 Was ist eine Umfeldsteuerung?

Bei einer Muskelschwäche oder Spastik der Finger, Hände und Arme ist das eigenständige Greifen und Hantieren erschwert oder nicht mehr möglich. In dieser Situation können individuelle Lösungen der Umfeldsteuerung die Selbstständigkeit im Alltag unterstützen. Durch die Verknüpfung von Sondersteuerung mit bestimmten elektronischen Bauelementen an Alltagsgegenständen kann die Steuerung von Fernsehgeräten, Lichtschaltern, Fenstern, Türen, Lüftungen, Jalousien und anderen Gegenständen und Geräten erreicht werden.

319 Was ist ein Armroboter?

Infolge der ALS kann es zu einem Verlust der motorischen Hand- und Armfunktion kommen. Das eigenständige Hantieren und Greifen sind nicht mehr möglich. In dieser Konstellation ist die Assistenz bei sämtlichen Alltagsverrichtungen durch Familienmitglieder, Pflegepersonal oder sonstige Assistenzpersonen erforderlich. Die Abhängigkeit von Dritten kann als belastend im Sinne eines motorischen Autonomieverlustes erlebt werden. Seit 2017 stehen Armroboter zur Verfügung, die bestimmte Handlungen (anstelle des eigenen Arms) übernehmen können. Armroboter sind zugelassene Hilfsmittel der Assistenztechnologie, die auf Basis einer ärztlichen Entscheidung und nach Antrag auf Kostenübernahme durch die Krankenversicherung bereitgestellt werden können. Armroboter sind Greifarme (aus Kunststoff mit eingebauter Elektronik), die zumeist am Rollstuhl montiert und mit Greiffingern ausgestattet sind. Durch verschiedene Optionen kann der Betroffene den Roboterarm selbständig steuern und damit ausgewählte Handlungen ausführen, ohne auf die Hilfe Dritter angewiesen zu sein. Die Art und Häufigkeit der Anwendung ist sehr individuell und auch im Krankheitsverlauf veränderbar. Typische Nutzungen sind das Anreichen von Getränken (sofern eine orale Aufnahme von Getränken und Lebensmitteln möglich ist), das Öffnen von Türen, das Bewegen (im Sinne von »Umlagern«) der eigenen Arme, das Richten der Brille oder das Kratzen am Kopf (das durch den Verlust der eigenen Armfunktionen nicht mehr möglich ist). Die Individualität und Variabilität im Nutzungsverhalten von Armrobotern zeigen eine gewisse Analogie zu Kommunikationssystemen. Beide Formen der Assistenztechnologie sind durch sehr persönliche Anwendungsszenarien gekennzeichnet. Grundsätzlich ist die Kostenübernahme durch die gesetzliche und private Krankenversicherung möglich. Erfahrungsgemäß ist eine detaillierte Beschreibung des Versorgungsziels und der erfolgreichen Erprobung notwendig (in Zusammenarbeit mit dem spezialisierten Versorger), da seitens der Kostenträger (insbesondere bei kleineren Krankenkassen) noch keine umfangreichen Erfahrungen vorliegen und zahlreiche offene Fragen zu klären sind.

320 Was ist ein Essroboter?

Ein Essroboter (auch Mahlzeitenroboter) genannt, ist eine spezielle Form eines Armroboters, der für die Unterstützung einer Mahlzeit optimiert wurde. Der Essroboter ist ein beweglicher Kunststoffarm, der durch »Weisung« des Betroffenen einen Löffel zwischen einem Teller und dem Mund des Patienten führt. Auf diese Weise kann eine Mahlzeit ohne durch das Anreichen der Nahrung durch Dritte oder das Absenken des Kopfes des Patienten eingenommen werden. Die Mahlzeit wird in einem speziellen Teller serviert. Dabei verfügt der Teller über mehrere Schalen, in denen die Mahlzeit portioniert wurde. Durch einen Mikroschalter kann der Betroffene den Roboterarm zu der gewünschten Schale des Tellers führen, die Nahrung auf den Löffel schieben und den Löffel zum Mund führen. Bestimmte Elemente der Bewegung (z. B. das Aufladen der Nahrung auf den Löffel) erfolgt »automatisch«. Der Roboterarm ist für diese Bewegungsabläufe optimiert. Auch der Bewegungsablauf des Löffels zum Mund ist sehr einfach einzustellen und auf die individuellen körperlichen Maße anzupassen. Der Mahlzeitenroboter hat eine hohe Akzeptanz erreicht und wird vor allem bei ALS-Patienten genutzt, die einerseits eine hochgradige Armschwäche aufweisen, aber andererseits über eine gute Schluckfunktion verfügen. Das Tellersystem ist auch in einem regulären Geschirrspüler abwaschbar. Der Essroboter ist sehr leicht und kann auch bei Mahlzeiten außer Haus mitgeführt werden. Einige Patienten nehmen den Essroboter auch in ein Restaurant mit, um dort die Mahlzeit in Gesellschaft einzunehmen. Auch dieses Hilfsmittel (wie sonstige Armroboter) wird in sehr individueller Weise genutzt. Die Kostenübernahme durch die Krankenversicherung ist auf Basis einer ärztlichen Verordnung sowie einer Erprobung durch spezialisierte Versorger möglich. Aufgrund der bisher geringeren Erfahrungen der Genehmigungsprozesse bei Krankenkassen ist auch hier die Versorgung durch ein spezialisiertes ALS-Zentrum (mit Erfahrungen der Entscheidungsfindung, Begründung und Beantwortung von Gutachterfragen) sowie durch spezialisierte Hilfsmittelversorger und in Versorgungsnetzwerken empfehlenswert.

321 Was ist eine Transferhilfe?

Bei einer hochgradigen Muskelschwäche oder Spastik ist der Positions- und Ortswechsel (Transfer) eines Patienten eingeschränkt oder nicht möglich. Weiterhin ist der Transfer mit hohen körperlichen Belastungen für die Pflegenden verbunden. Für den Transfer aus dem Bett in einen Rollstuhl oder vom Wohn- in den Sanitärbereich stehen unterschiedliche Transfer- und Liftsysteme zur Verfügung (Rutschbretter, Badewannenlift, mobile Transferlift, Deckenlift, Treppenlift, Rollstuhllift). Die Planung, Auswahl und Montage wird von Hilfsmittelexperten in Zusammenarbeit mit Neurologen und anderen Ärzten sowie mit Physio- und Ergotherapeuten realisiert.

322 Wie erfolgreich ist ein Widerspruch zur Hilfsmittelversorgung bei Krankenkassen?

Der reguläre Prozess der Hilfsmittelversorgung besteht in der ärztlichen Entscheidung und Verordnung eines Hilfsmittels, der Beratung und Erprobung durch einen Hilfsmittelversorger (Sanitätshaus) und der Einreichung eines Kostenvoranschlages (des Sanitätshauses) bei der Krankenkasse. Bei einem Teil der beantragten Hilfsmittelversorgungen erfolgt durch die Krankenkasse eine Ablehnung. Die Entscheidung geht zumeist an den Versicherten (Patienten) und parallel an den Hilfsmittelversorger (Sanitätshaus). Die Häufigkeit und Begründung der Ablehnung ist sehr unterschiedlich. Eine wissenschaftliche Auswertung der Hilfsmittelversorgung in Deutschland zeigte eklatante Unterschiede zwischen unterschiedlichen gesetzlichen und privaten Krankenversicherungen (mit einer höheren Ablehnungsrate bei privaten Krankenversicherungen). Insbesondere bei seltenen, komplexen und kostenintensiven Hilfsmitteln zeigte sich eine sehr hohe Ablehnungsrate (bis zu 30 % aller verordneten Hilfsmittel). Im Fall einer Ablehnung der beantragten Hilfsmittelversorgung durch die Krankenkasse ist in jedem Fall ein Widerspruch sinnvoll. Bei einem Teil der Hilfsmittelablehnungen führt allein ein formloses Widerspruchsschreiben zum Erfolg (»Hiermit lege ich Widerspruch gegen die von Ihnen vorgenommene Ablehnung der Versorgung mit dem Hilfsmittel XXX ein«). Bei komplexen und kostenintensiven Hilfsmitteln ist die Entscheidungsfindung für die Hilfsmittelversorgung durch ein ALS-Zentrum sowie die Beratung und Erprobung durch ein spezialisiertes Sanitätshaus (mit Expertise in der ALS-Versorgung) empfehlenswert. Bei spezialisierten ALS-Zentren und Sanitätshäusern liegen Erfahrungen für eine medizinisch und wirtschaftlich gerechtfertigte Hilfsmittelversorgung und die notwendigen Dokumente für eine erfolgreiche Versorgung vor. Nur im Ausnahmefall ist ein Rechtsbeistand notwendig (Fachanwälte für Sozialrecht) um die Versorgung mit notwendigen Hilfsmitteln zu erwirken.

323 Warum ist die Veranlassung der Hilfsmittelversorgung über ein spezialisiertes ALS-Zentrum von Vorteil?

Bei der ALS können sehr komplexe, seltene und kostenintensive Hilfsmittel zum Einsatz kommen. Bestimmte Hilfsmittel (z. B. Orthesen, ▶ Frage 298) erfordern eine individuelle Fertigung und Anpassung. Die Expertise zu den Möglichkeiten, Neuentwicklungen, medizinischen Erfordernissen, aber auch den Limitationen der verfügbaren Hilfsmittel liegt in erster Linie in spezialisierten ALS-Zentren vor, die wiederum mit ALS-Versorgungsnetzwerken zusammenarbeiten. Dabei ist nicht zu unterschätzen, dass auch bei Hilfsmitteln (nicht nur bei Medikamenten) Weiterentwicklungen (neue Formen der komplexen Elektrorollstuhlversorgung und Kommunikationssysteme, ▶ Frage 312, ▶ Frage 316) sowie Neueinführungen von Hilfsmittelkategorien (wie z. B. Armroboter und

Mahlzeitenroboter, ► Frage 319, ► Frage 320) zu beachten sind. Ein »Update« zu bestehenden Hilfsmitteln und die Einführung neuer Hilfsmittel findet bevorzugt in ALS-Zentren statt. Die jahrelange Erfahrung mit Hilfsmittelversorgung ist eine wichtige Voraussetzung für eine individuelle, zielgerichtete und erfolgversprechende Hilfsmittelversorgung. Dabei ist nicht nur das »technisch Machbare«, sondern auch das soziale Umfeld und der individuelle Krankheitsverlauf in der Entscheidungsfindung in der Hilfsmittelversorgung zu berücksichtigen. Spezialisierte Neurologen in einem ALS-Team verfügen über die Erfahrung, eine vorausschauende Hilfsmittelplanung vorzunehmen, die den individuellen Krankheitsverlauf (und die zu erwartenden motorischen Defizite) vorwegnimmt. Neben der Expertise zu den Möglichkeiten der Hilfsmittelversorgung und der individuellen Einschätzung des Krankheitsverlaufes verfügen ALS-Zentren über wichtige Erfahrungen im Beantragungsprozess von Hilfsmitteln. Die angemessene medizinische Begründung und die Beachtung der Wirtschaftlichkeit (die für Krankenkassen von entscheidender Bedeutung ist) liegt an spezialisierten Ambulanzen vor. Auch aus Perspektive der begutachtenden Krankenkassen ist die Betreuung in einer ALS-Ambulanz hilfreich, da in einer spezialärztlichen Versorgung von einer hohen Expertise in der Entscheidungsfindung auszugehen ist.

324 Welche Bedeutung hat ein »Versorgungsmanagement«?

Die ALS ist eine seltene, fortschreitende und komplexe Erkrankung. Für eine optimale Behandlung ist es erforderlich, dass sich Hilfsmittelversorger, Therapiepraxen, Ernährungs- und Beatmungsversorger, Pflegeteams, Apotheken und andere Versorger spezialisieren. Patienten und Angehörige stehen vor der Herausforderung, Versorgungspartner zu finden, die über die notwendige Expertise, das Erfahrungswissen und Kapazitäten für eine spezialisierte ALS-Versorgung verfügen. In Deutschland haben sich einzelne Versorgungsnetzwerke entwickelt, die Patienten und Angehörige bei dieser Suche sowie der Bewältigung zahlreicher administrativer und organisatorischer Aufgaben im Versorgungsprozess unterstützen. Versorgungsnetzwerke und Fallmanagementorganisationen sind von besonderer Bedeutung, wenn eine spezialisierte Hilfsmittelversorgung (Orthesen, Elektrorollstühle, Umfeldsteuerung, Kommunikationshilfen), Beatmungsversorgung, eine Ernährungstherapie (Trinknahrung, PEG-Versorgung) oder eine spezielle Medikamentenbehandlung erforderlich ist. Bei der ALS können verschiedene Medikamente zum Einsatz kommen, die der Symptomlinderung dienen und außerhalb ihrer ursprünglichen Bestimmung eingesetzt werden («off-label«). Die Dosierung wird individuell am Erfolg der Symptomlinderung sowie möglichen Nebenwirkungen ausgerichtet. Daher ist auch eine Versorgung durch Apotheken sinnvoll, die besondere Expertise in der ALS-Pharmakotherapie aufweisen. Innerhalb von Versorgungsnetzwerken ist eine fachliche Abstimmung und digitale Vernetzung zwischen Arzt und Apotheker möglich.

XIX Fragen zur Teilhabe, dem Sozialleben und zu Grundsatzentscheidungen

325 Kann ich trotz ALS »alles« essen?

Bei der ALS ist eine optimale Ernährung erforderlich. Verschiedene klinische Studien konnten nachweisen, dass eine kalorien- und sogar fettreiche Ernährung eine günstige Auswirkung auf den Krankheitsverlauf ausübt. Die Einhaltung einer »Diät« und der Verzicht auf bestimmte Nahrungsbestandteile ist nicht notwendig. Ganz im Gegenteil: Das Durchführen von »Fasten«, »Entgiftung« und die Bestrebungen einer Gewichtsabnahme sind prognostisch ungünstig. Daher kann bei der ALS »alles« gegessen werden. Dazu gehören auch Produkte, die sonst mit einer Gewichtszunahme verbunden sind (»Süßigkeiten«, fettreiche Mahlzeiten, kalorienhaltige Getränke u. a.). Bei der Entstehung der ALS sind keine Lebensmittel oder sonstige Umweltfaktoren bekannt, die das Risiko für eine ALS darstellen. Daher sind die Empfehlungen bestimmter »Diäten« und »Kuren« als medizinisch-wissenschaftlich fehlerhaft einzuordnen und nicht ratsam. Auch unter diesem Aspekt kann bei der ALS »alles« gegessen werden.

326 Kann ich trotz ALS Alkohol trinken?

Der Konsum von Alkohol (selbst bei Vorliegen einer Alkoholerkrankung) ist nicht mit einem erhöhten Risiko einer ALS assoziiert. Auch nach der Diagnose einer ALS kann Alkohol konsumiert werden – ohne erkennbares Risiko, dass damit der Verlauf der ALS verstärkt wird. Daher ist eine »Abstinenz« von Alkohol in Bezug auf die ALS nicht empfehlenswert. Das Trinken (von Bier und Wein und anderen alkoholhaltigen Getränken) ist für viele Menschen ein wichtiger Genussfaktor sowie Bestandteil von Festlichkeiten und gesellschaftlichen Ereignissen. Auch der tägliche Konsum von Alkohol (insbesondere von Bier und Wein) kann Bestandteil der alltäglichen Ess- und Trinkkultur sein. Zur Bewahrung des gewünschten Lebensstils und Genusserlebens kann der Konsum von Alkohol fortgeführt werden. Dabei ist zu beachten, dass mit dem Alkoholgenuss die Verstärkung einer ALS-bedingten Sprechstörung (Dysarthrie) verbunden sein kann. Nach Abnahme des Alkoholspiegels ist die Sprechstörung wieder rückläufig. Weitere Risiken liegen in einer Sturzgefährdung (über einer ALS-bedingten Schwäche oder Spastik der Bein- oder Rumpfmuskulatur). Die Risiken der vorübergehenden Verstärkung einer Sprech- oder Gangstörung sind gegenüber dem individuellen Genusserleben abzuwägen. Weiterhin sind nach Alkoholgebrauch entsprechende Vorsichtsmaßnahmen

(Hilfe beim Aufstehen und Laufen oder vorausschauender Hilfsmittelgebrauch) einzuplanen.

327 Kann ich trotz ALS weiter berufstätig sein?

Die Berufstätigkeit kann durch die ALS eingeschränkt, erschwert oder gänzlich verhindert werden. Die Auswirkung der ALS auf die berufliche Biografie ist maßgeblich von den Tätigkeitsmerkmalen im Beruf sowie von verschiedenen medizinischen und sozialen Faktoren abhängig. »Sprechende Berufe«, Tätigkeiten mit feinmotorischen Leistungen und Berufe mit vordergründigen Außenaktivitäten können – in Abhängigkeit von den individuellen Symptomen – eingeschränkt werden. Andererseits sind zahlreiche Berufe mit »Büroarbeit« realisierbar. In bestimmten Konstellationen ist auch eine Änderung der Tätigkeitsmerkmale im gleichen Beruf (z. B. mit einem Wechsel vom »Außen- zum Innendienst«) möglich. Auf die mögliche Weiterführung der Berufstätigkeit ist aufgrund der Vielzahl der Einflussfaktoren keine »pauschale« Antwort möglich. Die konkrete motorische Betroffenheit, die Dynamik der Erkrankung, das körperliche und psychologische Anforderungsprofil der Arbeit, die Wertigkeit der Arbeit für das persönliche Wohlbefinden, die finanziellen Umstände und die konkrete Unterstützung durch den Arbeitgeber sind von entscheidender Bedeutung. Die Entscheidung zur Fortführung, Anpassung oder Beendigung der Arbeitstätigkeit erfordert eine private Beschäftigung mit den genannten Faktoren. Dabei ist eine Abstimmung mit dem Arbeitgeber, dem familiären Umfeld und dem Rentenversicherungsträger notwendig. Sollte der grundsätzliche Wunsch der Fortführung einer Berufstätigkeit vorliegen, ist der Kontakt mit dem Integrationsamt empfehlenswert, das für den Behinderungsausgleich am Arbeitsplatz und für den Transport zur Arbeitsstelle unterstützend sein kann. In bestimmten Situationen ist die Finanzierung von Hilfsmitteln (z. B. eines separaten Kommunikationssystems) über das Integrationsamt möglich.

328 Kann ich trotz ALS verreisen?

Die Reisefähigkeit hängt in erster Linie von den motorischen Defiziten und den zur Verfügung stehenden Mobilitätshilfen sowie von der sozialen Unterstützung ab. Warmes Klima mit heißen Temperaturen wird (bezüglich der Muskelfunktion) meist gut toleriert. Der Einfluss von Kälte wird erfahrungsgemäß negativer bewertet, da eine Zunahme der Spastik bei geringeren Temperaturen und die Häufigkeit von Muskelkrämpfen (Crampi) entstehen können. Daher ist bei der Reiseplanung die zu erwartende Außentemperatur zu berücksichtigen und entsprechende Kleidung vorzubereiten. Die eigene Mobilität, die Notwendigkeit von Mobilitäts- und Transferhilfen und Kommunikationssystemen ist bei der Auswahl von Reisezielen und bei der Vorbereitung von Reisetätigkeit ebenfalls zu beachten. Die Barrierefreiheit von Verkehrsmitteln, Hotels und sonstigen Unterkünften ist regional sehr unterschiedlich. Entsprechende Internetanwendungen sind bei der Recherche von entsprechender Barrierefreiheit eine wertvolle Hilfe. Auch verschiedene Selbsthilfeorganisationen können durch eigene Erfahrungen und Reiseberichte wertvolle Hilfe in der Entscheidungsfindung und Planung von Reisen leisten. Mit einer entsprechenden Vorbereitung sind auch Fernreisen grundsätzlich möglich. Kritische Punkte, die einer speziellen Vorbereitung und Begutachtung benötigen, sind die Mitnahme oder Verwendung von Beatmungsgeräten an Bord von Flugzeugen und Schiffen. In Vorbereitung auf Flugreisen sollte mit einem Vorlauf von mehreren Monaten der flugmedizinische Dienst der entsprechenden Fluggesellschaft kontaktiert werden. Zu beachten ist, dass Stellungnahme und Gutachten für die Reisefähigkeit nicht zu den regulären Tätigkeitsmerkmalen einer ALS-Ambulanz gehören. Aufgrund der zeitlichen Belastung von Ärzten in ALS-Zentren kann die Bewältigung dieser Dokumente, deren Erstellung aufwendig ist, nicht vorausgesetzt werden. Daher ist die Unterstützung durch entsprechende Selbsthilfeorganisationen von besonderem praktischem Nutzen. Die grundsätzliche Einschätzung der Reisefähigkeit in Bezug auf die Atemfunktion kann bei Flug- und Schiffsreisen bedeutsam sein. An verschiedenen medizinischen Einrichtungen, z. B. der Charité, sind flugmedizinische Ambulanzen etabliert, die (unabhängig von der ALS-Ambulanz) aus internistischer Sicht die Flugfähigkeit einschätzen. Dabei kann durch eine Belastungsübung die Luftzusammensetzung in einer Flugzeugkabine »simuliert« werden. Tatsächlich kann der Sauerstoffgehalt in der Flugzeugkabine (insbesondere bei längeren Flugstrecken auf großer Höhe) um einige Prozentpunkte abnehmen und damit die Sauerstoffsättigung im Blut abgesenkt werden. Bei Vorliegen einer Atemschwäche (Hypoventilation) kann sich diese veränderte Luftzusammensetzung kritisch auf die Atemfunktion auswirken. Bei einer entsprechenden Atemschwäche sollte eine Flugreise vermieden oder die Nutzung von einer Maskenbeatmung an Bord mit der Fluggesellschaft abgestimmt werden. Die Mitnahme von Beatmungsgeräten in die Flugkabine erfordert einen längeren Prüfprozess des konkreten Gerätes, da die Mitnahme von elektrischen Geräten und Kompressoren an Bord (ein Atemgerät ist ein elektrisch betriebener Kompressor) mit hohen Sicherheitsanforderungen belegt ist. Insgesamt ist die Reisetätigkeit mit ALS möglich, aber mit größeren Vorbereitungen (in Abhängigkeit vom Schweregrad der Mobilitätsdefizite und der notwendigen Hilfsmittel) verbunden. Unter dem Aspekt der Teilhabe und der Lebensqualität sind Reisen mit ALS auch aus neurologischer Perspektive zu befürworten.

329 Kann ich trotz ALS weiterhin Sport treiben?

Die Möglichkeit sportlicher Aktivität hängt maßgeblich von den ALS-bedingten motorischen Defiziten ab. Grundsätzlich ist körperliche Aktivität positiv zu bewerten und (in Abhängigkeit und Berücksichtigung von den motorischen Einschränkungen) aufrechtzuerhalten. Ein negativer Einfluss von motorischer Anstrengung ist nicht bekannt. Ganz im Gegenteil: Die Weiterführung von physischer und motorischer Aktivität ist von großer Bedeutung, um Folgeerscheinungen von Immobilisierung (Inaktivitätsatrophie, Kontrakturen, Thrombosen und Lymphödeme) abzuwenden. Die Aufrechterhaltung von sportlicher Aktivität orientiert sich an den körperlichen Möglichkeiten und Respektierung der motorischen Grenzen, die von der ALS gesetzt werden. Bei einer Betroffen- heit an den oberen Extremitäten (oder Bulbärregion) ist das Laufen (einschließ- lich »Jogging)« durchaus möglich. Allerdings sollte dabei berücksichtigt werden, dass auch durch Armparesen ein verändertes Laufmuster (mit einem Sturzrisiko) entstehen kann. Auch die Beeinträchtigung der Rumpfmuskulatur kann zu einer reduzierten Atemkapazität führen, die (auch bei voller Kraft der unteren Extremi- täten) zu beachten ist. Bei der Fortführung von sportlicher Aktivität ist daher die individuelle Leistungsgrenze zu überwachen und zu respektieren. Bei einem wei- teren Fortschreiten der motorischen Defizite, ist die Anpassung der körperlichen Aktivität an den individuellen Leistungsrahmen anzuraten. Dabei sollte der behandelnde Physiotherapeut einbezogen werden, um ein individuelles Trai- nings- und Therapieprogramm zu definieren. Grade bei stärker werdenden moto- rischen Einschränkungen nehmen therapeutische Bewegungsgeräte eine wertvolle Rolle ein, um in sicherer Position (ohne Sturzgefährdung) ein defizitorientiertes »Gerätetraining« und damit ein individuelles Sportprogramm zu realisieren.

330   Wie wirkt sich ALS auf die Sexualität aus?

Die ALS hat Auswirkungen auf die Sexualität, obgleich die körperlichen Funk- tionen (erhaltene sensible, motorische und autonome Funktionen der äußeren Geschlechtsmerkmale) erhalten sind. Trotz der anatomischen Intaktheit der un- mittelbaren geschlechtlichen Merkmale kann das sexuelle Erleben eingeschränkt werden. Bereits die Diagnosestellung einer ALS stellt eine psychologische Belas- tungssituation dar, die eine reduzierte sexuelle Erlebnisfähigkeit einschließt. Hin- zukommen körperliche Symptome und Defizite im Zungen- und Schlundbe- reich (Bulbärsyndrom) sowie der Arm- und Beinfunktion und des Rumpfes (Extremitäten- und Rumpfparesen; Muskelatrophie, Spastik), die seitens des Be- troffenen und des Sexualpartners zu einer Reduktion von Intimität und sexuel- lem Erleben führen können. Systematische Befragungen von betroffenen Paaren haben eine deutliche Verminderung der Sexualität im Krankheitsverlauf er- bracht. Gleichzeitig wird bei einer kleineren Gruppe an Paaren die Weiterfüh- rung eines zufriedenstellenden Sexuallebens berichtet. Bei einem Teil dieser Gruppe kam es zu einer Zunahme der Erlebnisfähigkeit für Intimität und Sexua- lität. Davon abzugrenzen ist eine Hypersexualität (dem gesteigerten Bedürfnis nach Sexualität) des Betroffenen selbst, die im Kontext einer frontotemporalen Demenz (▶ Frage 51) entstehen kann. Das Thema der Sexualität, insbesondere die Hypersexualität bei frontotemporaler Demenz sind im Arzt-Patienten-Dialog anzusprechen. Bei Erektionsstörung des Mannes bestehen verschiedene Optionen der Medikamentenbehandlung. Zugleich kommen verschiedene Medikamente bei der ALS zum Einsatz (z. B. bestimmte Antidepressiva) die mit einem sexuel- len Interessenverlust (Libido-Minderung) verbunden sein können. Bei dieser Me- dikation sollte eine Abwägung zwischen den Behandlungszielen (Stimmungssta- bilisierung) und Nebenwirkungen (Libido-Minderung) abgewogen werden.

331 Wie wirkt sich ALS auf Beziehungen und Partnerschaft aus?

Durch die ALS kann eine schwere Belastungssituation für eine bestehende Partnerschaft und familiäre Beziehung entstehen. Eine »pauschale« Einschätzung und Vorhersage verbietet sich, da eine partnerschaftliche Beziehung durch ein Höchstmaß an Subjektivität, Individualität und Variabilität (auch bereits ohne das Vorliegen einer Grunderkrankung) geprägt ist. Die ALS eines Betroffenen stellt für beide Partner der Beziehung eine schwerwiegende Herausforderung dar. Allein die Diagnose und Perspektive einer lebensverkürzenden Erkrankung ist zumeist mit einer Erschütterung des Lebensentwurfs verbunden und erfordert eine Neuorientierung in der gemeinschaftlichen Biografie. Die Reaktionen auf die Diagnosemitteilung und die Konfrontation mit den fortschreitenden motorischen Defiziten (Trauer, Verzweiflung, Wut, Hoffnung, Sorge und Zuversicht u. a.) werden gemeinsam erlebt und ausgetauscht. Seitens des Betroffenen entstehen Gefühle der Schuld, das Leben des Partners durch die eigene Erkrankung zu belasten. Bei den nichtbetroffenen Partnern kann das Gefühl des Schmerzes und Mitleids dominieren. Neben der emotionalen Ebene entsteht eine Belastung auf Alltagsebene, die durch Anstrengungen der Pflege (Verlust der eigenständigen Körperpflege), Kommunikationsbarrieren (Verlust des Sprechens) und Autonomie (Verlust der Arm- und Beinfunktion) bedingt ist. Die Einschränkung des Sprechens und Schreibens führt zu einer veränderten Kommunikation. Auch die nicht-verbale Kommunikationsebene (durch Mimik und Gestik) wird durch die motorischen Defizite verändert und muss neu ausgerichtet werden. Durch die verlangsamten Bewegungsabläufe werden sämtliche Alltagsverrichtungen modifiziert und erfordern einen erhöhten logistischen, zeitlichen und emotionalen Krafteinsatz. Die Intimität und Sexualität wird durch den psychischen, emotionalen und körperlichen Einfluss der ALS deutlich erschwert. Die wichtige Balance einer Beziehung von Anstrengung (»Beziehungsarbeit«) und Freude (»Glück in der Beziehung«) wird durch die genannten Einflüsse herausgefordert. Durch verschiedene medizinische, soziale und pflegerische Maßnahmen kann und sollte eine Beziehung »geschützt« werden. So kann die pflegerische und logistische Belastung (englisch: *burden of care*; Belastung durch Pflege) durch die frühe Nutzung von Hilfsmitteln (Transfer- und Mobilitätshilfen) und durch die Einbeziehung einer professionellen Pflege (Hauskrankenpflege oder Behandlungspflege) reduziert werden. Die Schaffung von Entlastung und Zeit zum »Atemholen« für den pflegenden Partner und andere Familienmitglieder ist von entscheidender Bedeutung, um die Vitalität einer Beziehung zu erhalten. Idealerweise sollte der Betroffene dem Pflegenden die notwendigen Freiräume aktiv anbieten, von Schuldgefühlen entlasten und eigene Interessen zurückstellen. Gemeinsame Erlebnisse und Reisen (mit einer entsprechenden Unterstützung durch Hilfsmittel und Personen sowie die Auswahl geeigneter Unterkünfte) können dazu beitragen, die notwendigen Energiereserven einer partnerschaftlichen Beziehung aufzuladen. Neben den beschriebenen Belastungen ist auch eine »neue Qualität« einer Beziehung wiederholt zu beobachten. Sie liegt in einer Zunahme an

Intensität und Tiefe einer Beziehung, die durch das Bewusstsein für die verbleibende Lebenszeit sowie durch Dankbarkeit, emotionale Verbundenheit und Zuneigung geprägt ist.

332 Kann ich trotz ALS eine Schwangerschaft austragen und ein Kind bekommen?

Die Empfängnisfähigkeit der Frau und die Zeugungsfähigkeit des Mannes sind durch die ALS nicht eingeschränkt. Auch die Schwangerschaft kann trotz motorischer Defizite, die sich aus einer ALS ergeben, fortgeführt werden. Die Muskulatur des Uterus wird durch die ALS nicht betroffen. Zu berücksichtigen ist eine mögliche Spastik des Beckenbodens und der unteren Extremitäten (Adduktorenspastik), die eine Entbindung beeinflussen und möglicherweise eine *Sectio* (»Kaiserschnitt«) erfordern würde. Weiterhin ist vor der Entbindung eine Einschränkung der Atemkapazität (Hypoventilation) zu beachten, die ebenfalls Auswirkungen für die Entbindungsplanung hätte. Nach der Geburt des Kindes ist auch das Stillen grundsätzlich möglich. Eine Übertragung eines ALS-Risikos durch die Muttermilch gilt als ausgeschlossen. Auch die Zusammensetzung der Muttermilch (im Sinne von Nahrhaftigkeit für das Kind) ist unverändert. Das körperliche Umsorgen des Kindes kann durch motorische Defizite der Hände und Arme (für eine betroffene Mutter oder einen erkrankten Vater) eingeschränkt sein. In dieser Konstellation muss der körperliche Kontakt des Babys zum betroffenen Elternteil besonders unterstützt werden.

333 Welche pflegerische Unterstützung ist notwendig und erhältlich?

Die ALS führt durch die fortschreitenden motorischen Defizite der Hände, Arme und des Rumpfes zu einer Einschränkung der Selbstversorgung und damit zur Notwendigkeit einer pflegerischen Versorgung. Der Zeitpunkt und der Umfang der notwendigen Pflege ist vom individuellen Krankheitsverlauf abhängig. Die pflegerische Versorgung bei der ALS ist ein komplexes und umfangreiches Thema, das über die Ausrichtung dieses Leitfadens hinausgeht und ein eigenes Buch rechtfertigt. Tatsächlich wurde von der Deutschen Gesellschaft für Muskelkranke e. V. (DGM) ein ALS-Handbuch veröffentlicht, in dem die pflegerischen und sozialmedizinischen Themen dargelegt werden. Grundsätzlich sind verschiedene Formen der Pflege zu unterscheiden: Die Grundpflege (gesetzlich definiert im Sozialgesetzbuch XI) und die Behandlungspflege (Sozialgesetzbuch V). Die Grundpflege betrifft die unmittelbare Körperpflege, die Ernährung und Mobilität sowie die Gewährleistung von Aktivitäten des täglichen Lebens. Die Möglichkeiten von finanzieller oder sachlicher Unterstützung werden in der Pflegeversicherung geregelt. Davon abzugrenzen ist die Behandlungspflege, die medizinische pflegerische Handlungen umfasst (Bereitstellung von Medikamenten, Verbandswechsel, pflegerische Versorgung der PEG-Sonden, Maskenbeatmung oder invasiven Beatmung). Die Behandlungspflege wird aus der Krankenversicherung finanziert. Die Beantragung und Inanspruchnahme von Leistungen der Kranken- oder Pflegeversicherung (SGB V oder SGB XI) kann komplex sein. Dabei ist eine spezielle Pflegeberatung empfehlenswert, um eine optimale Unterstützung aus den bestehenden Strukturen der Kranken- und Sozialversicherung zu erhalten. Neben einer Beratung durch Selbsthilfeorganisationen ist die beratende und organisatorische Unterstützung durch die Pflegpunktstützpunkte der Kommunen und durch Pflegeberatungsunternehmen sinnvoll. Innerhalb von Versorgungsnetzwerken werden zunehmend Pflegeberatungen integriert, die sich auf die besonderen pflegerischen Herausforderungen bei der ALS eingestellt haben. Agenturen der Pflegeberatung können in bestimmten Situation (mit einer Finanzierung durch die Krankenkassen) die Betroffenen zu Hause aufsuchen, um den konkreten Pflegebedarf besser einzuschätzen und bei der Eingruppierung in die angemessenen Pflegegrade (der Pflegeversicherung) zu unterstützen. Neben der finanziellen Leistung aus der Pflegeversicherung führt die Pflegeberatung auch spezielle pflegerische Schulungen für Familienmitglieder und Freunde sowie weitere Angehörige durch, die mit der Pflege von ALS-Patienten betraut sind.

334   Kann ich in meiner bisherigen Wohnung bleiben?

Die Frage eines Umzugs in eine barrierefreie Wohnung hängt vom individuellen Krankheitsverlauf, der bisherigen Wohnungsausstattung sowie von der Verbundenheit des Betroffenen (und seiner Familie) mit dem bisherigen Wohnumfeld ab. Bei einem Wohneigentum (insbesondere einem eigenen Haus) sind die Möglichkeiten für bauliche Anpassungen erfahrungsgemäß besser möglich. Das Einrichten von Rollstuhlrampen und Treppenlifts oder eines Aufzuges ist bei Häusern im Privateigentum leichter realisierbar. In Miethäusern (insbesondere in mehrstöckigen Gebäuden ohne Aufzug) kann das Verlassen der Wohnung zunehmend eingeschränkt, erschwert oder (ohne Hilfe durch Dritte) unmöglich gemacht werden. In dieser Konstellation entsteht eine Grundsatzentscheidung: Der Umzug in eine neue Wohnung (mit geringeren Barrieren) oder der Verbleib in der bestehenden Wohnung (mit einem weitgehenden Verzicht auf Außenaktivitäten außerhalb der Wohnung). Der Anteil von barrierefreien Wohnungen ist in den meisten Städten und Kommunen recht gering, sodass die Frage des Umzugs in eine barrierefreie Wohnung frühzeitig geklärt und die entsprechende Suche mit einem größtmöglichen Vorlauf beginnen sollte. Ein Teil der Betroffenen entscheidet sich dazu, auf einen Umzug in eine barrierefreie Wohnung zu verzichten, wenn die soziale Verbindung zu den bisherigen »vier eigenen Wänden« oder die unmittelbare Umgebung (Freunde und Bekannte in der Gemeinde oder im »Kitz«) so stark ist, dass der Umzug in eine neue räumliche Umgebung allzu starker Verlust erlebt wird. Diese Entscheidung ist in jedem Fall zu respektieren. In dieser Situation ist eine Optimierung der Hilfsmittelversorgung innerhalb der Wohnung (oder des Hauses) von besonderer Bedeutung. Der Gebrauch von Indoor-Rollstühlen (kompakte Elektrorollstühle, die für die Nutzung innerhalb der Wohnung optimiert sind, ▶ Frage 311) kann die Mobilität innerhalb der Wohnung erheblich unterstützen. Auch ist der Einsatz von komplexen Liftsystemen für das Treppenhaus zu prüfen. So kommen zunehmend Deckenliftsysteme zum Einsatz, die auch innerhalb von Treppenhäusern montiert werden können und in bestimmten Konstellationen den Transport von Elektrorollstühlen nach einem »Seilbahnprinzip« ermöglichen. Die Prüfung der technischen und sozialen Machbarkeit ist durch spezialisierte Sanitätshäuser anzuraten.

335 Welche Anforderungen stellt die ALS an eine barrierefreie Wohnung?

Die ALS führt im längerfristigen Krankheitsverlauf zu einer Einschränkung oder dem Verlust des Gehens und Stehens, sodass der Gebrauch von Gehwagen (Rollatoren), Faltrollstühlen oder Elektrorollstühlen (auch im Innenbereich) zu erwarten ist. Eine barrierefreie Wohnung sollte eine Türenbreite vorhalten, die den Gebrauch eines Elektrorollstuhls in allen Räumen ermöglicht. Der Verzicht auf Schwellen (auch zu Terrassen oder Balkons) sollte den Einsatz von Rollstühlen prinzipiell ermöglichen. Durch fortschreitende Armparesen und die Einschränkung des Sprechens kommen Kommunikationssysteme zum Einsatz, die mit dem Internet in Verbindung stehen. Daher sollte zu jedem Zeitpunkt eine optimale Internetverbindung gewährleistet sein und ein Kriterium der (kommunikativen) Barrierefreiheit darstellen. Beim Einbau von Türklinken und Fensteröffnern sollte die Kompatibilität mit einer Umfeldsteuerung beachtet werden. Auch beim Verlust der eigenen manuellen Funktionen können Türen und Fenster durch eine »Fernsteuerung« (Umfeldsteuerung) selbständig geöffnet und geschlossen werden, sofern die technischen Voraussetzungen erfüllt sind. Augensteuerungssysteme können im Gebrauch lichtempfindlich sein, sodass die Einrichtung von (fernsteuerbaren) Jalousien mit einzuplanen ist. Der Zugang zur Wohnung über Aufzüge, Rampen oder Lifts ist ein Grundkriterium der Barrierefreiheit. Bei der Planung oder Auswahl einer barrierefreien Wohnung empfiehlt sich die Abstimmung mit einem Sanitätshaus, das sich auf komplexe Hilfsmittel (einschließlich der Elektrorollstuhlversorgung, Kommunikationssystemen und Umfeldsteuerung) spezialisiert hat.

336 Was ist eine Patientenverfügung?

Eine vorliegende Patientenverfügung kann in bestimmten Situationen eine hohe Relevanz bei der ärztlichen Entscheidungsfindung zugunsten einer Palliativversorgung haben. Die meisten Muster für Patientenverfügungen, die im Umlauf sind, thematisieren den Verzicht auf »künstliche Ernährung«, »künstliche Beatmung« und »Wiederbelebung« (Therapiebegrenzung). Beim Erstellen einer Patientenverfügung ist jedoch empfehlenswert, zwischen Therapiebegrenzung und Behandlungsabbruch zu unterscheiden. Menschen mit ALS sind häufig mit einer PEG (▶ Frage 206), Maskenbeatmung (▶ Frage 231) oder invasiven Beatmung (▶ Frage 248) versorgt. In dieser Situation ist es sinnvoll, Kriterien festzulegen, bei denen eine bereits bestehende Versorgung beendet werden soll (Behandlungsabbruch, ▶ Frage 264, ▶ Frage 339). So wurden Patientenverfügungsmuster entwickelt, die typische Entscheidungskriterien für eine Therapiebegrenzung, aber auch für einen möglichen Behandlungsabbruch und den Beginn einer Palliativversorgung festlegen (abzurufen z. B. unter www.als-charite.de).

337 Für welche Situation eine Patientenverfügung sinnvoll?

In einer Patientenverfügung wird der Wille des Patienten für diejenige Situation festgelegt, in der eine eigene Willensäußerung (aufgrund einer Bewusstseinsstörung oder fehlenden Geschäftsfähigkeit) nicht möglich ist. Diese Konstellation ist bei der ALS recht selten, denn auch bei einer hochgradigen Einschränkung des Sprechens und Schreibens kann eine Willensbekundung auf verschiedenen Wegen kommuniziert werden. Neben Kommunikationssystemen (die auch eine textliche Ausformulierung ermöglichen) ist durch die Kommunikation mit Minimalbewegungen (z. B. Augenschluss oder gezielte Augenbewegung) oftmals möglich, den Patientenwillen eindeutig zu ermitteln. Im gesamten Krankheitsverlauf ist damit ein Patienten-Arzt-Dialog möglich, um die medizinische Behandlung abzustimmen und Kriterien der Therapiebegrenzung oder des Behandlungsabbruches festzulegen. Solange diese Form der Kommunikation erhalten ist, kommt eine Patientenverfügung nicht zur Anwendung. Die Dokumentation des Arzt-Patienten-Gespräches in der (elektronischen) »Patientenakte« und in der Verschriftlichung der Beschlussfassung über die geplante und realisierte Behandlung in Arztbriefen ist hinreichend. Die Abfassung einer Patientenverfügung ist – trotz der seltenen praktischen Anwendung – dennoch empfehlenswert, um für jene seltene Situationen des Kommunikationsabbruches eine belastbare Dokumentation des Patientenwillens zu erhalten. Eine Patientenverfügung wird relevant, wenn sich ein vollständiges »Eingeschlossen-Sein« (Locked-in-Syndrom, ▶ Frage 125) – mit einem vollständigen Kommunikationsverlust – herausgebildet hat. Auch eine hochgradige frontotemporale Demenz (FTD, ▶ Frage 51) kann zu einem Verlust der Kommunikationsfähigkeit führen. Auch in dieser Situation ist eine Patientenverfügung von entscheidender Bedeutung, um den Patientenwillen für die Fortsetzung oder Beendigung von Therapiemaßnahmen zu ermitteln. Optimale Patientenverfügungen für Menschen mit ALS beinhalten die Kriterien, Zeitpunkte und Umstände, bei denen eine PEG, Maskenbeatmung oder invasive Beatmung begrenzt (oder beendet) und eine Palliativbehandlung eingeleitet werden soll (▶ Frage 339).

338 Was ist eine Vorsorgevollmacht?

Eine Vorsorgevollmacht ist ein formales Dokument, das von der Patientenverfügung zu unterscheiden ist. In diesem Dokument werden die Personen vom Patienten festgelegt, die im Auftrag des Patienten handeln sollen. Diese Personen

(Bevollmächtigte im Sinne des Bürgerlichen Gesetzbuches) werden dann tätig, wenn der Patient nicht selbständig entscheidungs- und handlungsfähig ist. Die Bevollmächtigten können auf Basis der Vorsorgevollmacht eigenständig – im Sinne des Patienten – handeln, ohne dass es weiterer Maßnahmen bedarf. In einer Vorsorgevollmacht werden verschiedene Vertretungsbereiche gesondert ausgewiesen: Angelegenheiten der Gesundheit und Finanzen sowie die Vertretung bei Behörden. Üblich und möglich ist es, mehrere Personen als Bevollmächtigte einzusetzen, die gemeinsam handeln oder verschiedene Aufgabenbereiche übernehmen (z. B. eine bevollmächtigte Person übernimmt die Angelegenheiten der Gesundheit, während ein anderer Bevollmächtigte die Finanzangelegenheiten bearbeitet). Eine Vorsorgevollmacht für medizinische Entscheidungen und Anordnungen ist ohne notarielle Beurkundung möglich. Eine notarielle Bestätigung der Vorsorgevollmacht ist nur dann erforderlich, wenn der Erwerb oder die Veräußerung von Immobilien oder bestimmte finanzielle Geschäfte (Aufnahme von Krediten) getätigt werden sollen. Die Vorsorgebevollmächtigten treffen ihre medizinischen Entscheidungen (die im Dialog mit dem Arzt geführt werden) auf Grundlage einer bestehenden Patientenverfügung oder (falls keine Patientenverfügung vorliegt) auf Basis des vermutlichen Patientenwillens, der sich aus der Kenntnis des Patienten oder aus Äußerungen des Betroffen in der Vergangenheit bezieht.

339 Was bedeuten »Therapiebegrenzung« und »Behandlungsabbruch«?

Atem- und Ernährungshilfen (PEG, Maskenbeatmung oder invasive Beatmung) ermöglichen es, die Lebenszeit bei der ALS zu verlängern. Eine Gruppe von ALS-Patienten empfindet diese lebensverlängernden Maßnahmen jedoch als belastend oder sehen diese im Konflikt mit persönlichen Wertvorstellungen. In diesem Fall können sie die Einleitung einer Beatmungs- oder Ernährungstherapie ablehnen (Therapiebegrenzung) und stattdessen eine Palliativversorgung in Anspruch nehmen. Eine davon unterschiedliche und besondere Situation liegt vor, wenn Patienten eine PEG-Ernährung oder Beatmungstherapie bereits begonnen haben und sich im Verlauf der Erkrankung entschließen, diese Versorgung abzusetzen (Behandlungsabbruch). Medizinethisch und juristisch ist die Beendigung lebensverlängernder Maßnahmen möglich und statthaft. Durch die Nichtbenutzung der Atemhilfe oder der PEG-Sonde tritt wieder der ursprüngliche Krankheitsverlauf (ohne lebensverlängernde Maßnahmen) ein und das Sterben wird zugelassen. Der Wille des Patienten, die Beatmungs- und Ernährungstherapie abzulehnen oder zu beenden, sollte im direkten Arzt-Patienten-Kontakt konsistent und nachvollziehbar ermittelt und dokumentiert werden. Im Fall, dass der Patient nicht mehr kommunizieren kann, findet die Abstimmung mit den Versorgungsbevollmächtigten statt.

340 Sind ein Nahrungsverzicht und der Abbruch von Ernährungstherapie statthaft?

Mehr als 20 % aller Menschen mit ALS in Deutschland sind im Verlauf der Erkrankung mit einer PEG (▶ Frage 206) versorgt. Die Ernährung über eine PEG gilt als lebensverlängernde Maßnahme. Grundsätzlich ist es möglich, die Ernährung über eine PEG zu beenden – auch wenn damit eine Verkürzung der verbleibenden Lebensspanne verbunden ist. Die Beendigung einer PEG-Ernährung fällt in die formale Kategorie eines Behandlungsabbruches, der in Deutschland medizinisch, ethisch und rechtlich möglich ist. Davon abzugrenzen ist der Verzicht einer Nahrungsaufnahme – auch wenn keine PEG vorliegt. Die Reduktion oder gänzliche Einstellung der Ernährung (Nahrung und Flüssigkeit) wird als »Sterbefasten« bezeichnet. Auch das Sterbefasten ist in Deutschland ethisch möglich. Zur Thematik des Sterbefastens wurde in Deutschland ein breiter ärztlicher und ethischer Konsens erreicht. Das Sterbefasten gilt nicht als »Behandlungsabbruch«, da die Ernährung keine Therapie im eigentlichen Sinne darstellt. In der Palliativmedizin wird der Begriff des Sterbefastens nicht verwendet, sondern als »freiwilliger Verzicht auf Nahrung und Flüssigkeit« verwendet. Das Sterbefasten ist eine Form des Suizids, die gegenüber sonstigen Suizidformen mehrere Besonderheiten aufweist. Der »freiwillige Verzicht auf Nahrung und Flüssigkeit« ist ein anhaltender Prozess, der mehrere Tage bis zum Eintritt des Todes umfasst. Weiterhin ist bei dem Nahrungsverzicht eine Umkehrung der Entscheidung ohne bleibende Folgen möglich. Weiterhin zeigen bisherige Untersuchungen, dass der Verzicht auf Essen und Trinken und der damit verbundene Sterbeprozess nicht leidvoll erfolgt. Auch hier bestehen erhebliche Unterschiede zu anderen Suizidformen. Allerdings kann für Angehörige das Erleben des Sterbeprozesses durch den freiwilligen Verzicht auf Nahrung und Flüssigkeit eine psychosoziale Belastungssituation darstellen. Bei einem vollständigen Verzicht auf Nahrung und Flüssigkeit ist der Sterbeprozess bei der Mehrheit der Betroffenen nach 14 Tagen abgeschlossen. Begleitsymptome des Nahrungs- und Flüssigkeitsverzichtes können Apathie und Schläfrigkeit, aber auch Verwirrtheit und Unruhe sein. Insbesondere die Unruhezustände lassen sich, falls vorhanden, durch pharmakologische und palliativpflegerische Maßnahmen lindern. Auch der Einsatz von sedierenden Medikamenten ist in dieser Konstellation gerechtfertigt. Die palliative Linderung von eventuell entstehendem Durst- und Hungergefühl wird von der Deutschen Gesellschaft für Palliativmedizin (DPG) nicht als strafbare Handlung bewertet. In bestimmten Konstellationen stellt der freiwillige Verzicht auf Nahrung und Flüssigkeit eine Alternative zum Behandlungsabbruch von bestehender Beatmung dar, wenn die Umstände der Beatmungsbeendigung (vor allem eine Aufnahme im Krankenhaus oder in einem Hospiz) für den Patienten nicht akzeptabel sind.

341   Welche Möglichkeiten der Sterbehilfe bestehen in Deutschland?

Bei der Sterbehilfe und deren Zulässigkeit in Deutschland sind verschiedene Formen zu unterscheiden: Die »aktive« Sterbehilfe (gezielte Herbeiführung des Todes aufgrund des Patientenwillens) ist in Deutschland nicht statthaft. Die »indirekte« Sterbehilfe (Verbesserung der Lebensqualität unter Inkaufnahme von Lebenszeitverkürzung) sowie die »passive« Sterbehilfe (Zulassen des Sterbens durch Verzicht oder Abbruch von lebensverlängernden Maßnahmen) sind in Deutschland statthaft und medizinethisch etabliert. Die öffentliche und zugleich kontrovers geführte Diskussion um die Sterbehilfe bezieht sich zumeist um die »aktive« Sterbehilfe. Sie erfolgt durch Verabreichung einer Überdosis von Morphinen, Benzodiazepinen, Narkosemitteln, Muskelrelaxantien, Insulin oder Kalium. Die aktive Sterbehilfe ist in Deutschland verboten. In Deutschland und in der Mehrheit der Nationalstaaten, besteht kein gesellschaftlicher Konsens für eine aktive Sterbehilfe. Die Ablehnung der aktiven Sterbehilfe ist eine komplexe Thematik, die an dieser Stelle nur verkürzt dargestellt werden kann. Das Verbot der aktiven Sterbehilfe verhindert, dass die Selbsttötung von Menschen mit Behinderungen eine gesellschaftliche »Normalität« erhält. Damit wird der implizierten Erwartung entgegengetreten, dass Patienten, deren Erkrankung mit hohen pflegerischen und finanziellen Belastungen für Dritte verbunden ist, diese Belastung durch die Selbsttötung reduzieren. Beim Verbot der aktiven Sterbehilfe sind zusätzliche kulturelle, soziale, ethische und religiöse Betrachtungen zu berücksichtigen. Die Möglichkeiten der »indirekten« und »passiven« Sterbehilfe sind in Deutschland seit den 1990er Jahren gesellschaftlich verankert. Bei der ALS steht »indirekte« Sterbehilfe im Vordergrund, die durch den »Doppeleffekt« (▶ Frage 178) von Morphinen und Benzodiazepinen praktiziert wird. Bei diesen Medikamenten kann (in Abhängigkeit von der zugrunde liegenden Symptomatik und der Intensität der Medikamentenbehandlung) die Linderung der Symptome mit einer Lebensverkürzung verbunden sein kann. Die »passive« Sterbehilfe kommt zum Tragen, wenn Patienten lebensverlängernde Maßnahmen (PEG-Sonde, Maskenbeatmung, Hustenassistent oder invasiver Beatmung) ablehnen oder abbrechen (▶ Frage 263, ▶ Frage 264, ▶ Frage 265, ▶ Frage 339).

342   Wie kann ich eine psychologische Betreuung erhalten?

Die ALS kann für Betroffene und ihre Angehörigen mit einer erheblichen psychosozialen Belastung verbunden sein. Eine psychologische Behandlung kann dabei eine wichtige Unterstützung sein, um die eigenen Emotionen, Verhaltensmuster und Handlungen an die veränderte Lebenssituation anzupassen und eine ALS-bezogene Belastungssituation zu bestehen. Eine systematische Erhebung zum Bedarf einer psychotherapeutischen Behandlung von Patienten und Angehörigen an der Charité ergab, dass etwa 30 % der Befragten einen Bedarf an psychologischer Beratung und Behandlung haben. Allerdings waren lediglich 10 %

aller Menschen mit ALS (oder ihre Angehörigen) in einer aktiven psychotherapeutischen Behandlung. Diese Diskrepanz zwischen Bedarf einer Psychotherapie und deren Umsetzung zeigt die Grundproblematik: Für psychologische und ärztliche Psychotherapeuten besteht ein erheblicher Fachkräftemangel (insbesondere im ländlichen Raum). Hinzu kommt eine geringe Erfahrung der Psychotherapeuten mit den Besonderheiten der ALS (zutreffend für Patienten und Angehörige gleichermaßen). Dazu kommt eine erhebliche Kommunikationsbarriere im Dialog zwischen Patient und Therapeut. Gerade für eine psychotherapeutische Behandlung ist jede Einschränkung im Sprechen und Schreiben eine besondere Herausforderung. Grundsätzlich ist eine Psychotherapie verordnungsfähig und eine reguläre Leistung der gesetzlichen Krankenversicherung. Bei der Privaten Krankenversicherung ist die Erstattungsfähigkeit einer Psychotherapie vom bestehenden Versicherungsverhältnis abhängig. Vor dem Hintergrund der begrenzten Verfügbarkeit und Erfahrung von Psychotherapeuten nehmen Selbsthilfeorganisationen (und Angehörigengruppen) eine besondere Rolle in der psychosozialen Bewältigung der ALS ein.

343 Woran sterben Menschen mit ALS, die bereits eine künstliche Ernährung und Beatmungstherapie erhalten?

Durch die Ernährung durch eine PEG (▶ Frage 206) und eine invasive Beatmung (▶ Frage 248) ist eine Verlängerung des Lebens um viele Jahre möglich. Trotz der lebensverlängernden Maßnahmen einer Ernährungs- und Beatmungstherapie kann die Lebenszeit begrenzt sein. Zwei Sterbegründe sind dabei zu berücksichtigen. Der erste Sterbegrund liegt in der Abnahme des Lebenswillens. Bei einer langanhaltenden Beatmungstherapie ist erfahrungsgemäß die Frage der Kommunikationsfähigkeit für den Lebenswillen von entscheidender Bedeutung. Die Einschränkung der Augenbeweglichkeit (▶ Frage 124, ▶ Frage 125) und die damit reduzierte Kommunikationsfähigkeit ist ein häufiger Grund, die lebenszeitverlängernde Maßnahmen zu beenden. Ein weiterer Sterbegrund ist die Ausdehnung der ALS auf das autonome Nervensystem, das für die Steuerung der Herzaktivität verantwortlich ist. In dieser Konstellation kann das Leben durch das Auftreten von Herzrhythmusstörungen begrenzt werden.

344 In welcher Situation kommt eine Palliativstation infrage?

Palliativstationen sind Einrichtungen in einem Krankenhaus, die der Symptombehandlung dienen. Bei besonders intensiven oder anhaltenden Symptomen (Speichelfluss, Spastik, Schmerzen oder Atemanstrengung) kann die ambulante Behandlung (mit Arztterminen in größeren Abständen) nicht ausreichend sein. In dieser Situation kann die stationäre Aufnahme in ein Krankenhaus mit Palliativstation sinnvoll sein. In bestimmten Kliniken sind auch neurologische Palliativstationen eingerichtet worden. Eine Besonderheit von Palliativstationen besteht in der Verfügbarkeit eines Palliativ-Teams (mit spezialisierten Ärzten, Pflegefachkräften, Physio- und Ergotherapeuten, Logopäden und Sozialarbeitern). Neben der Qualifikation des Palliativ-Teams ist auch der »Personalschlüssel« auf die höhere zeitliche Inanspruchnahme in der Palliativbehandlung ausgerichtet. Die Behandlung auf einer Palliativstation ist vorübergehend und umfasst zu zumeist eine Behandlung von 7–14 Tagen.

345   Was ist ein Palliativ-Team?

Die Palliativbehandlung zu Hause (ambulant) wurde in Deutschland durch die Errichtung entsprechender Palliativgesetze und die Schaffung von Strukturen der Palliativversorgung gestärkt. Im Ergebnis sind Behandlungsteams aus Palliativärzten und spezialisierten Pflegefachkräften entstanden, die als Palliativ-Teams (englisch: *Palliative Care Team*, PCT) bezeichnet werden. Die Betreuung durch ein Palliativ-Team zu Hause wird als spezialisierte ambulante Palliativversorgung (SAPV) bezeichnet. Die Behandlung durch ein Palliativ-Team (SAPV) kann durch einen Hausarzt, sonstigen Facharzt oder durch eine ALS-Ambulanz verordnet werden. Der Nutzen in der SAPV-Versorgung besteht in der Möglichkeit, Hausbesuche von palliativen Pflegefachkräften und Palliativärzten zu erhalten, wenn eine engmaschige ärztliche Betreuung (neben der allgemeinen Palliativbehandlung durch Hausärzte und die ALS-Ambulanzen) nicht mehr hinreichend ist. Die Ärzte in SAPV-Teams sind in ihrer Grundqualifikation nur im Ausnahmefall Neurologen und zumeist keine ALS-Spezialisten. Daher ist grundsätzlich anzustreben, dass die ALS-Ambulanzen und die bisherigen Versorger (Apotheken, Ernährungsteams und Sanitätshäuser) die Betreuung weiterführen, auch wenn bereits ein Palliativ-Team im Hausbesuch tätig ist. In der Zukunft ist es anzustreben, dass Neurologen mit ALS-Expertise in Palliativ-Teams aufgenommen werden oder ALS-Ambulanzen die Möglichkeit erhalten, im Rahmen der SAPV-Struktur mit Hausbesuchen tätig zu werden. Diese Verknüpfung von ALS-Ambulanzen und Palliativ-Teams ist in Deutschland bisher nur im Ausnahmefall gegeben.

346   In welcher Situation kommt ein Hospiz infrage?

Das Hospiz (lateinisches Wort für »Herberge«) ist eine Einrichtung der Sterbebegleitung. Bei einem Hospiz handelt es sich zumeist um eine stationäre Pflegeeinrichtung, die über Betten verfügt und wie ein Pflegeheim organisiert ist. Die ärztliche Behandlung ist unterschiedlich gewährleistet: Bestimmte Hospize arbeiten mit niedergelassenen Ärzten vor Ort zusammen. In anderen Konstellationen können die bisherigen Ärzte (vor allem Hausärzte und ambulante Fachärzte) die ärztliche Betreuung des Patienten innerhalb des Hospizes fortführen. Im Hospiz steht die Symptomlinderung und Begleitung in der Sterbephase im Vordergrund. Neben der Begleitung des Sterbenden wird auch die Betreuung von Angehörigen im Sinne einer Trauerbegleitung angeboten. Die Versorgung in einem Hospiz kommt dann infrage, wenn die Symptombehandlung und Sterbebegleitung zu Hause (trotz vorhandener Maßnahmen der ambulanten Palliativversorgung) nicht ausreichend sind. Die Angebote von Hospizen haben sich in den zurückliegenden Jahren weiterentwickelt und differenziert: Neben den traditionellen stationären Hospizen sind auch teilstationäre und ambulante Hospize entstanden, die ein gemeinsames Konzept der Sterbe- und Trauerbegleitung verwirklichen. Insbesondere die stationären Hospize sind von den Möglichkeiten der Aufnahme begrenzt, sodass eine frühe Beschäftigung mit dieser Versorgungsoption und die Kontaktaufnahme mit geeigneten Hospizen zu empfehlen ist.

XX Fragen zur Zukunft der ALS-Therapie und Forschung

347 Wann ist mit einer wirksamen ALS-Therapie oder sogar Heilung zu rechnen?

Bei der Entwicklung neuer Medikamente sind zwei grundsätzliche Strategien zu unterscheiden. Eine erste Strategie zielt darauf ab, Medikamente gegen bekannte Ursachenfaktoren der ALS zu entwickeln. Bisher wurden Mutationen in verschiedenen Genen für die Verursachung von ALS ausgemacht. Bei etwa 10 % aller Menschen mit ALS ist von genetischen Veränderungen auszugehen, die eine ALS verursachen oder zumindest das Risiko für die Entstehung einer ALS erhöhen. Die häufigsten Mutationen, die eine ALS verursachen können, befinden sich im SOD1-Gen oder im C9orf72-Gen. Genetische Medikamente gegen Mutationen im SOD1- und C9orf72-Gen befinden sich in Entwicklung und zielen auf eine Verlangsamung der ALS. Die Mutationen im SOD1-Gen wurden bereits 1993 entdeckt. Es sollten mehr als 25 Jahre der Forschungsaktivität notwendig werden, um aus der Erkenntnis der SOD1-Mutationen ein pharmazeutisches Produkt zur Gentherapie zu entwickeln. Es gilt als sehr wahrscheinlich, dass die Entwicklung weiterer Medikamente (gegen C9orf72-Mutationen) schneller erfolgreich sein wird. Wissenschaftliche Lerneffekte, die bei der SOD1-Gentherapie entstanden sind, lassen sich auf die Entwicklung der C9orf2-Gentherapie übertragen und damit den notwendigen Entwicklungszyklus abkürzen. Insgesamt ist davon auszugehen, dass die genetische Therapie zunächst eine geringe Patientenzahl erreicht. Sie auf diejenigen ALS-Patienten begrenzt, die Mutationen in ALS-assoziierten Genen aufweisen. Eine zweite Strategie der Medikamentenentwicklung zielt nicht auf die eigentliche Ursache, sondern auf den fortlaufenden Krankheitsprozess. In dieser Strategie soll der Schädigungsprozess motorischer Nervenzellen abgeschwächt oder die Auswirkungen des Nervenzelluntergangs an der Muskulatur reduziert werden. In dieser Strategie werden Medikamente entwickelt, die auf eine Beeinflussung von Immun- und Stoffwechselprozessen und die Aktivierung der Muskelfunktion abzielen. Bei dieser Strategie ist eine geringere Wirksamkeit (im Vergleich zur Gentherapie von ursächlichen Mutationen) zu erwarten. Allerdings ist diese Therapiestrategie nicht nur für ausgewählte Patienten mit spezifischen Mutationen geeignet, sondern für eine breitere Patientengruppe. Medikamente zur Verlangsamung des Krankheitsprozesses befinden sich bereits in klinischen Studien. In einem Zeithorizont von wenigen Jahren ist die Zulassung dieser Medikamente zu erwarten. Bestimmte Formen der Gentherapie, in der mutierte Gene vollständig ersetzt werden (»Gentransfer«) oder genetische Mutationen innerhalb des Zellkerns korrigiert werden (»DNA-Editing«) tragen das grundsätzliche Potenzial einer hochwirksamen Therapie. Eine zeitliche Abschätzung ist auch für diese fortgeschrittenen Gentechnologien noch nicht möglich. Noch längerfristiger ist auch eine vollständige Aufklärung der ALS und eine Heilung der Erkrankung denkbar und anzunehmen.

348   Wie ist der Stand der ALS-Grundlagenforschung?

Im Mittelpunkt der aktuellen ALS-Grundlagenforschung steht die Frage, ob pathologische Eiweißablagerungen (Proteinaggregate) in den motorischen Nervenzellen die Ursache für ihre Degeneration oder die Folge eines bisher unbekannten Schädigungsprozesses darstellen. Die Klärung dieser Frage ist für die Ausrichtung zukünftiger ALS-Therapien von entscheidender Bedeutung. Im Falle einer direkten Schädigung der motorischen Zelle durch Eiweißablagerungen ist die Entwicklung von Medikamenten von Interesse, mit denen die Zusammenballung von Proteinen reduziert oder bereits vorhandene Proteinaggregate wieder abgebaut werden können. Zahlreiche Forschergruppen in Deutschland, Europa und in weiteren internationalen Laboren untersuchen mögliche Ursachen der Eiweißablagerungen und ihren Einfluss auf essenzielle Prozesse in motorischen Nervenzellen. In experimentellen Testsystemen wird überprüft, mit welchen Zellkomponenten diese Proteinaggregate in Verbindung treten und wie sie möglicherweise schädigende Effekte auf lebenswichtige Prozesse der Zellen ausüben. Zudem wird mithilfe von Hochdurchsatzverfahren analysiert, ob unter mehreren tausend Molekülen einzelne Substanzen in der Lage sind, die Entstehung der Eiweißablagerungen zu verhindern oder die Zellen dabei zu unterstützen, diese abzubauen, um damit diesen schädigenden Effekten entgegenzuwirken. Moleküle mit derartigen Eigenschaften sind geeignete Kandidaten für eine zukünftige Medikamentenentwicklung.

349   Wie findet ALS-Grundlagenforschung statt?

Vorhaben der Grundlagenforschung werden von experimentell tätigen Ärzten, Biologen, Molekularbiologen, Biotechnologen, Biostatistikern, Informatikern, Chemikern, Physikern und anderen Wissenschaftlern realisiert. Voraussetzung für einen wissenschaftlichen Erfolg ist die Kooperation der unterschiedlichen Wissenschaftsgruppen und Institute. Sämtliche wissenschaftliche Hypothesen haben erst dann Bestand, wenn sie auch bei der Untersuchung von ALS-Patienten reproduzierbar sind. Patienten tragen deshalb wesentlich und auf vielfältige Weise zur ALS-Forschung bei. In Abhängigkeit von der konkreten wissenschaftlichen Fragestellung kann es notwendig sein, Blut-, Nervenwasser- oder Gewebeproben zu untersuchen. In anderen Projekten werden Muskulatur und Nerven analysiert. Auch die Testung von genetischem Material kann von großer Bedeutung sein. Vor diesem Hintergrund werden an spezialisierten ALS-Ambulanzen Patienten eingeladen, sich untersuchen zu lassen oder entsprechende

Proben zum Zwecke der Grundlagenforschung bereitzustellen. Die teilnehmenden Patienten werden detailliert über die beabsichtigten Forschungsprojekte informiert und müssen eine Einwilligungserklärung unterzeichnen. Eine Einladung von Patienten zur Teilnahme an Projekten der Grundlagenforschung ist erst dann möglich, wenn die zuständige Ethikkommission der jeweiligen Universität oder des Bundeslands dem geplanten Vorhaben zugestimmt hat. Damit entsteht ein hohes Maß an Sicherheit, dass die bereitgestellten Proben sowie die Mitwirkung an medizinischen Untersuchungen den wissenschaftlichen und ethischen Standards für Grundlagenforschung in Deutschland entsprechen.

350   Was sind klinische Studien?

Bei klinischen Studien werden Medikamente oder Behandlungsverfahren untersucht, bei denen eine therapeutische Wirksamkeit vermutet, aber noch nicht ausreichend erforscht ist. Zur Durchführung klinischer Studien ist eine Qualifizierung der Ärzte zum Prüfarzt erforderlich. Analog ist die Qualifikation von nichtärztlichem Personal zu Studienassistenten notwendig. Im Vordergrund stehen die Einhaltung hoher medizinisch-wissenschaftlicher und ethischer Standards bei der Erforschung von neuen Medikamenten und Therapieverfahren. Klinische Studien dienen dazu – neben der Untersuchung der Wirksamkeit – eine Nutzen-Risiko-Abwägung für neue Medikamente, Medizintechnik und Behandlungsverfahren vorzunehmen. Klinische Studien werden zumeist in einer Zusammenarbeit verschiedener ALS-Zentren, pharmazeutischer Hersteller sowie Studienorganisationen und mit aktiver Teilnahme von ALS-Patienten realisiert.

351   Was bedeuten Studien der »Phase 1«, »Phase 2« oder »Phase 3«?

Die Entwicklung neuer Medikamente findet in verschiedenen, einander aufbauenden Phasen der klinischen Studien statt (▶ Frage 350). In einer frühen Entwicklungsphase steht die Verträglichkeit (Phase 1) eines neuen Arzneimittels bei Gesunden und Erkrankten im Mittelpunkt. In einem nächsten Schritt werden erste Hinweise für eine mögliche Wirksamkeit (Phase 2) ermittelt. Nachdem die Verträglichkeitsstudien (Phase 1 und 2) erfolgreich waren, an den 50–200 ALS-Patienten teilnehmen, folgen umfangreiche Wirksamkeitsstudien (Phase 3), an denen meist mehrere ALS-Zentren und 200–700 ALS-Patienten mitwirken. Die Studien laufen nach einem definierten Protokoll ab, das vom Medikamentenhersteller erarbeitet sowie von Arzneimittelbehörden und Ethikkommissionen geprüft und genehmigt wird.

352 Was bedeutet »doppelblinde« und »placebokontrollierte« Studie?

Die meisten klinischen Studien (▶ Frage 350) werden in Form placebokontrollierter Studien realisiert. Durch einen »Zufallsgenerator« werden die teilnehmenden Patienten unterschiedlichen Gruppen zugeordnet: Eine Gruppe erhält ein Scheinmedikament (Placebo), während eine andere Gruppe mit dem Prüfmedikament behandelt wird. Beide sind äußerlich nicht zu unterscheiden. Weder der Patient noch das Studienzentrum haben Kenntnis darüber, welcher Patient mit dem Placebopräparat oder dem Prüfmedikament behandelt wird (»Doppelblind-Studie«). Erst nach Abschluss der Studie wird die Zuordnung der Patienten von einer übergeordneten Studienorganisation offengelegt und die Wirksamkeit in beiden Gruppen verglichen. Mit der placebokontrollierten und doppelblinden Studienform soll gewährleistet werden, dass Studienergebnisse objektiv ermittelt werden und nicht dem verständlichen Wunschdenken von Patienten und Ärzten unterliegen. Klinische Studien (Phase 2 und 3) bedeuten für den einzelnen Patienten – je nach Studie – eine Behandlungsdauer von 6–18 Monate. Die Gesamtstudiendauer zwischen Studienbeginn und Mitteilung der Studienergebnisse beträgt zumeist 2–3 Jahre. Die Zeitaufwendung entsteht durch die umfangreichen regulatorischen Vorbereitungen in den teilnehmenden Ländern, die zeitversetzte Studiendurchführung an den einzelnen ALS-Zentren und die aufwendige statistische Analyse großer Studien.

353 Was bedeutet »Versorgungsforschung«?

In der Versorgungsforschung werden Medikamente, Technologien, Hilfsmittel, Ernährungstherapien und Beatmungsverfahren untersucht, die sich bereits in der medizinischen Anwendung befinden. Durch eine systematische Auswertung der laufenden ALS-Behandlung soll die ALS-Therapie weiter optimiert werden. Zentrale Fragen sind, ob und wie sich neue Behandlungsverfahren in der Praxis bewähren und wie der Zugang zu vorhandenen Therapieoptionen verbessert werden kann. Im Ergebnis entstehen medizinische Leitlinien und Behandlungsempfehlungen darüber, wie diese ausgewählt und zu welchem Zeitpunkt und mit welcher Intensität diese optimal eingesetzt werden. Durch Versorgungsforschung soll außerdem erreicht werden, dass neue Behandlungsoptionen schneller und effektiver eingesetzt werden.

354 Sollte ich an einer klinischen Studie teilnehmen?

Die Entwicklung neuer Medikamente – und der medizinische Fortschritt generell – ist nur möglich, wenn klinische Studien im größeren Maßstab realisiert werden. Daher ist die Offenheit gegenüber klinischen Studien von entscheidender Bedeutung und ein aktiver Beitrag, die Entwicklung neuer ALS-Medikamente voranzubringen. Die Entscheidung, ob ein Patient mit Bereitschaft zur Stu-

dienteilnahme tatsächlich mitwirken kann, hängt von »Einschluss- und Aus-
schlussfaktoren« ab. Es handelt sich um medizinische Kriterien für die Studienteilnahme, die Medikamentenhersteller, die Studienorganisation, die Arzneimittelbehörden, die durch Ethikkommissionen festgelegt werden.

355 Was bedeutet es, an einer klinischen Studie teilzunehmen?

Die Teilnahme an einer klinischen Studie (▶ Frage 350, ▶ Frage 351, ▶ Frage
352) bedeutet in erster Linie die Aufwendung von Zeit für den betroffenen Stu-
dienteilnehmer und die begleitenden Angehörigen. Die Zeitaufwendung entsteht durch Studienvisiten, die zusätzlich zu den regulären Behandlungsterminen
entstehen. Selbst bei einer Kombination eines regulären Behandlungstermins
(alle drei bis vier Monate) mit einer Studienvisite ist von einer verlängerten Verweildauer in der Ambulanz auszugehen. Bei gesonderten Studienvisiten ist neben der eigentlichen Visitendauer (»Nettozeit«) auch die zeitliche Aufwendung
der An- und Abreise (»Bruttozeit«) einzuplanen. Die finanziellen Aufwendungen
der Anreise werden zumeist vom Sponsor der klinischen Studie (bei Studien
durch pharmazeutische Hersteller) oder aus Spendenmitteln (bei akademischen
Studien) erstattet. Neben der Zeitaufwendung sind die sonstigen Belastungen
(durch Blutentnahmen, EKG, Gewichtsmessung, Atemkapazitätsbestimmung) als
gering einzuschätzen. Die Studienteams an ALS-Zentren sprechen bewusst ALS-
Patienten an, die bezüglich der Ein- und Ausschlusskriterien für die Studie medizinisch geeignet sind und bei denen zugleich eine Zumutbarkeit der Zeit- und
Transportaufwendungen anzunehmen ist. Zu betonen ist, dass jegliche Studienteilnahme auf freiwilliger Grundlage erfolgt und eine grundsätzliche Offenheit
der Patienten (und ihrer Angehörigen) gegenüber ALS-Studien vorliegen muss.
Auch während der Studie ist ein Abbruch der Studienteilnahme möglich. Es
liegt jedoch im Interesse des ALS-Zentrums und der gesamten ALS-Forschung,
dass die Anzahl der Studienabbrüche möglichst gering ist, um eine wissenschaftliche Auswertbarkeit der Studie zu gewährleisten und die geplante Testung des
Medikamentes abzuschließen.

356 Welche Rolle spielt Gentherapie bei der ALS in der Zukunft?

Bei etwa 10 % aller Menschen mit ALS sind genetische Veränderungen zu vermuten, die eine ALS verursachen oder zumindest das Risiko der Erkrankung erhöhen. Unter einer Gentherapie sind verschiedene Verfahren zu verstehen, um
die schädlichen Auswirkungen von genetischen Veränderungen (Mutationen) zu
reduzieren oder sogar zu korrigieren. Die beiden wichtigsten ALS-Gene sind das
SOD1- und C9orf72-Gen. In einem Zeithorizont von fünf Jahren ist die Entwicklung erster genetischer Medikamente gegen Mutationen im SOD1-oder C9orf72-
Gen zu erwarten. Eine Gentherapie ist nur dann wirksam, wenn auch entspre-

chende genetische Veränderungen (Mutationen) vorliegen. Die genetische Testung, ob Mutationen im SOD1-oder C9orf72-Gen oder weiteren ALS-assoziierten Genen vorhanden sind, wird in der Zukunft an Relevanz gewinnen.

357 Was sind ALS-Biomarker und welche Bedeutung haben sie für die Forschung?

Biomarker sind Moleküle, die im Blutserum, dem Nervenwasser (*Liquor cerebrospinalis*, CSF), dem Urin oder anderen Geweben nachweisbar sind. Im weiteren Sinne sind auch Bilddaten (MRT-Daten) oder Bewegungsmuster (die von Sensoren aufgezeichnet werden) als Biomarker zu betrachten. Biomarker sind biologische »Signale«, die in einer engen Korrelation zum ALS-Krankheitsverlauf stehen. Dabei sind drei Vorteile von einem Biomarker bei der ALS zu erwarten: 1) die Sicherung der Diagnose gegenüber anderen Erkrankungen, die Ähnlichkeiten zur ALS aufweisen (Unterstützung der Diagnosestellung), 2) die Anzeige der Krankheitsprogression und 3) das Ansprechen auf eine wirksame Therapie. Die erste Zielstellung des Biomarkers ist hilfreich, wenn die Diagnosestellung der ALS mit den herkömmlichen klinischen Kriterien und apparativen Methoden erschwert ist. In diesem Fall kann der Biomarker in der Unterscheidung zwischen der ALS und der Differentialdiagnose unterstützend sein. Die zweite und dritte Zielstellung (Korrelation des Biomarkers zur Krankheitsprogression und zum Ansprechen auf eine Therapie) ist für die klinische Forschung von entscheidender Bedeutung. Durch diese Eigenschaften eines Biomarkers können klinische Studien schneller abgeschlossen und effizienter gestaltet werden. Im optimalen Fall zeigt ein Biomarker (z. B. im Blut) bereits kurz nach Einleitung einer Therapie an, ob das Medikament zu einer Verminderung des Nervenzelluntergangs führt. Dieser therapeutische Effekt könnte im Blut früher erkennbar sein, als in der klinischen Untersuchung (die im Abstand von mehreren Monaten durchgeführt wird) nachweisbar ist. Seit 2017 ist der Biomarker *Neurofilament light chain* (NF-L, ▶ Frage 33) etabliert worden, der im Blutserum und Nervenwasser den Untergang von Nervenzellen anzeigt. Der Biomarker ist nicht spezifisch für die ALS, aber in bestimmten Situationen dennoch hilfreich, um die Differentialdiagnose zwischen ALS und anderen motorischen Erkrankungen herzustellen. Intensive Forschung findet statt, um die Bedeutung von NF-L (und anderen Biomarkern) für die klinische Forschung zu sichern und die Bestimmung von NF-L im Blut als Biomarker der Krankheitsprogression und zukünftigen Therapiewirksamkeit zu etablieren.

358 Wie kann ich an Biomarker-Forschung teilnehmen?

Die Teilnahme an Biomarker-Forschung ist für ALS-Patienten möglich, wenn sie sich zur Teilnahme an einem Studienprojekt registriert haben. Die Teilnahme an einem Biomarker-Forschungsvorhaben setzt (wie bei einer Medikamentenstudie) die Kenntnisnahme einer Studieninformation und die Unterzeichnung einer Einwilligungserklärung voraus. Die Daten der Biomarker-Forschung werden wissenschaftlich verwertet, sodass die Einwilligung in den Datenschutz und die Überlassung der Daten (für wissenschaftliche Zwecke oder zur Weiterentwicklung von diagnostischen Methoden und Medikamenten) autorisiert wird. Nach der notwendigen Einwilligung erfolgt die Entnahme einer Blutprobe, um NF-L (▶ Frage 33) oder andere Biomarker zu bestimmen. In bestimmten Projekten werden Biomarker aus dem Nervenwasser, aus Tränenflüssigkeit, aus Urin oder Hautproben analysiert. Die gängigste Form der Biomarker-Forschung findet aus wiederholten Blutproben statt, die einmalig oder mehrfach im Jahr über mehrere Jahre hinweg gewonnen und analysiert werden.

359 Wie kann ich zur ALS-Forschung beitragen?

Eine Unterstützung von dringend erforderlicher ALS-Forschung ist auf verschiedenen Wegen möglich. Eine Form der direkten Unterstützung ist die Teilnahme an klinischen Studien, bei denen neue Medikamente oder medizinische Verfahren in Bezug auf Verträglichkeit und Wirksamkeit überprüft werden (▶ Frage 350, ▶ Frage 351). Eine weitere Form der Unterstützung von ALS-Forschung ist die Teilnahme an Forschungsprojekten, die keine Medikamentenstudien darstellen, aber dennoch für die Weiterentwicklung von Diagnostik und Therapie sowie Versorgung der ALS von entscheidender Bedeutung sind (▶ Frage 353). Die Möglichkeiten der Teilnahme sind vielfältig. So ist die Nutzung der ALS-App möglich, die eine Erfassung des Krankheitsverlaufes per Smartphone erlaubt. Dabei wird die ALS-Funktionsskala (ALS-FRS, ▶ Frage 72) über das Mobiltelefon »abgefragt«. Die Erfassung dieser Daten über längere Zeiträume und in großen Patientengruppen ist für die klinische Forschung von großer Bedeutung. Auch die Teilnahme an verschiedenen Erhebungen zu neuen Behandlungsmethoden (Hustenassistent, Roboterarm, Essroboter, komplexe Elektrorollstühlen mit Sonderfunktionen, Beatmungstechniken) ist von hoher Relevanz, um diese Behandlungsverfahren zu optimieren und – durch Veröffentlichung der Forschungsergebnisse – bekannt zu machen.

Weiterführende Links

ALS Therapy Development Institute (ALS TDI): spendenfinanziertes Institut für ALS-Therapieforschung in Boston (USA). Internet: www.als.net

Ambulanzpartner: Versorgungsnetzwerk für Menschen mit ALS und digitale Plattform für ALS-Forschung. Internet: www.ambulanzpartner.de

Datenbank klinischer Studien der US-amerikanischen Gesundheitsbehörde (National Institute of Health, NIH). Internet: www.clinicaltrials.gov

Deutsche Gesellschaft für Muskelkranke e. V. (DGM): Selbsthilfeorganisation für Menschen mit Muskelerkrankungen und ALS. Internet: www.dgm.org

Deutsches Netzwerk für Motoneuron-Erkrankungen (MND-NET): Netzwerk für ALS-Grundlagenforschung und klinische Forschung. Internet: www.mnd-als.de